Cura Tu Tos

con los Remedios de Abuelita

UNA GUÍA COMPLETA DE LOS MEJORES
REMEDIOS NATURALES Y MEDICINAS SIN RECETA
MÉDICA PARA LA TOS AGUDA Y CRÓNICA

GUSTAVO FERRER, MD
BURKE LENNIHAN, RN

~ MOXIE LIFE PRESS ~

Descargo de responsabilidad: La información provista en este libro está diseñada para proveer información útil en los temas que se discuten. Este libro no fue creado, ni debe ser utilizado, para diagnosticar o tratar ninguna condición médica. Para diagnóstico y tratamientos de cualquier problema médico, consulte a su médico de cabecera. El publicador y el autor no son responsables de cualquier daño o consecuencias negativas de cualquier tratamiento, acción, implicación o preparación a cualquier persona que haya leído o seguido la información en este libro. Las referencias son provistas con propósitos de información únicamente. y no constituyen ratificaciones de libros, páginas de internet o cualquier otra fuente. Los autores y publicadores específicamente niegan toda responsabilidad de toda pérdida o riesgo personal o de cualquier otro tipo, en el se puedan incurrir como consecuencia directa o indirecta, durante el uso o aplicación de cualquier contenido de este libro. Los lectores son responsables de seguir las medidas de seguridad definidas en este libro. Puede ser necesario buscar ayuda médica convencional aun cuando las directrices de seguridad indiquen que una condición es seguro de tratar en casa, porque los autores no pueden anticipar todas las posibles circunstancias individuales. Cuando tenga dudas, consulte a su médico de cabecera.

Las fotografías del Dr. Gustavo Ferrer y de Nicole Ferrer en la página 51 fueron tomadas por Jayson Escalona.
La fotografía de Burke Lennihan fue tomada por Savas Studios.
La fotografía de romerillo fue tomada por Forest and Kim Starr.
Diseño e ilustraciones de portada por Let's Write Books, Inc.

ISBN (papel): 978-0-9973307-2-4
ISBN (electrónico): 978-0-9973307-3-1

❧ CONTENIDO ❧

❧ DEDICATORIA ❧

Al amor de mi vida, Nicole, quien es la inspiración de este libro. Tu provees la mejor medicina en todo lo que tocas: Tu amor.

A mis amados hijos, Diego, Amanda y Lauren. Ustedes son el aspecto culminante de cada día para mí. Espero que puedan pasar el conocimiento de este libro a la próxima generación. ¡Estoy muy orgulloso de ustedes!

Dr. Ferrer

❧

A todos los valientes médicos que son pioneros en llevar las curas naturales al mundo de la medicina convencional.

Burke Lennihan

❧ PREFACIO ❧

La salud en los EE.UU. está en crisis. El incremento de los costos, en un promedio de dos dígitos cada año, está afectando los presupuestos de las ciudades, los estados y el gobierno federal, mientras que el 50% de lo que sería de otra manera beneficios empresariales, están siendo devorado por los costos de salud de los empleados. Expertos brillantes han propuesto soluciones: Stephen Brill en America Bitter Pill, ha dicho que hasta en los hospitales sin fines de lucro se observan cargos desproporcionados, groseros y propone una mayor transparencia además de un mayor número de hospitales integrados y sistemas de seguros. Jonathan Bush, fundador de atheneahealth y autor de ¿Dónde le duele ?, sugiere incorporar «innovación disruptiva». Un software que puede localizarse en la red y ser utilizado para lograr un mejor servicio para los que necesitan del cuidado de su salud. Dr. Gilbert Welch en su obra «Sobrediagnosticado», propone realizar un menor número de exámenes de pruebas de detección e intervenciones como una forma de mejorar nuestra salud y reducir costos.

Pero ¿qué pasa con el cuidado real que está siendo brindado? El «mejor» y más costoso servicio de salud en el mundo, coloca a los Estados Unidos por debajo de todas las demás naciones industrializadas del mundo, por debajo de las naciones en desarrollo en muchos de sus indicadores de salud pública. Casi todos los demás países en el mundo incluyen algún tipo de atención de salud integral, ya sea la fitoterapia, la homeopatía o la medicina tradicional china, como parte de su corriente principal del sistema de salud, en el proceso de ahorrar dinero y garantizar una mejor salud en general para sus ciudadanos. En Francia, con el mejor cuidado de salud del mundo, según la Organización Mundial de la Salud, el 95% de los médicos generales y pediatras prescriben remedios homeopáticos, como parte de un ejercicio de la medicina convencional.

Cuba logro notables resultados de salud en los años ochenta cuando contaba con el apoyo del campo socialista. En años receintes la medicina verde, acupuntura y homeopatia han tomado gran auje en Cuba debido a la escaces de farmacos. La necesidad los obligo a buscar alternativas que han mostrado buenos resultados.

No es casualidad que el Dr. Ferrer, cubano, proviene de la tradición de la medicina verde, nosotros proponemos una innovación sanitaria tan antigua como las colinas y tan nueva como las últimas investigaciones en física. Este libro es un intento de salvar el abismo que separa ahora a los pacientes que buscan salud natural de los médicos que prescriben fármacos. Cada vez que los pacientes utilizan una medicina natural de bajo costo que funciona, están ahorrando dinero para ellos y para todo el sistema de atención de la salud, pero ¡la investigación demuestra que no se lo están diciendo a sus médicos!

El cambio que proponemos ya está sucediendo en Estados Unidos. Los consumidores están tomando el asunto en sus propias manos, la búsqueda en Internet para las soluciones naturales, hacen que consigan hierbas y remedios que funcionan mejor que los medicamentos prescritos.

Mientras tanto, los médicos en silencio están consultando a practicantes holísticos para sus propios problemas de salud; como Burke Lennihan puede dar fe, ya que tiene a miembros de la facultad de la Escuela de Medicina de Harvard y médicos de los hospitales universitarios de Harvard como clientes en su práctica de la homeopatía.

Estamos presentando aquí la información práctica sobre el tratamiento de la tos, para pacientes y médicos ocupado por igual, mientras se resumen más de 200 estudios de investigación para validar nuestras recomendaciones. Especialmente con la esperanza de brindarle la bienvenida a médicos, administradores de hospitales y ejecutivos de seguros en la conversación, hemos tratado de transmitir en este libro la relación de mutuo respeto y aprecio entre los autores que lo crearon.

La información médica en este libro es contribución del Dr. Gustavo Ferrer, quien creció en la Cuba rural con su abuela y sus hierbas que actúan como el sanador y farmacia del pueblo. Estudió medicina en Cuba, donde descubrió que sus profesores, secretamente en sus casas, hacían uso del herbolario de sus abuelas cuando estaban enfermos. El Dr. Ferrer, rehízo su internado y residencia clínica al venir a los Estados Unidos. Dr. Gus se ha convertido en un neumólogo que utiliza medicamentos herbarios y homeopáticos en su propia casa y las recomienda a sus pacientes.

La información sobre los medicamentos naturales en este documento ha sido incorporada por Burke Lennihan, que fue a Harvard esperando convertirse en un médico como su padre, pero descubrió en su lugar, la curación natural. Ella para ese entonces operaba una tienda de alimentos saludables, donde aprendió acerca de la medicina en base de hierbas (el «tan viejo como las colinas» y ahora practica como homeópata («tan nueva como la más reciente investigación en física»).

Burke reconoce que la medicina convencional salvo su vida durante una crisis de salud hace diez años. Así, tenemos dos autores, cada uno experto en un aspecto de la ecuación de atención de la salud, enraizados en ambas con el respeto de uno por el otro. A partir de nuestra propia colaboración, esperamos promover una conversación positiva y fructífera sobre la base de lo mejor de ambas formas de atención de la salud para beneficiar a nuestros pacientes. Esperamos que usted disfrute de la lectura de este libro tanto como hemos disfrutado de la redacción de la misma.

Gustavo Ferrer, MD
Fundador del Centro de la Tos en Cleveland Clinic Florida.
Presidente de Intensive Care Experts
Profesor Clínico Asistente de Medicina, Nova Southeastern University
Weston, Florida

Burke Lennihan, RN, CCH
Certified Classical Homeopath
The Lydian Center for Innovative Healthcare
Cambridge, Mass.

La inspiración para este libro

«¡Despierta, es tiempo de ir a la escuela!». Una Madre somnolienta y cansada logró gritar mientras se sentaba en la cama. Sus pasos, un zumbido, se hizo eco en el silencio de la mañana mientras sus zapatillas rosadas suaves cruzaban a través de la sala oscura. «¡Despierten, cabecitas dormilonas, se hace tarde!», dijo mientras encendía las luces en una habitación desordenada entre Barbies, Legos, cintas, pinzas para el cabello, y mucho más. Ella se abrió paso a través de la carrera de obstáculos a la cama de Amanda, de ocho años de edad, quien estaba boca abajo con la mitad de la colcha en el piso. Mamá se inclinó y acarició suavemente la espalda. Se dio cuenta de que la temperatura del cuerpo de Amanda era diferente a lo habitual. No es de extrañar, pensó, esto es lo que suele suceder cuando un niño se enferma, el otro niño sigue a continuación. Lauren, su hija de cinco años de edad, había estado tosiendo hasta media noche a pesar de la medicación que sin prescripción su mamá le había dado.

«¡Vamos o vas a llegar tarde!», dijo mamá mientras se inclinaba sobre Lauren, que dormía en la otra cama. Una rápida mirada al reloj le dijo a mamá que tenía que darse prisa o llegaría tarde. Corrió a la cocina para una taza de café. Deseando que su esposo hubiese regresado del trabajo para ayudarla, lo llamó … pero no hubo respuesta. Él se había ido toda la noche, ya que era su turno para trabajar.

No tenía más remedio que hacerse cargo de las cosas por sí misma.

Mamá salió corriendo para prepararse. Unos minutos después regresó al cuarto de las chicas. A mitad de cepillarse los dientes, con pasta de dientes chorreando de su boca, llamó a las chicas de nuevo... no hay respuesta. Echando espuma por la boca, ella corrió a la habitación de las chicas. Para su sorpresa fue que estaban profundamente dormidas. «¡A levantarse, tienen que ir a la escuela, van a llegar tarde, ligero!»

Después de un retraso considerable, las chicas estaban fuera de la cama y se arreglaban. La tos de Lauren parecía estar bajo control, pero la fiebre de Amanda era una preocupación. Mientras las chicas se sentaron a desayunar, mamá corrió hacia el botiquín para ver si tenía algo para la fiebre. Encontró el jarabe Mucinex, pero se dio cuenta que no era sólo para la fiebre; el fármaco contenía también un descongestionante y un antihistamínico. Presionada por el tiempo decidió seguir adelante y darle a Amanda la medicina, a pesar de que su niña no sufría de otros síntomas. Mientras ella estaba vertiendo el medicamento en una cucharita, se dio cuenta que la medicina había expirado. Sin nada que dar a Amanda, ella rápidamente comprobó su fiebre con el método cubano: un beso en la frente de su hija para sentir su temperatura. Efectivamente, su fiebre era muy alta.

Revisó de nuevo el botiquín, esta vez buscando un termómetro. El termómetro confirmó una fiebre de 101.5°. Ella decidió mantener a Amanda en casa, pero todavía tenía que llevar a Lauren a la escuela. Atrasada y sin tiempo que perder, llenó la mochila de la niña con comida para el almuerzo.

Amanda no tenía mucho apetito y dejó la mitad de su desayuno en el plato. Lauren, por el contrario, se comió y bebió todo rápidamente. Ya en camino, Lauren se quejó de un dolor de barriga, pero mamá le aseguró que ella iba a estar bien, que probablemente era porque había comido demasiado rápido.

Finalmente llegó al colegio, tarde naturalmente, y dejó a Lauren. Para añadir más estrés a su mañana, vio que Amanda estaba en el asiento trasero, con los ojos vidriosos, entrecerrados. Le dijo a su mamá que le dolía la garganta. Así que fue a la farmacia para algunos medicamentos.

Mamá sabía lo que hay que hacer por ley. Amanda era menor de edad y no podía permanecer en el vehículo por sí misma, así que por supuesto tenía que traerla. Luchando con el paraguas, se las arregló para mantener a Amanda seca. No importaba que ella misma quedara empapada en el proceso.

Amanda se quejó diciendo que ella quería ir a casa. Su madre le dijo que sólo le tomaría un minuto, ella sólo debería estar tranquila en la silla de la presión arterial al lado de la ventana de la farmacia, al otro lado del pasillo de la medicina donde mamá estaría. Ante ella, parecía ser una pared de 100 pies con todos los medicamentos disponibles. ¿Qué dilema, cuál elegir? En ese momento su teléfono celular sonó. La llamada era de la escuela. Lauren estaba teniendo un ataque de tos y diarrea. Mamá tiene que regresar y recogerla. Agotada por una noche de insomnio, empapada y ahora apresurada, mamá tuvo que seleccionar rápidamente el medicamento correcto para proporcionar a sus hijos el tratamiento óptimo para sus síntomas.

La mamá agotada, confundida y ocupada en esta situación es mi esposa. Luego que ella me contó su historia, decidí enseñarle todo lo que sé acerca de la tos y los resfriados y la forma de elegir los tratamientos más adecuados cuando no estoy en casa. Ella es la inspiración que dio origen a este libro. A continuación, lo que le dije:

La mayoría de las veces un resfriado comienza con un dolor de garganta. En el segundo día se convierte en una congestión nasal seguida de una tos persistente, a veces con dolores de cabeza, fiebre y presión en los senos paranasales. Las personas que visitan al médico para estos síntomas recibirán una receta para algún tipo de alivio sintomático. Pero los síntomas van cambiando como parte de la evolución natural de una infección viral, por lo que la prescripción puede no ser efectiva al segundo día.

Por lo tanto, desesperada (y confiando que en la farmacia no venden cualquier cosa que no es buena para ti) la mayoría de las veces la gente decide adquirir medicamento sin prescripciones que se consiguen en tiendas populares y farmacias. Parece que todo el mundo tiene un medicamento favorito (quizás inconscientes) que reconocen de un comercial en la televisión. Generalmente eligen los medicamentos en base a la descripción en la parte frontal, sin examinar los ingredientes activos. Y con los largos nombres que sólo los médicos reconocen, ¿cómo puede la persona promedio saber o entender la letra pequeña? A menudo acaban por elegir una combinación de medicamentos que contiene más medicamentos de los que necesitan.

Para empeorar las cosas, la mayoría de los profesionales de la salud no entienden que sólo hay pequeñas diferencias entre el resfriado común, una tos aguda, una enfermedad similar a la gripe y la gripe en sí. Todos ellos son casi lo mismo, con la excepción de la gripe complicada, donde los síntomas son más severos y la neumonía es una complicación común. La jerga es confusa y mal utilizada. Por ejemplo, después de una semana de una tos persistente, congestión nasal y secreción nasal, fiebre de bajo grado, fatiga, dolor muscular y presión en los senos nasales, un médico puede diagnosticarlo como bronquitis y otro puede etiquetarlo como un resfriado común.

Mientras escribía este libro, llevé a cabo una encuesta a más de 200 pacientes de sexo femenino, con edades que van de 20 a 90 años y con diferentes niveles educativos. Utilizaron hierbas medicinales, infusiones, inhalaciones de mentol, y algunas veces los remedios homeopáticos para tratar los resfriados y la tos. Al no considerar ninguno de ellos como medicamentos, no lo informaron durante su visita al médico. El médico practicante, que no sabe de ello, puede recetar medicamentos cuyo efecto bloquea o intensifica la acción de lo ingerido ocasionando una situación llamada «interacción medicamentosa». (Y sí, las hierbas pueden interactuar con los medicamentos al igual que otras medicinas lo hacen).

Profesionales de la salud a menudo carecen de formación sobre cómo tratar la tos aguda y los resfriados comunes, dejando las puertas abiertas para que los pacientes elijen sus propios tratamientos sin prescripción en un mercado controlado por la publicidad. Esto se agrava por la confusión originada por los medios de comunicación y la publicidad, y además distorsionada por la desinformación en Internet.

Lo mejor de los dos mundos

Yo estoy en la afortunada posición de ser un médico convencional que creció usando infusiones de hierbas y remedios caseros para la tos. En este libro quiero compartir con ustedes lo mejor de ambos mundos. Pero primero, deja que te cuente mi historia.

Crecí en las montañas orientales de Cuba, entre una gran cantidad de agricultores que cultivan los más suculentos y deliciosos mangos del mundo. En mi ciudad natal, con una población de menos de mil habitantes, aprendimos a depender de remedios caseros como los te, emplastos de hierbas y muchos otros brebajes naturales para tratar enfermedades como la tos aguda, resfriado común, náuseas, vómitos e indigestión. Nosotros sólo visitábamos al médico en caso de emergencias graves. Para todo lo demás, era la abuela al rescate. Y puede estar seguro, ella tenía un remedio casero para casi cualquier cosa.

No fue hasta 1981 que la oficina del primer médico fue inaugurada en Palmar, mi ciudad natal. Antes de eso, ir al médico era un calvario. Para nuestro examen físico anual, mi mamá nos despertaba a las 5 de la mañana, sin ingerir desayuno, por supuesto, porque tendríamos que hacernos un análisis de sangre. Sin un vehículo a nuestra disposición, la mayoría de las familias viajaban en un camión con remolque, autobús o cualquier otra cosa que pasara en nuestro camino. La distancia a la oficina del doctor era solamente 16 kilómetros, pero a veces nos tomaba todo el día. Las condiciones eran difíciles y los médicos no contaban con muchos recursos, sólo unos pocos medicamentos inyectables para el dolor, algunas jeringas, botellas de solución salina, medicamentos para la presión arterial y en ocasiones los antibióticos. Por lo tanto, los médicos, así como las familias, recurrieron a los remedios caseros para el tratamiento de enfermedades comunes.

Años más tarde, mi padre logró comprar un viejo jeep modelo 1955 que se convirtió en la ambulancia de nuestra ciudad. Fue en la parte posterior de este jeep, una noche de luna con solo 15 años, cuando descubrí mi misión en la vida: ser médico. Yo había visto a una mujer embarazada caminando abajo de las colinas, descalza y agotada, débil pidiendo ayuda. Le avisé a mi padre, y mientras corría el jeep destartalado por los baches en el camino al hospital, me metí en el asiento trasero para ayudarla a dar a luz, siguiendo órdenes a gritos de mi padre. Al momento de tomar a la niña, fui testigo del milagro de la vida que se revelaba ante mí, vi este milagro tomar su primer «aliento de vida». Desde ese día supe que quería ser médico.

El «aliento de vida» siempre me cautivó, así que cuando me fui a la escuela de medicina me convertí en un neumólogo para tratar enfermedades respiratorias. Mi educación pulmonar en Cuba consistió en la medicina occidental 100%. (Esto fue unos años antes de que el gobierno cubano decidiera centrarse en el desarrollo de su «medicina verde», anticipando una escasez de medicamentos debido al embargo). Fuimos entrenados para sólo utilizar medicamentos farmacéuticos aprobados en América y Europa. Nuestros profesores desalentaban cualquier uso de remedios caseros, alegando que carecían de evidencia científica. Sin embargo, me encontré a mí mismo, el neumólogo «occidentalizado», llamando a la abuela cuando tuve un resfriado. De hecho, más tarde me enteré de que mis profesores también llamaron a sus madres o abuelas cuando estuvieron enfermos. ¡Obviamente, la medicina occidental no les convenció lo suficiente para que utilizarla en ellos mismos!

Después de mi entrenamiento pulmonar, dirigí un proyecto de investigación de las Naciones Unidas en busca de la tuberculosis entre los indios nativos de la cuenca del río Orinoco en Venezuela. Me encontré con un hilo común entre los médicos venezolanos y mis colegas cubanos: fueron entrenados en la medicina occidental, pero confiando más en remedios caseros.

Cansado de la falta de libertad en mi país y con ganas de ampliar mis horizontes, puse mi brújula en Norte América, la tierra de las oportunidades. Aunque yo no hablaba una onza de inglés, estaba decidido a aprender el idioma. Dos años más tarde tuve la oportunidad de comenzar una residencia de tres años en la Universidad Tecnológica de Texas, seguido por una beca de tres años para estudiar la especialidad de neumología y medicina crítica en la Universidad George Washington. ¡Sí!, tenía que hacer medicina interna y la formación pulmonar de nuevo (mi esposa le gusta llamarme Dr. Al cuadrado).

Recuerda lo que es importante para el paciente

Aunque no ha sido fácil, nunca me he lamentado ni por un momento. Fue en esos años que aprendí a mirar a la medicina desde la perspectiva de mis pacientes. Durante estos años de formación tuve el privilegio de conocer a médicos, enfermeras y profesionales de la salud de todos los rincones del mundo. Siempre curioso, me gusta preguntar por la forma en que practican la medicina en sus países y cómo se compara con la medicina estadounidense. Invariablemente, nuestras conversaciones se desarrollaron en torno a la disponibilidad de medicamentos, tratamientos contra el cáncer, o procedimientos cardiovasculares avanzadas. Sin embargo, rara vez hablamos de los problemas comunes de la vida cotidiana, como el tabaquismo, la dieta, el ejercicio, el dolor de espalda, tos aguda y gripe común.

Cada año participo en las reuniones más prestigiosas del mundo en medicina pulmonar (las conferencias de la American Thoracic Society y la American College of Chest Physicians), donde se presentan y discuten miles de proyectos de investigación. Y de nuevo, me encontré con que la enfermedad del resfriado común, tos aguda y la gripe rara vez son parte de la discusión. De hecho, de los miles de estudios discutidos en la American Thoracic Society en 2012, sólo tres estaban dedicados a la tos crónica y ninguno en la tos aguda y los resfriados. Parece que estos no son lo suficientemente importantes como para los profesionales médicos.

Sin embargo, un estudio reciente titulado «¿Por qué los pacientes visitan a sus médicos»[1] llevadas a cabo por la Clínica Mayo dice lo contrario. El estudio de la clínica Mayo encontró que la tos y los resfriados se encontraban entre las quejas más frecuentes entre todos los grupos de edad. Concluyó recomendando que se centren las investigaciones sobre las razones más comunes para las visitas al médico, exactamente lo contrario de las prioridades de investigación de las sociedades profesionales.

En este punto, usted debe estar pensando, «¿Cuál es el problema? ¿No tenemos medicamentos sin prescripción para el tratamiento de la tos y los resfriados? Nadie ha muerto a causa de estos medicamentos, ¿no? «Bueno, mis queridos amigos, acetaminofén, a menudo vendido como Tylenol o

---

1 Vea las notas finales con los estudios de investigación que corroboran estas evidencias. El apéndice D enlista los estudios prominentes en medicina herbal. Apéndice D muestra los estudios homeopáticos y el apéndice E las terapias naturales.

Paracetamol, es la causa más común de insuficiencia hepática en todo el mundo y por lo tanto sí, la gente ha muerto a causa de ella.[2]

Advertencia sobre el Paracetamol

Para empeorar las cosas, el acetaminofén está presente en tantos remedios para el resfriado, para el dolor y pastillas para dormir que las personas no se dan cuenta de que pueden superar fácilmente el límite diario seguro. Si usted es como la mayoría de la gente y tienen problemas para entender la etiqueta, es posible que usted puede tomar una sobredosis accidental de un medicamento con una toxicidad significativa que le puede costar la vida. La mayoría de los fallos hepáticos (de hígado) que terminan en trasplante se deben a la ingestión accidental de acetaminofén/ Tylenol/ Paracetamol.

Carol,[3] una encantadora señora de 52 años de edad directora de una empresa publicitaria, fue traída a mí cuidado en la unidad de cuidados intensivos, vomitando sangre. Ella había sido diagnosticada con fibromialgia (tenía dolor en todas partes). Seis meses antes, su médico le había aconsejado hacer ejercicio. A pesar de que trató de mejorar su salud al caminar tres veces a la semana, el dolor era insoportable, así que ella tomó un par de acetaminofén (súper fuerte) / Tylenol/Paracetamol (500 mg cada una) cada 6 a 8 horas, siguiendo las instrucciones en la etiqueta. Debido a que el dolor interrumpe su sueño, ella también comenzó a tomar el Tylenol PM, que es una combinación de 500 mg de acetaminofén PM y 25 mg de difenhidramina (Benadrilina). Alrededor de una semana más o menos antes de su llegada a la UCI, ella desarrolló una congestión nasal, dolor

---

2 Tylenol es el nombre común del acetaminofén en los EEUU. En muchos países latinos se usa paracetamol. Es importante que se identifique como acetaminofén en las etiquetas de los medicamentos.

3 Los nombres y las identificaciones características de los pacientes se cambiaron para protegerles la privacidad, ahora bien los detalles de su condición médica y el servicio ofrecido es auténtico.

de garganta y secreción nasal. Ella fue a la farmacia y compró un remedio para el resfriado que decía: «Para el dolor de garganta, tos, estornudos y congestión nasal», no estando consciente de que el medicamento contenía otro 500mg de acetaminofén/Tylenol combinado con un descongestionante, antihistamínicos, y antitusígeno. Ella lo tomó cada 8 horas, siguiendo las instrucciones de la etiqueta, junto con todo el acetaminofén/Tylenol para su dolor y Tylenol PM para dormir. Después de tres días, el dolor de garganta se calmó.

Sin embargo, ahora sus síntomas se desarrollaron en una tos persistente asociado con la nariz tapada y secreción nasal. Confundida por sus síntomas, le preguntó el farmacéutico. Y él le contesto «A mí me gustan los tés calientes cuando estoy enfermo, así que ¿por qué no pruebas el Theraflu?». La mujer evocó a su madre cuando le daba un té de hierbas relajantes cuando estaba enferma y esto hizo que la elección fuera más atractiva. La tos y el pasillo frío ofrecieron sus nueve opciones de Theraflu. La palabra «Max» en Theraflu Max-D le sedujo. No se dio cuenta de que esto también contenía no 500 mg, pero 1.000 mg de acetaminofén/Tylenol/Paracetamol combinada con un antihistamínico y descongestionante.

Poco después de la adición de «Max» a la mezcla empezó a vomitar sangre y fue trasladado de urgencia al hospital. Después de una transfusión de sangre en la emergencia fue trasladada a la UCI bajo mi cuidado. Al revisar cuidadosamente su historia, le dije que se había roto una vena en su esófago. Impresionada, ella respondió: «¿Cómo pudo suceder esto? Yo no bebo alcohol. ¿No es esto lo que sucede con los alcohólicos?».

Le dije que era debido a la insuficiencia hepática y la causa más probable fue una sobredosis de acetaminofén. «No intenté suicidarme», respondió ella, muy molesta. Mencioné que la sobredosis de acetaminofén/Paracetamol no intencional es la causa más común de insuficiencia hepática en América. Ella no lo podía creer, así que para probar que esto era, de hecho, la causa de su insuficiencia hepática, hemos añadido la dosis de miligramos de acetaminofén Tylenol/Paracetamol en las pastillas que ella tomó durante las últimas 24 horas.

Medicamentos para el dolor:

dos de 500 mg cada ocho horas	3000 mg
Pastilla para dormir: 500 mg al acostarse	500 mg
Tabletas remedio para la tos: 500 mg cada 8 horas	1500 mg
Forma de té remedio frío: 1000 mg cada 8 horas	3000 mg
Cantidad diaria total:	**8000 mg**

> La FDA ha reducido recientemente el límite superior seguro para una dosis diaria de acetaminofén de 4,000 mg a 3000 mg. ¡Ella acababa de tomar casi tres veces el límite superior seguro sin siquiera darse cuenta!

Afortunadamente, el sangrado se detuvo mientras ella estaba en la UCI sin la intervención de un médico. Le dije que debía suspender todos los medicamentos de combinación que contenían acetaminofén / Tylenol. Le enseñé mi sistema de alternativas para el tratamiento de la tos, los resfriados y dolor: una combinación de tés naturales, medicamentos homeopáticos y acupresión para la tos y el resfriado. Para su dolor crónico, recomendé masajes, relajación, ejercicios de respiración, la acupuntura y suplementos. También le enseñé la importancia de aprender a leer las etiquetas medicamentos sin prescripción y elegir sabiamente. Afortunadamente, su vida se transformó en una cuestión de meses y su hígado fue sanado.

¿Cómo podemos resolver este dilema? La solución está a la mano. Como Nelson Mandela dijo: «La educación es el arma más poderosa que puedes usar para cambiar el mundo», vamos a usar este poder. Mi intención no es crear un nuevo sistema dogmático sino informar y educar. Como dijo C. S. Lewis, «no quiero tumbar las selvas, lo que quiero es regar los desiertos».

En este libro le enseñaré los principios que he enseñado a mi esposa y pacientes. Voy a enseñarte una forma simple y clara de cómo tratar la tos y los resfriados mediante la combinación de remedios caseros, la acupresión, suplementos, ejercicios de respiración, la meditación, la oración, y muchas otras alternativas bien investigadas. Yo también le voy a enseñar cómo acortar la duración de la tos mediante el uso de medicamentos homeopáticos y suplementos.

Si usted prefiere el exceso de medicamentos de venta libre, o si usted desea combinarlos con el enfoque natural, usted será capaz de navegar con confianza en las farmacias, podrá elegir el tratamiento adecuado para su síntoma (s) y evitará una combinación potencialmente peligrosa de medicamentos. Al final, usted ahorrará tiempo y dinero, así como asegurarás la bendición de una vida más sana.

¿Estás tomando mucho acetaminofén/Tylenol/Paracetamol?

Reúne las botellas de medicinas que tomas diariamente y escribe lo siguiente por cada medicina que contiene acetaminofén/Tylenol/Paracetamol:

- ⮞ La cantidad de acetaminofén/Tylenol/Paracetamol en cada tableta (mg)
- ⮞ El número de tabletas que tú tomas por cada dosis
- ⮞ El número de dosis que tomas en el día

Multiplica la cantidad de acetaminofén/Tylenol/Paracetamol por el número de tabletas y luego por el número de dosis. Repítelo para cada medicina que estas tomando. Finalmente, suma el total de cada día [ver cuadro en la página siguiente].

¿Cómo te comparas con la máxima dosis diaria recientemente recomendada por la FDA (3000 MG)? ¿Estás tomando menos? ¡Maravilloso!

Yo recomiendo 1500 mg como dosis máxima, porque he visto pacientes en la emergencia con síntomas de sobredosis de Tylenol después que la FDA bajó la dosis máxima de 6000 mg a 3000 mg diario. Sobre todo aquellos que lo mesclan con alcohol, esos que lo toman para el dolor de cabeza de la mañana siguiente.

Medicinas	Mg	Pastillas por dosis	Dosis por día	Total
_____	x _____	x _____	x _____	= _____
_____	x _____	x _____	x _____	= _____
_____	x _____	x _____	x _____	= _____
_____	x _____	x _____	x _____	= _____
_____	x _____	x _____	x _____	= _____
_____	x _____	x _____	x _____	= _____
_____	x _____	x _____	x _____	= _____

Total diario = _____

¿Google o no Google?

Cathy, periodista de 50 años de edad, llegó a nuestro centro de la tos en Cleveland Clinic Florida con una tos seca persistente. Ignorando el alegre saludo de la recepcionista, ella creó una pequeña oficina móvil en la sala de espera, extendiendo su iPad y archivos en las sillas vecinas. Su teléfono celular sonó como una alarma de fuego, pero antes de que pudiera responder, ella tuvo un ataque de tos que la dejó sin habla. Poco después, la enfermera Esther, otra cara sonriente, la llamó para ver al médico, pero a Cathy no le importó tampoco esa sonrisa. Frustrada, ella ignoró a Esther, que estaba tratando de preguntar: «¿Por cuánto tiempo ha tenido esta tos?».

«Meses!», responde a Cathy. «Esta tos me está volviendo loca, y está interfiriendo con mi trabajo porque no puedo entrevistar a mis fuentes. Mi jefe me dijo que tengo que curar esta tos, o de lo contrario».

«Entiendo», respondió la enfermera.

«¿Cómo puedes entender? No eres quien tiene la tos —respondió Cathy con los ojos llenos de lágrimas.

«Estás bien, disculpa. No tengo esa tos, pero ayudo a la gente aquí todos los días. Estoy seguro de que podemos hacer lo mismo por ti. Dr. Gus quiere ayudar y educar a todos acerca de la tos, y está trabajando en un libro sobre el tema llamado «Curas para la tos».

«Un libro sobre la tos? ¿Quién necesita un libro acerca de la tos? Puedo ir a la farmacia o al Internet y obtener toda la información que necesito de inmediato», respondió Cathy.

«Si eso fuera cierto, probablemente usted no estaría aquí», respondió Esther. «Dr. Gus dice que los farmaceutas generalmente recomiendan medicinas para la tos que ellos saben no funcionaran y pueden causar reacciones secundarias simplemente porque ellos no tienen nada mejor que ofrecer. Ellos no han sido entrenados en las medicinas naturales que tienen en sus farmacias. Ir al Internet en busca de respuestas puede dirigirte al camino equivocado».

Vemos a gentes tan frustradas como Cathy en nuestra clínica todos los días, frustradas por una tos que los mantiene despiertos y que tal vez les puede costar su trabajo. También están frustrados porque han ido de médico en médico sin encontrar alivio. En el momento cuando los pacientes acuden a una clínica especializada, como la nuestra, algunos de ellos han visitado un promedio de diez médicos diferentes. Llegan a nosotros desesperados y predispuestos pensando que no encontrarán solución o la medicina adecuada.

Mi corazón está con los pacientes como Cathy. Puedo reconocer sus sentimientos. También me solidarizo con mis colegas médicos que no han sido enseñados en cómo enfrentar y brindar un tratamiento adecuado para combatir, efectivamente, la tos. He sido privilegiado con la capacidad de resolver estos casos de tos porque, entre otras cosas, me tomo el tiempo para realmente escuchar antes que recomendar un plan de tratamiento individualizado integral. Cuando tengo una primera consulta con un paciente, no tomo notas, yo no uso un ordenador, finalizo escuchando con simpatía y respeto hasta que pueda descubrir la razón que subyace a la tos que presenta el paciente.

Cathy se calmó de inmediato cuando se dio cuenta de que estaba realmente escuchándola. Resultó que el estrés en su trabajo es un factor desencadenante de su tos. Con la circulación disminuyendo en el periódico en que trabaja, la administración había comenzado la eliminación de personal y ahora su editor estaba amenazándola con utilizar su tos como una excusa para eliminar su trabajo también. La tensión hizo posible que Cathy empezara a ingerir una cantidad, no deseada de comida chatarra.

Le expliqué que necesitaba cambiar su dieta y comer alimentos más saludables. Le enseñé algunos ejercicios de respiración para calmar su tos y su ansiedad. También recomendé algunos suplementos y un remedio homeopático para personas que están preocupados por los problemas de supervivencia: el trabajo, el dinero y la salud. Tres meses más tarde en su visita de seguimiento su tos había desaparecido, su estado de ánimo era mucho mejor, y se estaba entrevistando para un trabajo en un periódico de mayor circulación.

El Internet y el arte de la medicina

Regresamos a la confianza de Cathy en el Internet como fuente de información; desafortunadamente, este es un problema crítico en la sociedad actual. Cathy es un periodista cuya profesión depende de fuentes abastecimiento de información precisa, pero no se daba cuenta que el Internet puede ser una fuente muy poco fiable o engañosa de la información médica.

Sí, hay sitios web confiables como WebMD.com, MayoClinic.org, y ClevelandClinic.org, pero algunos pacientes los utilizan de una manera que interfiere con su cuidado. Hoy día es común ver llegar los pacientes a sus consultas con un fajo de papeles impresos (de Internet) y sus mentes ya han preconcebido un diagnóstico y la medicación necesaria, basado en un anuncio que vieron en la televisión.

Esto implica que los médicos muchas veces están imposibilitados de explorar los síntomas del paciente con una mente imparcial y determinar el mejor tratamiento de una gama más amplia de opciones de la que los pacientes han revisado en el Internet. El pensamiento clínico está prácticamente estrangulado y los pacientes no cuentan toda la historia, porque ellos han decidido qué síntomas están relacionado con su diagnóstico predeterminado.

La medicina es un arte que utiliza datos científicos para corregir o mejorar los problemas médicos en el lienzo de la vida. Ese arte no se puede encontrar en Internet (lo explico en el capítulo 11). Las emociones de los pacientes están en el corazón de este concepto. El arte de la medicina es multifactorial e incluye escuchar detenidamente al paciente; interactuando con la sensibilidad, la compasión y el apoyo que debe brindarse para descubrir cuáles tensiones emocionales están subyacentes; utilizando un enfoque holístico al mismo tiempo que brindará recomendaciones para un estilo de vida diferente.

La información de Internet interfiere de otra manera: llenando la mente del paciente con ansiedad acerca de enfermedades imaginarias. Por lo general desde el momento en que un médico de atención primaria refiere a un paciente a un neumólogo (especialista pulmonar) como yo, en los Estados Unidos, puede pasar hasta tres meses para obtener una cita. Digamos que una tomografía axial computarizada muestra un nódulo (pequeño tumor) en el pulmón. Las tomografías son tan poderosas que pueden detectar pequeños nódulos de flema o cicatrices que no son cáncer. Ha esos les llamamos «falsos positivos». Cada día vemos más de esos. Si le hacemos una tomografía del pulmón a todas las personas mayores de 50 años de edad encontraremos algunas de estas imagines. Los pacientes no conocen estos detalles y el radiólogo tiene que considerar todos los «nódulos» culpables –posible cáncer– hasta que se muestre lo contrario. El paciente queda atrapado en la espera de su visita con el especialista. Durante los tres meses que los pacientes esperen por verme, por lo general, van al Internet para ver lo que podría significar un nódulo en el pulmón y llegan al convencimiento de que tienen cáncer o fibrosis pulmonar, se vuelven ansiosos y no pueden dormir. Uno de los síntomas que los especialistas pulmonares utilizan para el diagnóstico es la falta de aire. Sin embargo, la ansiedad puede causar dificultad para respirar.

Al especialista ver la imagen, concluye que la imagen no es nada. Por supuesto esto es de gran alivio para el paciente, pero inexorablemente el paciente o su familia revisó mil veces el Internet en busca de respuestas. Por supuesto que el Internet te apuntar al más temible «cáncer». Después del miedo a la muerte y hablar en público, el cáncer es uno de los temores más grande de la raza humana hoy en día.

Los pacientes me dicen, «tengo un nódulo en el pulmón», y yo digo, «tengo un nódulo en el pulmón también». Son comunes y la mayoría de las veces no significan nada. Ordeno algunas pruebas más y en la gran mayoría de los casos somos capaces de decirle al paciente que está bien. (Obviamente, soy cuidadoso al decir que estás saludable a partir de ese día y no puedo decir lo que traerá el futuro). Mientras tanto, ellos han pasado tres meses recorriendo el Internet, creyendo que tienen cáncer. Es como un mecanismo de supervivencia en una parte primitiva del cerebro: la gente se centra en el peor resultado posible. Tengo que pasar mucho tiempo con estos pacientes para educarles y tranquilizarlos.

Cuidado con las hierbas de Internet

Otro gran problema que veo con el Internet: la gente busca información acerca de la curación natural, y algunos de los primeros sitios web que se presentan son los de los hackers y estafadores. Estos sitios webs se aprovechan del dolor de la gente, de su incertidumbre, de su miedo y obtienen su tarjeta de crédito con la oferta de resultados mágicos de las hierbas pretendidas medicinales. La gente viene a mi clínica con los remedios a base de hierbas de China y otros países; estas hierbas y suplementos no están reguladas y pueden no tener ingredientes activos o incluso pueden tener toxinas.

Los suplementos más fiables que se venden en los EE.UU. provienen de empresas de renombre con fuentes limpias de suministros. Tenga especial cuidado con las hierbas de China, donde los metales pesados han contaminado la tierra. Incluso los suplementos embotellados en los EE.UU. pueden utilizar hierbas contaminadas procedentes de China o hierbas de mala calidad de otros países.

Compañías como Gaia Herbs cultivan sus propias hierbas orgánicas aquí en los EE.UU. Herb Pharm, Planetary Formulas y Solaray, son otras compañías confiables.

Algo importante de destacar es que en los países en desarrollo no existen regulaciones para la producción de hierbas y suplementos medicinales. Mis pacientes hispanos son especialmente vulnerables. Sitios webs en español anuncian hierbas que su valor medicinal es desconocido alrededor del mundo, y veo a mis pacientes hispanos con frecuencia caer presas de la seducción de sus ofertas.

En cuanto a solicitar información en el mostrador de una farmacia, usted estará hablando, casi con certeza, con un técnico de farmacia quien no está capacitado o entrenado en relación a todos los medicamentos sin receta que pueden conseguirse. Ellos no pueden hablar con certeza de la composición, efectos, etc. El doctor en farmacia está generalmente ocupado en la parte de atrás y solo habla con los consumidores que los solicitan.

Evitar antibióticos innecesarios para la tos, los resfriados y la influenza

¿Por qué un libro sobre la tos en particular? Entre las búsquedas en Google sobre temas de salud en 2015, tres de los diez primeros hablan sobre la tos. La tos y los resfriados son una de las razones más comunes para las visitas al médico y para perdidas de días laborables / escolares en los EE.UU., sin embargo, los médicos no están capacitados adecuadamente en el tratamiento de infecciones del tracto respiratorio superior. La mayoría de los medicamentos de venta libre para la tos y los resfriados son ineficaces en el mejor de los casos, perjudicial en el peor. La industria farmacéutica se ha dedicado a las enfermedades crónicas y las principales causas de muerte, descuidando estas afecciones diarias que resultan en 100 millones de consultas médicas al año.

Lamentablemente, a casi dos tercios de los pacientes con tos se les prescriben antibióticos innecesarios en su primera visita. La mayoría de los casos de tos aguda están causadas por un resfriado común que son originados por virus que no son curados por antibióticos. A falta de medicamentos eficaces para las infecciones virales, los médicos sólo pueden recomendar líquidos y reposo en cama. Pero ellos son presionados por sus pacientes para prescribir *algo*, por lo que los médicos tienden a prescribir antibióticos. Debido a que no funcionan, los pacientes reciben antibióticos más fuertes en las subsiguientes visitas, lo que significa que la tos crónica es tratada, erróneamente, con un exceso de antibióticos.

Esos antibióticos innecesarios aumentan el costo del cuidado de la salud y pueden causar efectos secundarios que van desde una simple molestia hasta síntomas graves por estar sobre medicados. Los estudios demuestran que los antibióticos pueden afectar a los riñones (causando incluso insuficiencia renal); a la visión (desprendimiento de retina); a los músculos y tendones (ruptura de tendones); al sistema nervioso central (niebla cerebral), al sistema digestivo (diarrea). Los antibióticos pueden reducir los niveles generales de energía atacando las mitocondrias, que son las centrales eléctricas de la célula.

El uso excesivo de antibióticos contribuye al desarrollo de bacterias resistentes a la antibioticoterapia. Las bacterias son inteligentes. Se multiplican a una velocidad formidable, pudiendo mutar haciéndose así resistentes a una generación de antibióticos. Una vez que una cepa desarrolla resistencia, rápidamente puede pasar esta «arma secreta», a otros tipos de bacterias en pequeños paquetes de información llamados plásmidos. Poco a poco ese antibiótico pierde eficacia contra una amplia franja de bacterias que causan enfermedades. Mientras tanto se necesitan años para desarrollar un nuevo antibiótico y exponerlo a todas las pruebas necesarias. En este momento hay pocos antibióticos en desarrollo para las bacterias que han demostrado resistencia a la actual generación de antibióticos. La Organización Mundial de la Salud llama resistencia a los antibióticos «un problema tan grave que pone en peligro los logros de la medicina moderna. Una era post-antibiótica, en el que las infecciones comunes y lesiones menores pueden matar, lejos de ser una fantasía apocalíptica, es en cambio una posibilidad muy real para el siglo 21».

Preocupación con otros medicamentos de venta sin receta

Necesitamos alternativas efectivas y seguras que puedan reducir o eliminar el abuso de antibióticos. ¿Qué pasa con las drogas sin prescripción? Los norteamericanos gastan $40 mil millones al año en medicamentos de venta libre, muchos de las cuales son de poca o ninguna eficacia para el alivio de los síntomas presentes. Al mismo tiempo, algunos son potencialmente tan tóxicos que muchas personas ponen en peligro sus vidas con medicamentos sin prescripción. Nueva evidencia indica que Tylenol (acetaminofén) bloquea las mitocondrias (elementos productores de energía en las células); aumenta el riesgo de asma; y agota el glutatión. La pérdida de glutatión afecta nuestra salud de muchas maneras ya que es el maestro de los antioxidantes. Glutatión es esencial para nuestro sistema de defensas-inmunológico, para la longevidad y para deshacerse de las toxinas que son tan comunes en nuestro mundo. Toxinas presentes en lo que comemos, tomamos y cosméticos etc.

Una encuesta reciente de miles de consumidores encontró que:

- Los consumidores creen que los medicamentos sin prescripción son extremadamente seguros y no puede dar lugar a toxicidad grave.
- La mayoría de los consumidores no leen las etiquetas de los medicamentos.
- Algunos medicamentos no tienen la información adecuada en las etiquetas.
- Los consumidores no están conscientes de que el acetaminofén es potencialmente dañino. Está ocultado en la mayoría de los medicamentos de venta libre de combinación para la tos, los resfriados y el flu.

El peligro de insuficiencia hepática al tomar sólo un puñado de medicamentos sin prescripción, se ha convertido en un problema tal que el Grupo de Estudio del Fallo Hepático Agudo ha recomendado la eliminación de todos los medicamentos de venta libre en el que el paracetamol se combina con otros fármacos. Este grupo ha intentado sin éxito, durante más de 10 años, prohibir estos productos combinados porque es demasiado fácil terminar con una sobredosis accidental.

Incluso si los medicamentos para la tos no contienen acetaminofén, todavía pueden causar problemas. La Academia Americana de Pediatría destacó en un aviso de salud pública en el 2008 que: «medicamentos sin prescripción para la tos y el resfriado no funcionan para niños menores de 6 años de edad y en algunos casos puede suponer un riesgo significativo para la salud». Hay recomendaciones precisas en contra del uso de los medicamentos contra la tos y el resfriado en niños menores de dos (2) años «debido a graves efectos colaterales potencialmente mortales».

Por supuesto, no todos los medicamentos para la tos son perjudiciales. Pero, ¿funcionan ellos? Uno de los principales expertos de la nación en la tos, Dr. Richard Irwin, presidente del Comité de Directrices para la Tos del American College of Chest Physicians y editor de la revista *CHEST* ha declarado: «Los medicamentos sin prescripción contienen combinaciones de drogas que nunca han sido probados ser útiles para tratar la tos». La Sociedad Europea de Enfermedades Respiratorias y la Sociedad Canadiense Respiratoria tienen una posición similar cuando se trata de medicamentos de venta libre para la tos.

Los pacientes están descubriendo remedios naturales por sí mismos

Mis colegas médicos se están quedando con medicinas ineficaces o incluso nocivas para recomendar a los pacientes. Mientras tanto, lo aceptemos o no, la mayoría de nuestros pacientes están explorando tratamientos naturales por su cuenta, y el número va en aumento cada año. Un importante estudio en 1993 fue el primero en establecer que los estadounidenses están visitando, cada día más, profesionales de la salud que ejercen prácticas de la medicina desde un punto de vista holístico, mucho más que visitar a su Médico de Familia o atención primaria y la mayoría de estos pacientes nunca comparte dicha información con ellos al momento de visitarlos. Muchos de estos remedios tradicionales han sido validados y su utilidad demostrada investigación científica, pero estos estudios no están incluidos en el plan de estudios de las facultades de Medicina. Ellos no han cruzado la brecha en nuestra sociedad que divide la medicina convencional de la curación natural. Mis colegas no se sienten cómodos indicando estrategias naturales que consideran «no han sido probados», sin darse cuenta de los muchos estudios de investigación que apoyan su uso.

Para aumentar la confusión, el Internet (lo que me gusta llamar «Internet, la salvaje red mundial») se ha llenado con una gran cantidad de información falsa sobre cuestiones médicas. Con miles, incluso millones de personas que publican sus opiniones y sus experiencias en relación con los tratamientos naturales, puede ser difícil saber qué creer. Lamentablemente, en mi práctica diaria compruebo cuan inmensa es la confusión de mis pacientes con la información que consiguen en la red. Les digo que la red puede ser igual que la Torre de Babel: confusa y conflictiva.

Para remate, la mayoría de los médicos no están debidamente entrenados para diagnosticar y tratar la tos aguda *debido a que no es parte del plan de estudios en la mayoría de las escuelas de medicina en todo el mundo*. Los currículos de las mayorías de las universidades se enfocan en el estudio de las enfermedades crónicas y los últimos más potentes medicamentos y procederes quirúrgicos. Esto predispone e inclina a los estudiantes de medicina para convertirse en un especialista en vez de convertirlo en un Médico de Familia.

Necesitamos desesperadamente un sistema fiable para tratar la tos, uno que no haga promesas imposibles y que a su vez no le brinde desesperanza al paciente que sufre este mal, mientras los proveemos con las mejores opciones de tratamiento disponible y abrimos las puertas a mas investigación para hallar la respuesta adecuada. Este libro, espero, inicia el diálogo para crear ese sistema.

Vamos a empezar con las respuestas a las preguntas más comunes de mis pacientes.

¿Son todos los medicamentos de venta libre aprobados por la FDA?

El proceso de aprobación para medicamentos de venta libre es mucho más simple que los medicamentos con receta, que requieren años de pruebas y cuestan cientos de millones de dólares. Con más de 300.000 productos farmacéuticos de venta libre en el mercado, la FDA puede hacer poco más que revisar los ingredientes y obligar a colocar una etiqueta con el contenido de los mismos.

Los componentes de muchos medicamentos de venta libre están hechos de fármacos que antes eran vendidos «solo con receta» y, por tanto, han pasado por un estricto proceso de aprobación (pero también significa que en realidad no puede ser lo suficientemente seguro tomar sin la supervisión de un médico). Cuando estos fármacos salen de la restricción impuesta por la patente del mismo, los fabricantes de medicamentos solicitan permiso para venderlos en el mostrador sin receta médica, lo que hace más fácil para los consumidores la compra de ellos.

Si los medicamentos de venta libre no están hechos de los antiguos medicamentos con receta, deben ser hechos de ingredientes aprobados por la FDA[4] para cada categoría de drogas, como los antiácidos, analgésicos, y así sucesivamente.

¿Las hierbas y suplementos pasan por el
«control de seguridad» de la FDA también?

La verdad es que el control de seguridad para estos productos no es el indicado: los fabricantes deben informar a la FDA que comercializaran un nuevo producto y que tienen investigaciones que documentan su eficacia y seguridad, sin embargo, no tienen que presentar la investigación a menos que la FDA lo solicite. La FDA por lo general no la solicita, a menos que existan quejas sobre el producto, aunque de vez en cuando hace revisiones periódicas de una categoría en particular. La FDA no prueba suplementos, del mismo modo que no prueba los medicamentos de venta libre.

Lo que transcribo a continuación está tomado del sitio web de la FDA: «La FDA regula productos como los suplementos dietéticos y a los ingredientes dietéticos ... Fabricantes y distribuidores ... se les prohíbe la comercialización de productos que son adulterados o mal etiquetados. lo que significa que estas firmas son responsables de la evaluación de la seguridad y el etiquetado de sus productos antes de su comercialización para garantizar que se cumplen todos los requisitos de la DSHEA[5] y regulaciones de la FDA. La FDA es responsable de tomar medidas contra cualquier suplemento dietético adulterados o mal etiquetados después de que llegue al mercado».

---

4 FDA (Food and Drug Administration) es la agencia del gobierno que controla la calidad y eficacia de las drogas y alimentos de venta en los EEUU.

5 DSHEA (Dietary Supplement Health and Education Act) es una ley en los EEUU establecida en 1994 para regular la producción de suplementos.

Además, la Comisión Federal de Comercio (FTC) regula las afirmaciones sobre los suplementos dietéticos: las empresas no pueden afirmar que un suplemento dietético puede curar una enfermedad u otra condición de salud. Sin embargo, pueden manifestarse sobre lo que la deficiencia de un nutriente puede hacer, pueden promover la buena salud o decir que los ingredientes ayudan a las funciones corporales indicadas en la etiqueta. Además, la etiqueta debe incluir una advertencia que indica que no ha sido evaluada por la FDA.

Léase la siguiente observación que es producida por la FDA: «Estas declaraciones no han sido evaluadas por la Administración de Alimentos y Drogas. Este producto no está destinado a diagnosticar, tratar, curar o prevenir ninguna enfermedad «no significa que el producto no funciona»; en el caso de las vitaminas C y D, por ejemplo, hay cientos, si no miles de estudios de investigación. Simplemente significa que la FDA no ha evaluado el producto en sí.

En cuanto a los fabricantes de suplementos que siguen como estándar una elaboración sistematizada de su fabricación, usted puede conseguirlos en tiendas reconocidas o por medios expertos que validan su composición. Mi recomendación es que debe de tener mucho cuidado con las ventas a través de Internet.

¿Funciona la medicina homeopática?

¡Absolutamente! Puedo decir esto de mi propia experiencia, ya que mi familia y yo hemos tenido excelentes resultados con tos, específicamente, utilizando medicamentos homeopáticos. De hecho, acabo de comprar un jarabe homeopático para una de mis hijas, y su tos se fue en un par de días, más rápido de lo que hubiera esperado. Sugiero tratamientos homeopáticos a mis pacientes, quienes también han tenido excelentes resultados. La homeopatía es un sistema de medicina natural que utiliza sustancias medicinales altamente diluidas y energizantes, hechas especialmente en tabletas, para activar el sistema natural del cuerpo disparando el sistema natural de curación del organismo.

Estos remedios, como un disco duro, guardan información que le indica al organismo como reiniciar la transmisión de energía para restablecer equilibrios y sanar lo cual explico en el capítulo seis (6).

La homeopatía ha ido por un camino rocoso de aceptación desde hace más de 100 años en los EE.UU. Si bien es ampliamente aceptada en Europa, India, Rusia, Canadá y América del Sur, en Estados Unidos es considerado como algo «no probado» debido, mayoritariamente, a que los médicos no están familiarizados con los estudios de investigación. Sin embargo, en los últimos tiempos, el número de estudios bien diseñados que evalúan los remedios homeopáticos para condiciones específicas ha aumentado sustancialmente, mostrando que para muchos síntomas y afecciones tales como infecciones del tracto respiratorio superior, los remedios homeopáticos apropiados, realmente funcionan. (Véase el Apéndice E de investigación en homeopatía).

Las más recientes investigaciones, comparando un jarabe homeopático actuando solo vs. un jarabe para la tos más un antibiótico, demostró que no sólo el medicamento homeopático funcionaba bien, sino que el antibiótico no añadía ningún beneficio, por el contrario, solo causaba efectos colaterales.

En otras palabras, aquellos que sufren de tos tienen mejores resultados con la medicina homeopática sin antibióticos. No hubo notas de prensa en relación a este estudio. No hubo medios de comunicación cubriendo la noticia. ¡Es por eso que usted necesita este libro!

Muchos de estos productos son bien conocidos en Europa. Por ejemplo, Oscillococcinum (u «oscilo»), el remedio más popular en Francia para el flu, viene en una caja color naranja brillante y está en casi todas las farmacias de todo Estados Unidos. Yo personalmente he utilizado Oscillococcinum para mis hijos, con excelentes resultados. En general, los medicamentos homeopáticos son inofensivos, libre de efectos secundarios y sin sabor, lo cual es una ventaja para los niños. A nadie le gusta perseguir a sus hijos en casa con una cucharada de medicamentos de sabor asqueroso.

Remedios de la abuela. ¿Funcionan?

Sí, absolutamente. La investigación ha validado la eficacia de muchos remedios de fabricación casera. Estaremos describiendo alguno de ellos y las investigaciones realizadas en los próximos capítulos. Los remedios de la abuela cayeron en desgracia durante los últimos cien años con el descubrimiento de los antibióticos y otras medicinas propagandeadas como «milagrosas». Ahora ellos están encontrando limitaciones en estos fármacos, y se están dando cuenta que la abuela sabía lo que estaba haciendo. En el microcosmos de su casa (como sucedió en la mía), estos remedios tradicionales son a menudo utilizados y ampliamente aceptados, y sospecho que usted ha experimentado el efecto de sanación que tiene un plato caliente de sopa de pollo hecho en casa. Debido a que cada cultura, país y región ha desarrollado sus propias fórmulas, el espectro es amplio y ancho.

Por supuesto, no todos los remedios caseros son efectivos, y le advertimos sobre remedios casero ineficaces y potencialmente dañinos. Usted aprenderá cómo crear sus propios remedios naturales utilizando productos sencillos de su gabinete de la cocina o de la tienda de alimentos saludables.

Estoy demasiado ocupado para leer un libro sobre la tos

Tal vez usted sea uno de esos padres muy ocupados que abre los ojos con el sonido molesto del despertador por la mañana, sólo para golpear el botón de repetición varias veces antes de finalmente salir de la cama. Se acerca a la habitación de sus hijos para despertarlos, y seguramente ellos darán vueltas en la cama durante un tiempo hasta que finalmente también se levantan. Un desayuno rápido, montar los niños en el carro y a la escuela. Durante el camino, usted repasa sus tareas, planifica la búsqueda de ellos al mismo tiempo que reza por encontrar la ruta libre de policías con el fin de evitar otra multa por exceso de velocidad.

Finalmente deja a los niños en la escuela y a continuación lo que tiene por delante es un día de trabajo bien ocupado. Antes de darse cuenta, son las tres en punto y usted está de vuelta al ciclo hasta que colapsa en la cama por la noche. Si éste es su caso, usted NO puede permitirse NO leer este libro, ya que usted no puede permitir que, si algún miembro de su familia está enfermo, usted, por un descuido, escoja el medicamento equivocado.

Alerta:
Cuándo ver a su médico

Busque ayuda si la tos se acompaña de cualquiera de los siguientes síntomas:

- ॐ Fiebre que dura más de cuatro días, incluso una fiebre de bajo grado (100o/ 101o),
- ॐ Escalofríos con temblores,
- ॐ Tos con una gran cantidad de flema (blanquecina, amarilla o incluso verde),
- ॐ Tos con sangre o moco teñido de sangre,
- ॐ Sibilancias o ronquidos en el pecho,
- ॐ Dificultad para respirar o respiración rápida,
- ॐ Dolor en el pecho con la tos o con una respiración profunda,
- ॐ Ritmo cardíaco rápido (taquicardia >100 por minuto), acompañado o no de
- ॐ Letargia, somnolencia inusual, especialmente en un bebé o un niño.

Una tos persistente con uno o más de estos síntomas, podría significar que usted tiene neumonía o bronquitis. Usted debe consultar inmediatamente a su médico o visite el servicio de urgencias más cercano.

Neumonía (especialmente en un bebé) no siempre se acompaña de una tos. Siempre busque ayuda médica si su hijo tiene fiebre, está respirando rápidamente, está débil, pálido o usted nota que no está bien.

Una tos que dura más de cuatro a seis semanas y no muestra signos de mejorar por sí misma, sobre todo si se está interrumpiendo su sueño, debe ser investigado por un profesional médico.

Por otro lado, si su vida está muy organizada y equilibrada, eso es maravilloso. Este libro es también para usted. Le ayudará a convertirse en un experto en prevención y tratamiento de la tos asociada con el resfriado común, sinusitis, flu y acortar la duración de los síntomas. También podrá ahorrar dinero comprando lo más eficiente y solo lo que necesita.

¿No puedo simplemente pedir ayuda al farmacéutico?

¿El farmacéutico? No. Como hemos explicado antes, los farmacéuticos están ocupados detrás del mostrador y rara vez hablan con los clientes, por lo que probablemente conversará con un técnico de farmacia que no está capacitado para responder sus preguntas. Además, no están al tanto de las medicinas naturales disponibles en las cadenas de farmacias en todo el país. Espero que este libro sea de utilidad en el entrenamiento de médicos, enfermeros, personal farmacias, también para ofrecer asesoramiento cuidadoso en las opciones que pueden tener para sus clientes.

En el siguiente capítulo, vamos a explorar la terminología médica. Sin embargo, si usted tiene una tos persistente en este momento, consulte el Apéndice A para algún tipo de asistencia inmediata. Puede volver a esta parte, posteriormente, para el conocimiento más profundo que le ayudará a tomar el control de su salud.

❧ TRES ❧

¿Qué tengo?
Comprendiendo la terminología

Elizabeth, la madre de Piper (10 años de edad), recibió una llamada preocupante de la enfermera de la escuela: Piper se sentía mal, tenía escalofríos, dolor de garganta y tos persistente. Piper estaba esperando en la oficina del director y saludó a su madre con una mirada frustrada.

«No quiero perder la clase de baile».

«No te preocupes, te llevaré al médico de camino a casa y mañana todo estará bien», respondió ella, pero de repente Piper tenía un ataque de tos. Sus ojos se tornaron acuosos y la nariz congestionada al instante, por lo que le era difícil respirar. Elizabeth sacó su iPhone y le pidió a Siri que le indicara el centro de atención de urgencia pediátrica más cercano.

Luego de una historia y un examen básico, incluyendo una mirada a los oídos, el pediatra dijo: «No se preocupe, ella sólo tiene un IRS».

¿IRS? ¿Qué es eso? Elizabeth estaba confundida y apenada de su propia ignorancia.

«IRS es sinónimo de infección respiratoria superior, o en realidad, sólo un resfriado común. Es lo mismo. Es probable que tenga una tos causada por el goteo nasal posterior. Dele mucho líquido, y si tiene fiebre dele acetaminofén hasta 3 veces al día. Si la fiebre persiste, llámenos o tráigala de nuevo.

«¿Qué puedo darle para la tos?», preguntó Elizabeth.

«Oh, bueno, puede utilizar medicinas sin prescripción como el Robitussin», le dijo el médico a la vez que se retiraba de la sala.

Esa noche toda la familia no puedo dormir debido a la tos de Piper que no cesaba. Ella no fue a la escuela al día siguiente, y Elizabeth, preocupada, no fue a trabajar para cuidar de ella. El Robitussin no ayudó en absoluto. Al tercer día, la tos de Piper no había mejorado. Elizabeth la llevó de vuelta a la clínica de urgencias, donde un pediatra diferente le diagnosticó «bronquitis». Esta vez le recetó antibióticos, nebulizadores varias veces al día y un supresor de la tos diferente.

Después de otros tres días sin mejoría, Elizabeth fue capaz de conseguir una cita con el pediatra propio de Piper, Dr. Mark. Él escuchó la historia, examino los pulmones de Piper con su estetoscopio, y dijo: «Suena como si tuviera asma. Le voy a referir a un especialista, ya que puede ser difícil para los médicos como yo diagnosticar el asma en una etapa muy temprana».

«¿Asma?» respondió Elizabeth con sorpresa. «Pero Dr. Mark, ella nunca ha tenido asma antes. El asma suena como algo muy serio. ¿El medicamento puede ser perjudicial?»

«No se preocupen», replicó el Dr. Marks. «Es probable que sea sólo una tos, pero quiero estar seguro. Si ella tiene asma, la puede controlar con un inhalador. Los nuevos inhaladores usan sólo una fracción de la concentración que los anteriores tenían. Son igual de eficaces con una pequeña cantidad de la medicina. ¡Entiendo su angustia, pero no se preocupe!

Elizabeth se sorprendió que a su hija ya le había dado cinco diferentes diagnósticos en tan sólo unos días (tos, infección del tracto respiratorio superior, goteo post-nasal, bronquitis y asma). Afortunadamente, el neumólogo diagnostica a Piper con el goteo post-nasal. Elizabeth no estaba al tanto de que nuestro actual sistema de salud requiere que los médicos hagan diagnósticos específicos y lo difícil que es explicar las diferencia entre los diversos tipos de tos sin exámenes especializados (exámenes que solo solicitamos si las medicinas indicadas no funcionan). Mis colegas tratan sinceramente de hacer lo mejor para sus pacientes dentro del tiempo limitado de sus citas.

Por lo general, en mi clínica no vemos pacientes que sólo han tenido un ataque de tos como Piper, porque la espera es demasia-

da larga. Afortunadamente Elizabeth y Piper son nuestros vecinos. Cuando Elizabeth me dijo que todavía estaba preocupado de que Piper podría tener asma, la tranquilicé diciéndole que el Dr. Mark estaba tratando de ser muy prudente.

De hecho, el asma no se presenta con síntomas de resfriado. los síntomas del resfriado son en la cabeza (secreción nasal, dolor de garganta, goteo nasal), mientras que los síntomas del asma están en el pecho (estrechamiento de las vías respiratorias y la mucosidad que causa dificultad para respirar con sibilancias al momento de la expiración). Aun cuando muchos asmáticos tienen síntomas nasales alérgicos, pero por lo general es una enfermedad inflamatoria bronquial. Le dije a Elizabeth acerca de algunas hierbas y remedios homeopáticos para tener a mano la próxima vez que Piper presentara un resfriado o tos. También le dije que me llamara si la tos de Piper persistía, pero ha pasado casi un año sin ningún tipo de llamada.

En este capítulo vamos a meternos en la terminología, síntomas y enfermedades que forman la columna vertebral de todo el libro. No se desespere, siga leyendo.

Antes de saltar estas páginas e ir al siguiente capítulo, dame un momento para explicar lo que deseo ustedes conozcan. Esta sección explica, en español sencillo, por qué y cómo tosemos. Las ilustraciones le ayudarán a captar la esencia de la tos. Yo uso estas ilustraciones en mi clínica para explicar fácilmente los problemas médicos a mis pacientes. Comprendiendo esta sección, ustedes pueden ayudar a que sus médicos entiendan lo que ustedes padecen brindándole una información adecuada. Esta sección es muy importante, vamos a tratarla con bastante sencillez.

¿Por qué tosemos?

La tos es un mecanismo de defensa muy importante. A la vez que sirve para muchas funciones sociales, como interrumpir una conversación inapropiada, físicamente la tos despeja las vías respiratorias de partículas y secreciones y nos protegen de la inhalación de materiales extraños hacia los pulmones donde podrían causar una infección. Protege a los pulmones del polvo, microorganismos, secreción nasal posterior, reflujo ácido, y de la comida masticada parcialmente.

A veces toses porque estás respirando aire seco. He oído acerca de esto en mi clínica de los pacientes que son corredores y aquellos que gustan de hacer ejercicio al aire libre: este tipo de tos transitoria desaparece sin causar daño. La inhalación de aire seco a largo plazo puede ser tan molesta como problemática y potencialmente perjudiciales para la **mucosa** de las vías respiratorias (las membranas mucosas húmedas que protegen las vías respiratorias de los irritantes externos).

En otros momentos tosemos con **moco**, que consiste en agua, sal y diversas proteínas que ayudan a atrapar gérmenes y partículas de suciedad. Una capa de células microscópicas peludas, llamado **cilios**, mueve el moco hacia arriba y hacia fuera, hacia la parte posterior de la garganta.

La tos es un reflejo neurológico similar al reflejo del dolor transmitidos por cables (nervios) en la maravillosa complejidad de nuestro cerebro. Todos los reflejos están «conectados» a los receptores en diferentes partes del cuerpo. Esos receptores funcionan como pequeños micrófonos diseñados para responder a estímulos específicos, como el polvo, ácido, presión, sonido y otros irritantes. Una vez que un estímulo es recogido por los receptores, la información se transmite al centro de procesamiento en el cerebro a través de cables que corren por la espina dorsal. Sí, amigos, nuestro sistema es por cable. ¡No tenemos reflejos inalámbricos!

Un conjunto de estos cables, también conocido como nervios, trae el mensaje del estímulo al **centro de la tos** en el cerebro, que a su vez envía un mensaje a través de otro conjunto de «cables». Ese mensaje va a los pulmones, el diafragma, músculos y nervios, diciéndole con prisa, en fracción de segundos «TOSE, TOSE, TOSE».

El centro de la tos está muy conectado con el centro emocional del cerebro, debido a que el nervio entre el centro de la tos y el diafragma pasa a través de él. Esa es la razón por la cual emociones fuertes pueden causar tos, como se explica en el capítulo 5; el estrés con cambios emocionales puede incluso provocar un ataque de asma, y el estrés también puede aumentar el reflujo de ácidos estomacales, otro factor desencadenante de tos.

El **diafragma**, una delgada capa de músculo que divide el abdomen del pecho, responde tirando hacia abajo el pecho y los pulmones como dos «esponjas» flexibles en el interior del pecho. Esto permite la expansión de los pulmones que luego se llena con aire. A eso se llama inhalación o la fase inspiratoria de la tos. En cuestión de milisegundos el cañón de sus pulmones está listo para expulsar el aire.

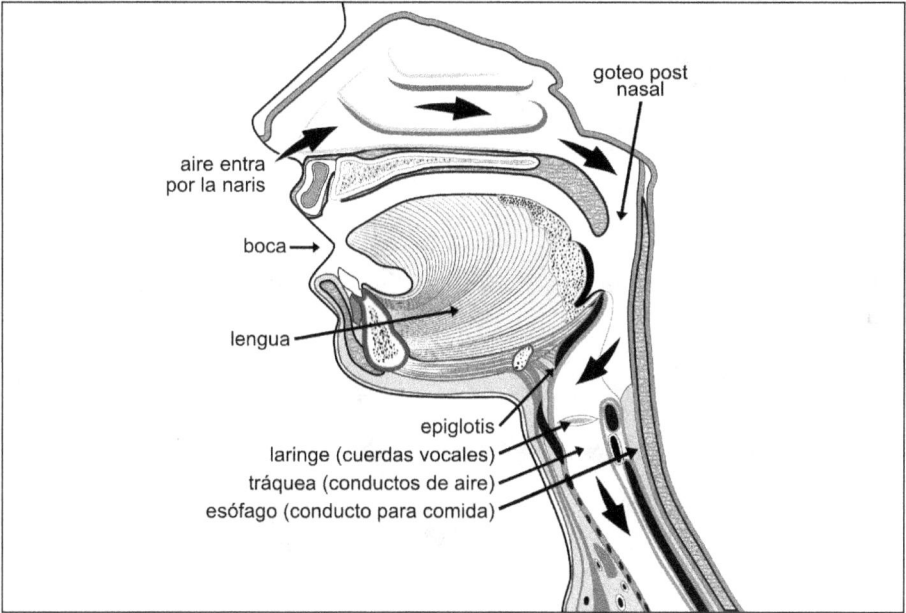

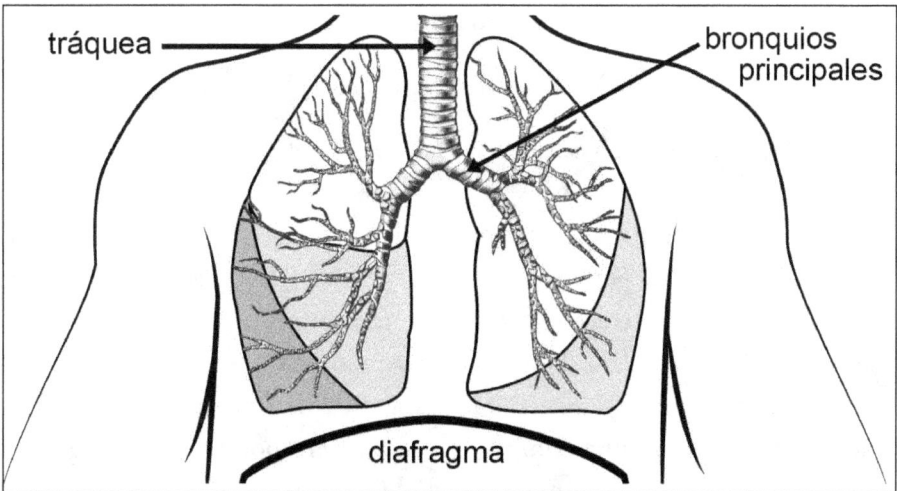

El diafragma es muy impaciente y no esperar a que la campanilla o epiglotis, que está en la garganta, se abra para dejar salir el aire. Generando así una enorme presión como cuando se bloquean los gases comprimidos de un cañón.

La epiglotis no puede contener la presión generada dentro del cañón de los pulmones, y se produce entonces la «fase expulsiva» de la tos. Por lo general, la mayoría, si no todas las partículas o elementos que agredieron y causaron la tos, terminan volando en miles de partículas de saliva a velocidades de hasta 20 millas por hora.

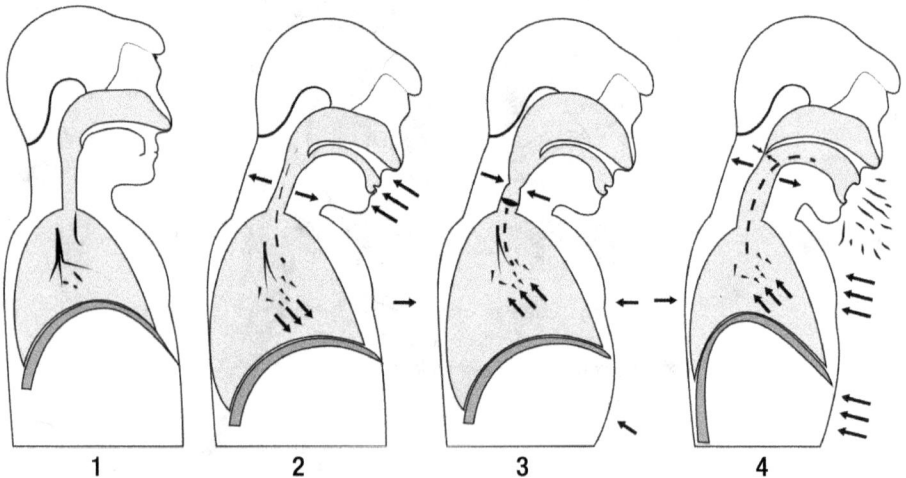

Las cuatro etapas de la tos:
1. Irritación 2. Inspiración 3. Compresión 4. Expulsión

Observe cómo se cierra la epiglotis en la fase de compresión. Esto genera una enorme fuerza de aire comprimido que vence la epiglotis dando inicio al estruendo que genera el aire saliendo por los canales respiratorios iniciándose así la fase de expulsión.

Es impresionante que el cuerpo puede limpiar los pulmones con tanta velocidad y presión, pero los resultados de tos repetidas, especialmente violenta, también pueden causar cansancio, insomnio, dolor de cabeza, mareos, dolor en las costillas, ronquera, sudoración e incontinencia urinaria. Una tos severa puede generar hasta 500 libras de presión que puede fracturar las costillas, una complicación rara pero potencialmente grave y dolorosa. Las costillas con mayor probabilidad de fracturase son las de la mitad del pecho en su ángulo lateral y anterior. Obviamente las personas con osteoporosis son más vulnerables.

La tos es un síntoma, no una enfermedad. La tos es la respuesta de nuestro cuerpo a un ataque de alguna fuente, ya sea polen, un irritante del medio ambiente como el humo, o mucosidad provocada por una infección. Un ataque puede ser de intensidad media o severa. Si la tos es causada por una infección o un irritante del medio ambiente, normalmente se acompaña de secreción nasal, en otras palabras, puede ser difícil saber si usted tiene un resfriado o una reacción alérgica. (Cuando se tiene un resfriado tiene malestar general y posiblemente, dolor muscular. En otras palabras, se siente un malestar general por todas partes y está más propenso a tener una secreción nasal profusa).

Un resfriado es una de las causas más comunes de la tos, por lo que las dos a menudo van de la mano. Para mí, como médico, un resfriado común no es una enfermedad. Se trata de un estado transitorio de desequilibrio, algo que perturba la **homeostasis** del cuerpo (su tendencia es volver a la normalidad cuando el resfriado pasa). Este desequilibrio es un estado de paso. Tener un resfriado es normal: cada ser humano en todo el planeta experimentará un resfriado común, en algún momento de la vida, si no anualmente. ¡Incluso en el calor tropical de Cuba, la gente sufre resfriados!

Cuando la tos es causada por una infección, por lo general, es viral, ya que los virus causan los resfriados y la mayoría de las enfermedades de tipo flu (Influenza). (Las **bacterias** también pueden causar tos asociada con la sinusitis, faringitis estreptocócica y otras infecciones). Hay cientos de virus diferentes y cada uno tiene múltiples variaciones. Imagine que un virus es como un camaleón: cuando se expone a las hojas verdes los camaleones se tornan al verde, pero si se trasladan a una rama de color marrón su piel cambia a marrón. Los virus son muy similares, cambiando constantemente sus abrigos. No sólo hay cientos de posibles virus, sino que además mutan año tras año, creando siempre nuevas cepas de las que necesitamos ser protegidos. Se necesitan años para desarrollar nuevos fármacos, lo que significa que es difícil para los medicamentos mantenerse al día con los nuevos virus.

Neumonía doble, neumonía atípica. ¿Cuál es la diferencia?

Ahora que hemos aprendido acerca de las causas de la tos, vamos a aprender sobre algunas enfermedades transitorias asociadas con la tos.

La neumonía es una infección en los pulmones. Se produce cuando un virus, una bacteria o un hongo rompe a través de nuestras barreras de defensa localizadas en la lámina que reviste el aparato respiratorio (desde la punta de la nariz hasta el fondo en los pulmones). Nuestro cuerpo nunca se da por vencido, intenta controlar a los invasores con una reacción inflamatoria. Cuando se produce la reacción en los pulmones, los alvéolos (todos los pequeños sacos que constituyen los pulmones) se llenan con un fluido para protegerlos. Este fluido contiene fragmentos microscópicos de células pulmonares, así como fragmentos de microorganismos que perecieron en el campo de batalla. Imagínese una batalla romana donde el enemigo (microorganismos) rompen las murallas que protegen a la ciudad o país (pulmones). En la batalla interna por vencer la infección (los atacantes) quedan fragmentos de soldados, muros etc. Tenemos la tendencia a toser **esputos** verdes, amarillo, o incluso marrón oscuro. (La **flema** es moco espeso en la nariz, la garganta o los pulmones; una vez que se escupe, se llama **esputo** o **expectoración**).

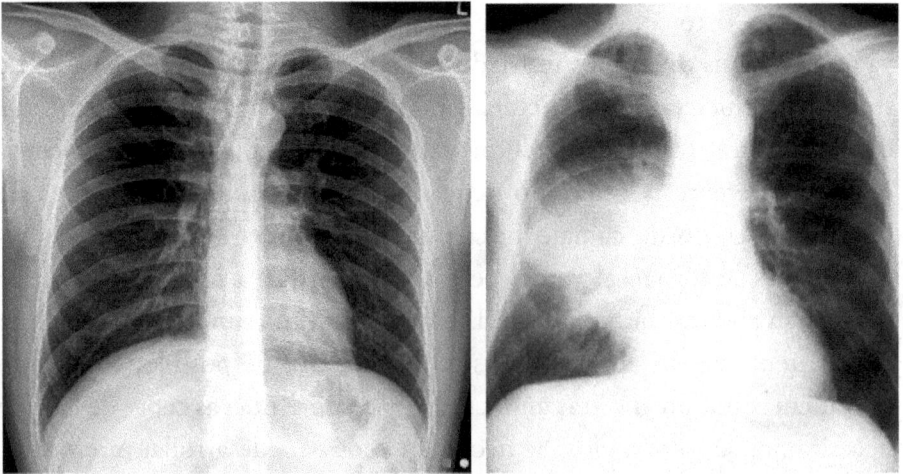

Un rayos-X normal en la Izquierda y uno con neumonía en la derecha.
Mire la sombra blanquecina del de la derecha. Esa es la imagen de neumonía.

Pacientes con neumonía tienen síntomas tales como fiebre persistente (más de tres días), una tos productiva (con flema), dificultad para respirar y a veces **sibilancias** (termino médico para definir los ruidos como un silbido que se escuchan al examinar los pulmones). El médico también puede escuchar con el estetoscopio crepitantes, que no es más que un ruido anormal generalmente húmedo que se produce por el paso de aire atreves de los alvéolos llenos de líquidos. El ruido es similar al sonido del roce de su cabello entre sus dedos cerca de sus oídos. El diagnostico se confirma con una radiografía de tórax (de pecho) que suele mostrar una sombra blanquecina (ver ejemplos en la página anterior).

Los niños menores de cinco años, los ancianos y las personas con un sistema inmunitario débil tienen mayor probabilidad de padecer un caso grave de neumonía e incluso morir de ella. Casi un millón de niños murieron por neumonía en todo el mundo en 2015, mientras que en los EE.UU. un total de cerca de 50.000 personas de todas las edades murieron de neumonía.

Neumonía ambulante o neumonía atípica: Las personas con un caso leve de neumonía pueden tener tan pocos síntomas que pueden ir a trabajar y andar su día sin problemas, dicho de otra manera «pasear» con la neumonía. Los síntomas son los mismos que un resfriado o flu y, de hecho, los médicos no la diagnostican como neumonía hasta que solicitan una radiografía de tórax y puedan ver la sombra de color blanquecino causada por el fluido en los pulmones (ver las imágenes de rayos X). Lo que muchos llaman comúnmente «neumonía caminadora», un médico la diagnosticará como «neumonía atípica».

Entonces, ¿cómo puedes saber que debes de ir a tu médico cuando sospechas que tienes una neumonía? La pista más importante es que los síntomas siguen empeorando después de tres o cuatro días. Si te sientes cada vez mejor, tiene un resfriado o flu. Más allá de tres o cuatro días con síntomas que empeoran, es posible que tengas neumonía. Vea a su médico si usted tiene uno o más de los síntomas enumerados en la página 39.

Neumonía doble: Esto no significa que usted tiene dos tipos de neumonía, significa que usted sufre de neumonía en ambos pulmones, por lo general causada por el mismo micro organismo.

¿Neumonía, bronquitis o asma? Todo depende de cómo tu medico diagnostica estas condiciones; aquí te explicaremos las diferencias. La neumonía es una infección predominantemente en los alveolos pulmonares, mientras que la **bronquitis** tiene síntomas similares, pero la infección se encuentra en los bronquios (los conductos o tubos de ramificación que conducen aire desde la tráquea que es la parte más profunda de los pulmones). El **asma** es una predisposición genética donde se desencadena una inflamación bronquial provocada por una infección o alérgenos, que termina con un estrechamiento de las vías respiratorias que hacen que la respiración sea sibilante cuando la persona exhala. Aunque la neumonía y la bronquitis duran más que una tos aguda o un resfriado –por lo general semanas– el asma pueden durar años con síntomas intermitentes. Las personas con asma pueden contraer neumonía; no están exceptos de padecerla.

La **sinusitis** es una infección en los senos para nasales, los espacios vacíos de aire en la cara al lado y por encima de la nariz. Como la neumonía es una respuesta inflamatoria a un ataque con quiebra en la defensa del organismo por causa de una bacteria o virus. Algunos síntomas de la sinusitis son típicos del flu y de otras infecciones del tracto respiratorio superior, incluyendo una tos causada por exceso de producción de moco, dolor de cabeza, y posiblemente una febrícula.

La persona puede tener dolor en uno o ambos oídos, lo que también podría indicar una infección de oído. Hay uno de los síntomas que nos dice claramente que la persona tiene la sinusitis: dolor cuando se presiona con un dedo en los huesos por encima o por debajo de los ojos o al lado de la nariz. Es posible tener sinusitis sin este síntoma, pero si lo tiene, definitivamente usted tiene sinusitis. Esto se comprueba por sí mismo: ver las ilustraciones de la página siguiente.

Sepsis, se produce cuando las bacterias o los virus invaden la sangre. Los invasores entran a través de un agujero en las «paredes de la ciudad» (la piel o la mucosa de las vías respiratorias). Si nuestros bomberos –el batallón de los macrófagos (células limpiadoras trágalo todo)– no pueden contener las fuerzas invasoras, ellas utilizaran a nuestras propias células para multiplicarse. En algún momento los micro organismos llegan a la

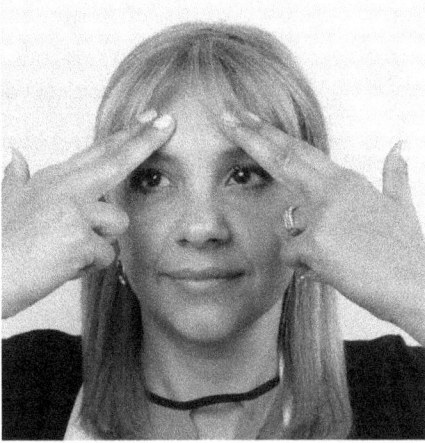

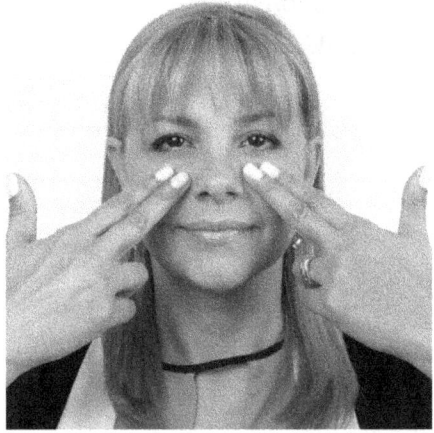

Chequeando por sinusitis. Palpe los senos por encima y/o debajo de los ojos. Debajo los senos están demarcados como sombras huecas alrededor de la nariz

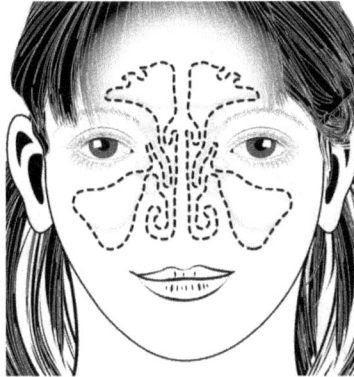

circulación sanguínea «autopistas» invadiendo todos los rincones de nuestro cuerpo.

En las autopistas de sangre se encontrarán con batallones de defensa clave del cuerpo de marina y otros batallones de defensas. Las bacterias que han superado nuestras defensas liberaran fragmentos tóxicos, causando los síntomas adicionales de la presión arterial baja, dolor de cabeza, confusión, y la deshidratación. Si el cuerpo no recibe antibióticos para ayudar a contener este estado séptico bacteriano, la muerte es bastante posible. Los virus pueden producir una neumonía severa y sepsis, y por desgracia no responden a los antibióticos y los medicamentos antivirales son de poca ayuda.

Infecciones virales leves pueden tratarse en casa con los remedios naturales descritos en los capítulos 4, 5 y 6. A veces, infecciones virales graves como el flu H1N1 que ocurrió hace varios años, causan dificultad respiratoria severa por lo que las personas pueden morir de ella. Estos pacientes terminan en una Unidad de Cuidados Intensivos como en la que yo trabajo, donde proporcionamos un tratamiento de sostén o apoyo: ayudamos con ventilación mecánica, y si la presión arterial es baja proporcionamos los fluidos intravenosos para que vuelva de nuevo a niveles normales. Básicamente, apoyamos el cuerpo a través de procesos de ataque, con la esperanza de que las propias defensas del paciente serán restauradas, finalmente, capaces de contener y destruir a los invasores. Los pacientes suelen sobrevivir, pero sólo si los problemas son diagnosticados y tratados de forma rápida y eficaz.

Los resfriados comunes, es la principal causa de tos aguda, estas son causadas por virus y muy pocas veces causadas por bacterias. Cuando los virus atacan nuestro cuerpo, entran en nuestras células donde los antibióticos generalmente no pueden llegar a ellos. Antibióticos son específicamente diseñados para matar o neutralizar las bacterias (que viven fuera de nuestras células), por lo que estos fármacos deberían denominarse «antibacterianos». Los antivirales están diseñados para atacar a los virus, pero son sólo parcialmente efectivos si logramos administrarlos durante las primeras horas del ataque.

La tos aguda rara vez dura más de tres semanas, con síntomas que suelen comenzar con mucosidad y terminan con una tos seca. Es absolutamente normal que una tos persista por unas tres semanas. Las características de la tos aguda (húmedas o secas, con o sin goteo nasal posterior) cambia mientras el virus interacciona con las defensas del organismo. Nuestro increíble organismo responderá al ataque viral mediante la generación de síntomas como reacciones a los daños producidos por la batalla. Por esta misma razón el «todo-en-uno», idea de tratamiento en la mayoría de los medicamentos de venta libre, simplemente no funciona. El tratamiento debe ser específico, centrándose en la fase específica de la batalla. Nosotros no queremos ir a la guerra cuando una conversación diplomática puede resolver el problema.

Aunque no es un motivo de alarma, una tos aguda puede causar problemas y ser de gran molestia. Así, en los próximos capítulos vamos a explorar maneras naturales para aliviar los síntomas, acortar la duración y mejorar su calidad de vida.

Los favoritos de la abuela:
Vapores y gargarismos, sopas y tés

A medida que el viento sopla desde la parte sur de la bahía, el mismo acaricia las hojas de los árboles de mango octogenarios en la finca de mi abuelo en Palmar, Cuba. Este pequeño viejo hombre; amable, solía levantarse a las seis de la mañana para alimentar a sus pollos y atender sus árboles, (sin falta) lloviese o brillara el sol. La abuela Juana igual. Se despertaba al amanecer, al cantar del gallo, dirigiéndose a la cocina para iniciar su ritual de la mañana: un cafecito cubano.

Recuerdo una mañana nublada, en una visita a ellos durante el fin de semana; abuela y yo estábamos haciendo un delicioso café con leche en la cocina cuando desde el patio trasero oímos una tos ensordecedora, seguido de esfuerzos frecuentes para aclarar la garganta. Era el abuelo; parecía que tres días de invierno con temperatura en los 70⁰ fueron suficiente para afectar su salud. Lo siguiente que oí fue: «Juana, ¿podrías hacerme un té de tamarindo? Creo que estoy resfriado», seguido por más intentos de aclarar la garganta.

La abuela respondió con su dulce voz: «Claro, dame un minuto, tengo que ir a buscar las hojas del árbol». Ella salió de nuevo y regresó tan rápido como sus pequeños pasos de 80 años le permitieron. «¿Quieres miel en el té?», —amorosamente le preguntó.

«Absolutamente. La miel es el elixir de la vida. ¡Cuando se llega a los 100 años de edad en esta ciudad, la miel prácticamente corre a través de tus venas!».

El abuelo tenía un gran sentido del humor, todos nos sonreímos.
La abuela puso a hervir las hojas en la olla más antigua que había
visto nunca. Se la había dado su madre, tenía más 75 años de edad.
Después de 15 minutos, el aroma agradable impregnaba la pequeña
casa de dos dormitorios. Una vez que el té estaba listo, se arrastró
hasta el dormitorio, donde el abuelo se había ido a acostar. En una
mano tenía su jarrito (taza) lleno de té de tamarindo, mientras que
la otra mano sostenía tres hojas de salvia fresca para que el abuelo la
masticara y calmara la molestia de la garganta.

Esta combinación de remedios naturales y tés fue la farmacia con
la cual crecí. En mi pueblo, nadie fue al médico por causa de una
tos aguda o resfriados. A la edad de diez yo estaba bastante fami-
liarizado con todos los remedios más comunes que me rodeaban. Al
final resultó que mi adorada vieja; mi abuela, vivió hasta los 94 y el
abuelo hasta los 102 años de edad sin ir, casi nunca, a un médico.
¡Dios bendiga sus almas!

Hace cincuenta años, la industria médica experimentó un cambio sustancial. Las grandes empresas farmacéuticas cobraron importancia. El tratamiento de las enfermedades pasó del uso empírico de tinturas e infusiones a las píldoras y las inyecciones. Sin lugar a dudas, los productos farmacéuticos modernos han dado lugar a grandes mejoras en la práctica de la medicina con una prolongación significativa de la vida, a la vez que los tés y remedios caseros cayeron en desgracia, considerándoles ineficaces y posiblemente peligrosos. Así, el gran conocimiento sobre la medicina herbal, que fue adquirida a lo largo de miles de años, se perdió para las próximas generaciones; se convirtió en cosa del pasado. El uso de drogas farmacéuticas se convirtió en un signo de progreso científico y las plantas medicinales se convirtieron en una cosa del pasado. Muchos de mis pacientes, especialmente los hispanos y los afroamericanos, recuerdan con nostalgia cómo sus abuelas preparaban tés curativos cultivados en el jardín de sus casas. Ellos lamentan que nadie aprendió de la abuela, mientras ella aún estaba viva.

Hoy en día, no tengo ninguna duda de que los productos farmacéuticos añadieron valor a la práctica de la medicina. Sin embargo, los médicos no debieron descuidar el valor de las hierbas medicinales para el tratamiento de la tos aguda. De hecho, los remedios herbales son la base de la industria farmacéutica. Muchos de nuestros más poderosos fármacos fueron hechos de hierbas tradicionales como la aspirina, de la corteza de sauce blanco; los digitálicos, extraídos de la planta espermatofita Digitalis lanata; la colchicina, de la planta Colchicum autumnale, también conocida como cólquico o azafrán; la atropina, de la belladona, e incluso los relajantes musculares de las hierbas de la selva tropical del Amazonas como el curare. Nunca intentaría usar infusiones o tinturas en la Unidad de Cuidados Intensivos, pero por un resfriado común los remedios naturales deberían ser la piedra angular de un botiquín casero. En este capítulo voy a describir los remedios más valiosos en base de ingredientes comúnmente disponibles en la mayoría de las cocinas, mientras que el siguiente capítulo implicará un viaje a su tienda local de alimentos saludables.

Diferencias entre las hierbas medicinales y los medicamentos sin prescripción

Desde el principio de los tiempos, los seres humanos han utilizado las plantas como medicina. En los últimos 150 años, desde que la compañía Bayer aisló y sintetizo la aspirina a partir de la corteza de sauce blanco, la industria farmacéutica se ha dedicado a aislar el ingrediente activo en plantas medicinales (el químico que produce el efecto deseado) de modo que se pudiese hacer más potente a la vez poder controlar el nivel de dosificación para seguridad en su aplicación. Una vez que se aisló el ingrediente activo, se pudo hacer de manera sintética en el laboratorio, lo que garantizaba el control de calidad.

Tenemos un par de problemas con este enfoque, primero cuanto mayor sea la concentración, mayor es la probabilidad de efectos colaterales. Segundo, la falta de uso de otras sustancias medicamentosas presentes en las plantas en su estado natural. Como el Dr. Andrew Weil ha explicado: «Nos olvidamos de la planta. No estudiamos los otros compuestos en ella o sus complejas interacciones». Con estos otros ingredientes activos que quedan fuera, la versión sintética no sólo es menos efectiva que la planta original, sino que hay una ausencia de substancias que podrían modular cualquier efecto tóxico del ingrediente activo principal. El resultado, son medicamentos que tienen muchos más efectos colaterales de lo que podría esperarse al simplemente hacer el ingrediente activo más fuerte.

Este dañino efecto colateral podría ser tolerable si los beneficios de la droga sintética fueron proporcionalmente mayor. Pero como el Dr. Weil ha dicho, «simples agentes (ingredientes activos aislados) de la droga fueran aceptables si actualmente produjeses mejores resultados. Pero el hecho es que toda la planta natural a menudo tiene tanto beneficios y seguridad que coloca a los compuestos aislados en el lado de la vergüenza». Esta declaración en particular es especialmente cierta para el tratamiento de la tos aguda.

Mis colegas neumólogos en Europa reconocen el valor de los remedios caseros en la tos aguda y los resfriados. En el 2001 la Organización Mundial de la Salud, integrada sobre todo por médicos europeos, publicó un documento titulado *Remedios para la tos y el resfriado común, para el tratamiento de las infecciones respiratorias agudas en niños* jóvenes» que llegó a la siguiente conclusión: «No hay razón para creer que un seguro y ligero remedio casero, es menos eficaz que una medicina comercial. Los remedios caseros son generalmente de bajo costo y promueven la autosuficiencia. A diferencia de las preparaciones comerciales, que pueden contener ingredientes potencialmente dañinos, la mayoría de los remedios caseros son inofensivos».

Los principios básicos de nuestra cura de la tos son efectivos, certeros, seguros y simples. Están soportados por investigaciones sobre la efectividad de los remedios naturales. Sé que puede ser abrumador seleccionar el tratamiento adecuado, con tantos medicamentos sin prescripción y remedios naturales para escoger. Nosotros hemos tratado de simplificar la elección sugiriendo los remedios naturales más efectivos, sea que usted prefiere hacerlo usted mismo en su cocina o buscándolo a través de Internet o en la tienda de comida saludable (próximo capítulo). Usted puede profundizar en cada capítulo para revisar los detalles o pasar directamente a la guía de acceso directo localizada al final.

Nada como el toque sanador de la abuela

Exploremos los remedios favoritos de la abuela.

Limón y miel «jarabe para la tos»

Este es uno de los remedios caseros tradicionales más populares, que se utiliza a lo largo de muchas culturas por siglos. La miel y el limón son alimentos comunes que son sorprendentemente medicinales. Ellos son especialmente calmantes para la tos. Aquí les brindo una forma simple de hacer una limonada caliente que pueden estar sorbiendo durante todo el día para mantenerse hidratado y diluir la mucosidad, haciendo más fácil eliminarla del organismo. De igual forma, puede utilizarla para hacer gárgaras.

Coloque un vaso de agua (125 ml) a hervir. Mientras tanto, exprima medio limón, pero, en primer lugar, ruede con fuerza el mismo, hacia atrás y adelante, con la palma de su mano de manera que sea más fácil sacarle el jugo al limón.

Cuando el agua está caliente (no hirviendo), se vierte a través del exprimidor de limón para obtener la mayor cantidad de la pulpa y jugo posible.

Si lo desea, añada una cucharada de miel al gusto. La miel de «Manuka» es mejor si está enfermo (tiene las propiedades antimicrobianas más fuertes), aunque también es la más cara. También puede utilizar miel de venta local si puede conseguirla. En todo caso, lo mejor es evitar la miel del supermercado, que a menudo esta mezclada con azúcar o jarabe de maíz.

Variaciones

Semillas de limón: En el Caribe, las semillas de limón se hierven en el agua de limón. Aunque no contamos con la investigación para documentar el efecto medicinal, este tipo de práctica tan popular debe de tener el sustento de la evidencia del tiempo, que nos dice: si muchos lo usan debe de tener valor. En verdad sabemos que no se añade para dar sabor, de hecho pone un poco más amarga el agua.

Agua de lima: El jugo de una lima puede ser sustituido por la mitad de un limón, y cualquiera de ellos puede ser bebido sin miel. El uso de agua caliente absorbe un poco la acidez de la fruta, resultando en una bebida muy agradable, incluso sin endulzar.

Agua de miel: La miel tiene propiedades antioxidantes, antibacterianas y antivirales. La miel puede ayudar a eliminar las infecciones bacterianas secundarias que puede venir con los resfriados y el flu. Curiosamente, la miel resultó ser mucho mejor que el dextrometorfano (un ingrediente activo en Robitussin) en un estudio de investigación donde se comparó su uso y resultado en el tratamiento de la tos nocturna en niños.

Usted puede mezclar miel al gusto en el té o agua caliente. Una advertencia, no dé la miel a los bebés y niños menores de dos años de edad, ya que puede estar contaminada con esporas de botulismo y pueden desarrollar esta enfermedad.

Agua de jengibre

Raíces de jengibre se utilizan ampliamente para el tratamiento de la tos. Los estudios han documentado su amplia variedad de usos medicinales, incluyendo su eficacia contra el virus sincitial respiratorio (VSR), virus respiratorio que afecta a los bebés. Madres de todo el mundo, desde la India a Jamaica, usan jengibre para la tos aguda. El jengibre puede ser masticado o hervido. Sin embargo, hervido y tomado como un té, es el método más comúnmente preferido y estudiado.

Receta del Dr. Gus: Hervir dos pedazos de raíz de jengibre pelado del tamaño de una pulgada (2,5 cm) en 32 oz (1 litro) de agua durante 10 minutos; luego cuélelo. Puede añadir un jugo de limón, más miel o néctar de agave azul crudo para endulzar poco.

Burke prefiere cocer a fuego lento el jengibre en rodajas finas y hacer «chai indio» mediante la adición de té negro, canela y cardamomo (cada uno con sus propias propiedades medicinales). El cardamomo es una semilla familia del jengibre usada como especie en Asia y la India. Proceda a cernirlo y añada leche al gusto, o si usted prefiere, un sustituto de la leche de origen vegetal, tal como la leche de almendras.

Agua de tamarindo

Esta no sólo es una de mis favoritas de la infancia, sino que la Organización Mundial de la Salud (OMS) la recomienda en su libro «Tos y resfriado. Remedios para el tratamiento de infecciones respiratorias en niños pequeños».

Hervir dos cucharadas (30 a 40 g) de hojas de tamarindo picadas finamente en 16 oz (250 ml) de agua durante 5-7 minutos. Luego proceda a colarla. Considerar la adición de un poco de jugo de limón y miel o néctar de agave azul para endulzar. La OMS recomienda dos tazas al día, sin embargo, en mi pueblo se toma libremente, todo el que quieran.

Té verde, té negro y café contienen sustancias que matan las bacterias. No se las daría a un niño, pero sin dudas usted puede disfrutar de sus propiedades medicinales.

Si usted desea hacer su propio jarabe para la tos, tratar una mezcla de miel y una hierba sorprendentemente especial: *el café*. (Sí, el café es un medicamento herbal ya que la cafeína tiene un poderoso efecto en el cuerpo humano, incluyendo la dilatación de los conductos de aire en los pulmones). Investigaciones recientes muestran que una pasta hecha de café instantáneo y miel es altamente eficaz contra la tos persistente. Siendo superior a medicamentos estándar, como la prednisolona.

El ajo fresco (orgánico si es posible): Picar un diente de buen tamaño de forma fina y añada una cucharada de miel. Tragar sin masticar y repetir cada 2-4 horas. Si nota que este método le da un malestar estomacal, trate las cápsulas de ajo en su lugar. Capsulas de ajo sin olor están disponibles en las tiendas naturistas.[6]

El agua y usted.
Hidratación oral y terapia de nebulización

El goteo post nasal (producción excesiva de moco que gotea detrás de la nariz y la garganta durante la infección viral aguda) es uno de los

---

6 Véase el Apéndice D para la investigación sobre los ingredientes en este capítulo, y las notas de la investigación no relacionada específicamente con una sustancia.

desencadenantes más comunes de la tos aguda. Nuestro cuerpo necesita la capa de moco para la protección, para mover los gérmenes y partículas extrañas fuera de la nariz y la garganta, pero demasiado de él es un irritante mecánico que provoca tos. Beber mucha agua y exponer su cara a vapores de agua puede licuar el moco, incluyendo el goteo nasal posterior, y ayuda a eliminar estas secreciones hacia fuera con la tos o soplando su nariz.

Hay varias formas de administrar los vapores de agua, incluidos sistemas sofisticados con boquillas. Sin embargo, usted logrará los mismos resultados hirviendo un cuarto de galón (un litro) de agua y añadiendo una cucharadita (10 g) de sal. Una vez que hierva, retirar del fuego y poner su cara lo suficientemente cerca para inhalar los vapores.

Trate de no cubrir la cabeza de un niño con una toalla o acercarse demasiado tratando de maximizar el efecto, ya que puede quemar el tejido que recubre la nariz y empeorar la producción de moco.

Hidratación oral

Yo estaba en mi residencia de medicina interna en la ciudad de Guantánamo, Cuba, justamente al inicio de la gran crisis económica en Cuba de los años 90. Los recursos médicos provenientes del campo socialista se fueron agotando gradualmente al punto que teníamos solo dos o tres medicamentos en las salas de emergencias. «Agua» o «Agua de sal —solución salina—» sí teníamos. Y con eso tratábamos todo. Recuerdo una tarde caliente de agosto en la que estaba de turno en la emergencia. La emergencia sin aire acondicionado (por supuesto), ventanas abiertas en la que soplaba un aire caliente como el de las planchas de vapor. Los asmáticos y bronquíticos crónicos entraban uno detrás del otro. Sobre las 7:30 pm me correspondía un receso para la cena. Si se le puede llamar cena, a una sopa de aire. Sí, de «aire» —así le llama mi mamá a la sopa de fideos y agua caliente—. Justo al salir, la enfermera grita «una asmática en crisis. Urgente, urgente. Llama al médico». Esa llamada no es tan simple como parece, conlleva los gritos y espa-

vientos caribeños y cubanos. Corro hacia paciente y sentada en la camilla estaba una paciente de un metro y medio con 180 lb de peso, tratando de hablar, pero la falta de aire no lo permitía. Sus ojos se abren grande y fosforescentes y a un solo grito dijo «El médico del Agua». Era mi prima. Una asmática severa. Casi no tomaba agua y cuando nos encontrábamos le recordaba que se hidratara. Así me nombró «El médico del agua».

En más de 22 años de práctica he encontrado que cuando examino en mis pacientes la parte interna de nariz y garganta, a menudo consigo mucus seco, especialmente durante el invierno cuando en casa y el trabajo se usa el sistema de calefacción. Simplemente beber más agua es útil para restaurar la humedad natural de las membranas mucosas protectoras de la vía respiratoria. Es remotamente posible que beber agua en exceso pueda reducir la cantidad de sodio en una forma peligrosa, por lo que es más seguro no tomar más de 10 vasos (2,5 litros) de líquidos por día. (Por supuesto que necesita más si está sudando mucho del calor o el ejercicio). También algunas enfermedades como falla renal y cardiaca requieren que se limiten los líquidos. Tu médico puede orientarte en eso. Pero el resto de nosotros —la gran mayoría— 80% necesitamos estar más hidratados. Sus fluidos deben ser en su mayoría agua, no café, que tiende a actuar como un diurético (en otras palabras, café estimula al cuerpo a deshacerse de agua orinando).

Enjuagues nasales salinos son efectivos para suavizar el moco nasal grueso o seco. Ellos pueden mejorar los síntomas del resfriado —estornudos principalmente, congestión nasal y el dolor de garganta— pero no acortan la duración de un resfriado. No deben usarse por más de dos semanas, a pesar de que algunos enjuagues nasales sin prescripción recomiendan el uso diario como medida preventiva. El moco dentro de la nariz crea una barrera protectora, por lo que el uso diario extendido en realidad puede aumentar el riesgo de infección por el agotamiento de esta barrera.

Cualquier solución salina sin prescripción es buena. No es necesario un nombre de marca; todos ellos son de la misma. («Salina» sólo significa agua salada). La página web de Mayo Clinic (www.mayoclinic.com) tiene videos instructivos relacionadas con el uso de una jeringuilla con una punta especial redonda de goma, que es mejor para los niños, ya que añadirá una presión suave. De igual forma, usted puede utilizar de forma segura gotas nasales de solución salina para los niños con congestión nasal, sobre todo cuando interfiere con la lactancia. La misma jeringa puede usarse para extraer o succionar el moco.

¿No hay una farmacia cerca de usted? No se preocupe, usted puede hacer su propia solución salina. Ponga una taza de agua a hervir. Añada un cuarto de cucharadita de sal, revolver hasta que se disuelva la sal y dejar que se enfríe. Vierta la mezcla en una botella de spray nasal de plástico limpia, que están disponible a bajo costo en varios lugares. ¡Espero que usted haya guardado la suya desde la última vez que la adquirió!

También puede utilizar una botella flexible NeilMed que vienen cargadas con solución salina. Sólo recomiendo esta marca, ya que se encarga de dos serios problemas con botellas de compresión de solución salina genérica: tiene un bulbo en la punta para controlar el flujo, para evitar mucha presión además de contener agua salina no tan acida previniendo la irritación del conducto nasal.

Para una limpieza más completa de las fosas nasales, usar una olla Neti, una pequeña vasija de cerámica o plástico con una boquilla que dirige el agua tibia con sal a una de sus fosas nasales, que finaliza saliendo por la otra fosa nasal. La solución salina elimina los alérgenos y el moco desencadenantes de tos, incluyendo el goteo nasal posterior. Los potes de Neti están disponibles en las farmacias y tiendas de alimentos saludables y se puede encontrar demostraciones de cómo utilizarlos en YouTube. Asegúrese de usar agua destilada, no el agua del grifo, que ocasionalmente puede inducir una infección a través de las fosas nasales.

Incline su cabeza hacia adelante al tiempo que la mueve ligeramente hacia un lado. De esta forma usted permite que la solución salina pase suavemente de un orificio nasal al otro. Asegúrese que su lengua se ubique hacia el techo de la boca para evitar que la solución salga por ella.

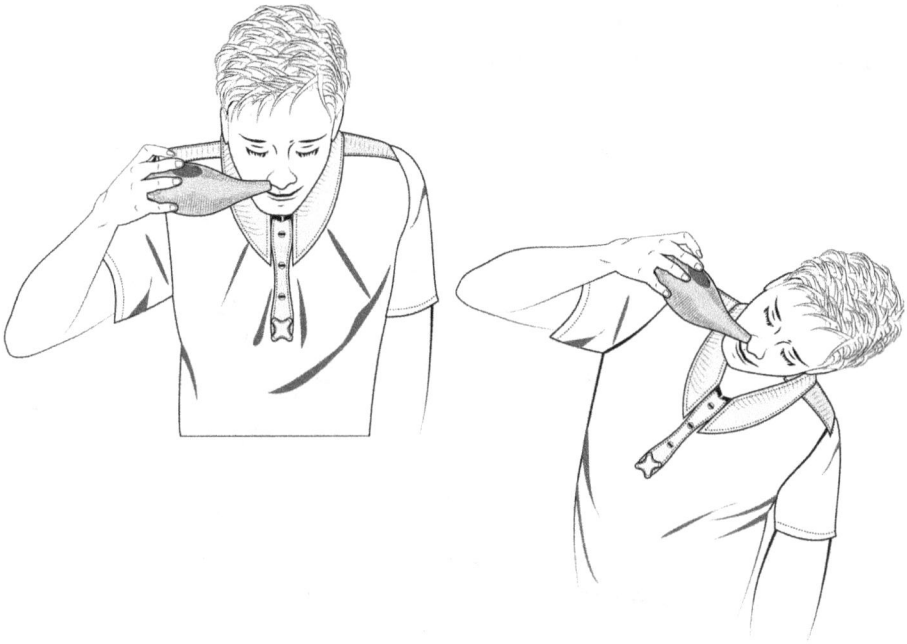

Gargarismos

Solución salina: La investigación ha demostrado que gárgaras con una simple agua o solución salina (agua con sal) cada una o dos horas durante los primeros síntomas de resfriado /flu, tales como el dolor de garganta, constituye una medida muy eficaz. Por ejemplo, tome la mitad de una cucharadita de sal en un vaso lleno de agua tibia, haga gárgaras durante unos segundos y luego escúpala. Los investigadores en Japón han encontrado que las personas que hacen gárgaras con agua tibia tres veces al día durante la temporada de resfrío y flu (un hábito de salud popular en Japón) tuvieron una disminución de casi el 40 por ciento de las infecciones del tracto respiratorio superior. Si se enfermaron, tuvieron menos síntomas bronquiales. Ellos concluyeron que es mucho más efectivo utilizar agua con sal que agua tibia corriente.

Una solución salina para hacer gárgaras es especialmente eficaz cuando usted viaja, ya que la gente tiende a enfermarse con más facilidad en los aviones producto del secado de las fosas nasales que produce el aire seco recirculado que seca al moco protector en la nariz / y el área de la garganta. La investigación ha demostrado que hacer gárgaras cada hora es una gran manera de prevenir los resfriados y la tos que la gente adquiere durante los viajes en avión.

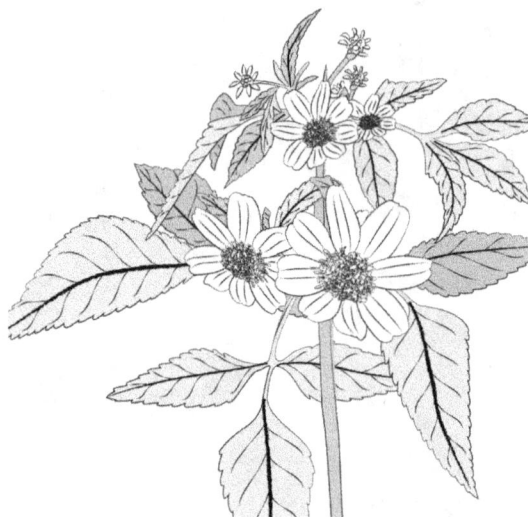

El Romerillo es una planta medicinal con pequeñas flores blancas, muy popular entre los hispanos. Puede encontrarse fácilmente en cualquier patio trasero en el sureste de los Estados Unidos. Las hojas se convierten en un té de hierbas para tratar la tos, dolor de garganta, congestionamiento y el goteo nasal y ha sido utilizado por los hispanos durante siglos. ¡Si usted vive en el sur y no ha utilizado todavía el romerillo, pídale a un vecino hispano que le muestre donde crece!

Preparación: Hierva un litro de agua. Retirar del fuego, añadir cinco a siete tallos de romerillo con las hojas (sin raíces ni flores), y cúbralo. Deje enfriar hasta que alcance la temperatura ambiente, luego cuélelo. Añadir una cucharadita de miel y unas gotas de limón.

Haga gárgaras cada cuatro horas. También puede tomar esto como un té, pero sólo cada ocho horas.

Frotar el pecho: Usted puede frotar Vicks VapoRub en el pecho de su hijo donde pueda inhalar los vapores de forma segura. También puede frotar sus pies o también encima del labio superior. Sólo asegúrese de que el mismo no se pegote y que pueda ser inhalado. Un estudio de investigación documentado en pediatría demostró que esto ayuda a reducir la congestión y la tos nocturna. ¡Así podrá dormir un poco!

Súper alimentos de la cocina de la abuela (¡Sé que te gustarán!)

Cuando usted está enfermo, enfóquese en comer superalimentos. Puede que no tenga mucho apetito, lo que significa que todo lo que come o bebe tiene que aportar un gran valor energético. La alimentación debe ser muy densa en nutrientes; en otras palabras, usted quiere conseguir los mejores nutrientes posibles en la menor cantidad de alimentos. Aquí hay algunas maneras de hacerlo:

Incorporar frutas, especialmente las bayas, mangos y cítricos debido a su alto contenido en vitamina C y bioflavonoides. Una vez que haya recuperado su apetito, recomiendo una dieta basada en vegetales al vapor con pescado y aves al horno o al vapor. Manténgase alejado de los alimentos grasos y de la chatarra, ya que promueven la inflamación y carecen de los nutrientes necesarios para combatir la infección.

Jugos de vegetales crudos, usted puede extraer los nutrientes y son muy fáciles de digerir en un momento en que su cuerpo no tiene una gran cantidad de energía.

El ajo, es un antiviral y antibiótico natural. Si su gusto es demasiado fuerte para usted, píquelo y agregue al té de miel-limón indicado más arriba (que es sorprendentemente agradable al paladar de esa manera) o añádalo a salsas como la de tomate, guacamole, o humus.

Chocolate es una de mis medicinas tradicionales favoritas. Investigaciones recientes muestran que reduce los ataques cardíacos y accidentes cerebrovasculares; sin embargo, funciona para otras cosas también. La teobromina, un componente químico de chocolate, es un supresor natural de la tos. Mientras más oscuro sea el chocolate, mayor la concentración de teobromina; el chocolate oscuro, sin azúcar, contiene hasta 450 mg de teobromina por cada onza mientras que el chocolate oscuro azucarado contiene solo un tercio de esa cantidad y el chocolate de leche apenas un sexto.

Usted puede tomar una o dos onzas de chocolate oscuro al día (esté seguro que el que usted adquiere es al menos 70% de cacao con muy poca azúcar). Aunque es tentador, no lo coma en exceso ya que un exceso de chocolate puede interferir con su calidad de sueño debido a que el chocolate también contiene cafeína.

Productos lácteos de origen vegetal: Cambie a leche de almendras, leche de arroz u otros productos lácteos de origen vegetal, ya que la leche de vaca puede empeorar su secreción nasal posterior y tos. Los estudios de investigación muestran que la leche de soja tiene el mismo efecto de la leche de vaca. La leche de almendras puede ser un sustituto maravilloso. Mi familia utiliza leche de almendras porque hemos encontrado que una de mis hijas se congestiona con leche de vaca, a pesar de que no es intolerante a la lactosa.

Dieta preferida de la abuela Miguelina. Sopa

Los líquidos son mejores durante los primeros días de un resfriado, especialmente cuando no se tiene apetito. Los líquidos ayudan a hidratar y diluir la mucosidad, haciendo así más fácil la expulsión de moco y flema. Beba líquidos tales como agua, zumo de naranja, limonada, infusiones y caldos calientes. Evitar las bebidas azucaradas y jugos. (Jugo de naranja fresco es mejor, no embotellada o de concentrados, y obviamente sin azúcares añadidos).

Sopa de pollo hecho en casa realmente tiene propiedades que aumentan la inmunidad. ¡La Abuela tenía razón! De hecho, su eficacia fue documentado en un estudio publicado en la revista de la American College of Chest Physicians. Fue publicado en la edición que contiene los mejores artículos de la organización en sus 75 años de historia. (Esto ha sido una excepción importante, a mi observación por lo general las asociaciones y revistas profesionales médicas no se enfocan en las enfermedades cotidianas).

El estudio mostró el efecto de la sopa de pollo en los neutrófilos, las células del sistema inmune en la sangre que el cuerpo moviliza para defenderse contra las infecciones virales como los resfriados y el flu. Los neutrófilos estimulan la formación de grandes cantidades de moco, la causa más común de la tos aguda. Este estudio demostró in vitro (en el laboratorio) que la sopa de pollo inhibe los neutrófilos, lo que reduce el exceso de moco e indirectamente el alivio de la tos. También demostró que la sopa casera es superior a cualquier sopa enlatada en el mercado. ¡Así se hace, abuela!

Cada familia tiene su propia manera tradicional de preparar la sopa de pollo, a la cual todos nos referimos como «La sopa de la abuela». A continuación, les doy la receta de mi madre: Sopa de la abuela Miguelina, muy parecida a la receta publicada en la revista mencionada.

Ingredientes
5 a la 6 lbs. (de 2 a 3 kg) de gallina guisada o pollo para hornear
1 paquete de alitas de pollo
3 cebollas grandes
1 camote (batata dulce o boniato) grande
3 malangas o chirivía
11 o 12 zanahorias grandes
5 o 6 tallos de apio
1 manojo de perejil
sal y pimienta para probar

Preparación
Limpiar el pollo, ponerlo en una olla grande y cubrir con agua fría.
Llevar el agua a ebullición. Añadir las alas de pollo y las raíces de los vegetales. Hervir aproximadamente 1,5 horas. Eliminar la grasa de la superficie, ya que se va acumulando. Añadir el perejil y el apio. Cocine la mezcla unos 45 minutos más. Retire el pollo. El pollo no se utiliza más para la sopa (puede hacer aparte un excelente pollo salteado) Haga un puré de las hortalizas en el procesador de alimentos, a continuación, volver a añadir caldo si quieres una sopa espesa. Las personas que están muy enfermas pueden preferir el caldo simple sin las verduras. Sal y pimienta para probar. Nota: esta sopa se congela bien.

La receta en la revista procedía de una abuela judía, por lo tanto, se han añadido bolas del matzoh a la sopa. Pero en mi casa, la sopa de pollo no era completa si no contenía malanga, también conocido como el taro o yautía (una raíz tropical comestible).

La sidra de fuego: ¿Qué tal hacer un potente liberador de la tos y el resfriado que permita aclarar el conducto nasal, liberar la congestión del pecho? Un brebaje con ingredientes que tiene en su cocina (o lo pueden conseguir fácilmente). La sidra de fuego es una receta tradicional con muchas variaciones. ¡Su sabor es mucho mejor de lo que parece! La idea del rábano picante desencanta a mucha gente, pero eso es lo que realmente abre sus senos. Usted puede comprar la sidra de fuego embotellada en su tienda de alimentos, sin embargo, Rosemary Gladstar (la madrina de la medicina herbal moderna en los Estados Unidos quien inventó esta receta) anima a todos a hacer la suya propia como una forma de «medicina popular».

Aquí está su receta, con algunos comentarios añadidos por nosotros.

1 parte de raíz fresca de rábano picante

1 parte de cebollas

1 parte de ajo

jengibre fresco 1/2 parte

Cayena al gusto (pocos granos serán suficientes).[7]

Miel al gusto

Vinagre de manzana

Ingredientes opcionales: la cúrcuma, la equinácea, canela, etc.

Picar el ajo fresco, cebolla, rábano en trozos pequeños y rallar el jengibre fresco. Usted puede poner todos los ingredientes en un procesador de alimentos para protegerse contra la experiencia del escozor en los ojos.

Las cantidades no tienen por qué ser precisas y pueden variar de acuerdo a su gusto. Si no está seguro, empiece con iguales cantidades de los

---

7 Para degustar el brebaje debe estar picante, pero no tan picante que no puede tolerarla. El mejor término es el mediano antes que muy picante; siempre se puede añadir más pimienta de cayena posteriormente si se considera necesario.

tres primeros ingredientes y añada media parte de jengibre; usted puede ajustar los sabores para futuras mesclas. Pique suficiente de los primeros cuatro ingredientes para llenar el frasco de un cuarto hasta aproximadamente la mitad. Cubra los ingredientes picados con vinagre de manzana a dos a tres pulgadas por encima de las hierbas. Usted querrá vinagre crudo no pasteurizado con «vinagre madre» en la parte inferior. Esto esta disponibles en tiendas de alimentos naturales.

Añadir pimienta al gusto, sólo una pequeña cantidad o estará demasiado picante. Deje reposar en un lugar cálido durante dos a cuatro semanas (cuanto más tiempo pase, los resultados serán mejores). Es buenos agitarlo todos los días para ayudar a extraer las propiedades medicinales de las hierbas. Antes de usar, cuélelo y deseche las hierbas usadas.

Agregar la miel al gusto. Primero debe calentar la miel para que se mezcla bien. «Una cucharada de miel ayuda a tragar la medicina». La miel no sólo modera el sabor picante, sino que añade sus propiedades medicinales.

Su guía de acceso directo a los favoritos de la abuela

Usted está obligado a tener algunos de estos en su cocina:
- ฿ El jugo de limón recién exprimido en agua caliente
- ฿ Miel
- ฿ Ajo o jengibre
- ฿ Vinagre de manzana (diluir un poco de agua)
- ฿ Agua salada para hacer gárgaras o solución salina nasal
- ฿ Chocolate negro
- ฿ Sopa de pollo, preferiblemente hecho en casa
- ฿ Vicks Vaporub para frotar el pecho o el pie

Y si usted vive en el sur, es posible que encuentre tamarindo fresco u hojas de romerillo en su patio trasero como mi abuela Juana hizo.

La sidra picante, debe tener sabor picante y dulce. Vuelva a embotellarla y disfrútela. La sidra picante se mantendrá durante varios meses sin refrigeración, si se almacena en una despensa fresca, pero es mejor almacenarla en el refrigerador si tiene espacio. Un pequeño vaso (de los que se utilizan como medida) sirve todos los días como un excelente tónico. También puede tomar cucharadas frecuentes si siente que un resfrío esta por empezar. Tómela tan frecuentemente como sea necesario para fortalecer su sistema inmunológico.

❧ CINCO ❧

Para muestra un botón:
Hierbas, suplementos y remedios homeopáticos
basados en evidencia médicas

Mucho antes del amanecer de la historia, un hombre, dos mujeres y un bebé fueron enterrados en la cueva que era su casa. Su tumba estaba decorada con ramas de pino entrelazadas con las flores silvestres de las colinas de los alrededores. Esas flores, variedades de malva real y efedra, se utilizan el día de hoy por los habitantes locales como medicina.

¿Cuándo? Miles de años.

¿Dónde? En una cueva de Neanderthal en el Kurdistán desenterrado por los arqueólogos de la Universidad de Columbia.

¿Pruebas? El análisis del polen de la tierra alrededor de las tumbas, que muestra grupos de polen que no pudieron haber sido simplemente soplado por el viento.

Lo que se conoció cómo las primeras medicinas, fueron hierbas usadas por los neandertales hace miles de años.

Las hierbas son tan viejas como las colinas y tan actuales como las técnicas modernas de la química. Las vitaminas y minerales, los antioxidantes y fitonutrientes han sido extraídos y aislados, ofreciendo a quienes sufren, la opción de usar suplementos concentrados en vez de las hierbas. En el capítulo anterior hablamos de remedios para la tos naturales, tan simples que usted puede encontrar los ingredientes en su cocina. Ahora vamos a incursionar más allá, vayamos a su mercado local en busca de comida saludable para encontrar otras opciones naturales para el tratamiento de la tos –hierbas, suplementos y alimentos medicinales–.

A menudo oímos que estos productos naturales «no han sido probados». En muchos casos hay investigación para apoyar un producto, pero fue hecho fuera de los EEUU y no se incluyó en la formación médica americana. En otros casos, la evidencia proviene de la experiencia de los practicantes con los productos, o, en el caso de las hierbas, de cientos o incluso miles de años de uso tradicional. El apéndice D enumera los estudios de investigación de las hierbas y suplementos que recomendamos.

La comida es a menudo la mejor medicina y, una de las mejores maneras de poner un montón de buena nutrición en una comida, es un batido a la hora del desayuno donde mescle algunos vegetales, frutas, aguacate con un buen suplemento en polvo que mezcle verduras, vegetales, frutas y algas. Muchos de estos productos tienen una larga y sorprendente lista de ingredientes orgánicos. Para un desayuno fabuloso, ponga una cucharada llena con polvo de proteína (proteína de suero sin desnaturalizar), tal vez la mitad de una taza de bayas (congeladas, si te gusta el batido frío) y un poco de aceite de pescado, además de agua suficiente para que su consistencia sea apropiada. Para añadir un poco de calor en el invierno, se puede usar mantequilla de almendra, cacao, jengibre y canela.

Digamos que no siempre se come una dieta perfecta. Que necesita suplementos para la salud en general, así como para tratar y prevenir la tos, especialmente durante la temporada de gripe y resfríos. Consiga un suplemento multivitamínico de buena calidad (preferiblemente de una marca certificada como natural en lugar de una marca de farmacia, ya que utilizan vitaminas sintéticas de no muy buena calidad). No pierda su dinero en las vitaminas anunciadas con «todas las vitaminas y nutrientes en una pastilla»; simplemente no es posible que todo lo que necesita su organismo, esté en una sola pastilla.

Un buen multivitamínico debe contener la cantidad suficiente de la mayoría de los nutrientes para complementar una dieta razonablemente saludable, aunque también necesitará otras vitaminas por separado porque las «multis» no contienen los suficientes elementos. Veamos sólo algunos ejemplos. Yo encuentro que, si trato de tomar demasiadas pastillas, consigo quedar abrumado, me doy por vencido y termino no tomándome nada. ¡No quiero que eso le ocurra a usted! Aquí están mis prioridades.

Vitamina D: La mayoría de la gente tiene que complementar esta vitamina, especialmente en el invierno cuando no se puede ir afuera de la casa a tomar un poco de sol. Especialmente hacia el norte de EEUU y Canadá. Si no está seguro de que lo necesite, consulte a su médico para un examen de sangre (que debe ser la prueba 25 [OH] D). También en los EEUU usted puede obtener una prueba casera del Consejo de Investigación de vitamina D, www.vitamindcouncil.org. Asegúrese de obtener la vitamina D3 (no D2, que la mayoría de los médicos prescriben). Esto ayudará a su salud de muchas maneras además de prevenir la tos, resfriados, incluso asma.

Los ácidos grasos esenciales del aceite de pescado muestran, en investigación reciente, que son tan eficaces como la medicina Montelukast (conocida en los EEUU como Singulair) en el tratamiento de los episodios de asma inducida por el ejercicio. Los ácidos grasos esenciales, especialmente las grasas omega-3, son extremadamente importantes para el sistema inmunológico, así como para el equilibrio hormonal, la prevención de la inflamación, y muchos otros beneficios de salud. Sin embargo, son difíciles de conseguir en la dieta promedio del hispano común, que contiene grasas nocivas (como alimentos fritos) que realmente atentan contra las grasas sanas. Todas las grasas que se congelan a temperatura ambiente son dañinas al humano, esto es una buena forma de diferenciar las grasas saludables.

Usted puede obtener grasas saludables del aguacate, las nueces y el pescado. Le recomiendo evite los pescados cultivados en granjas, ya que carecen de los nutrientes. De igual forma, evite aquellos que contienen grandes cantidades de mercurio como el pez espada. Otra forma de obtener estos ácidos grasos es suplementarlos con aceite de pescado, aceite de kril o con ácidos grasos esenciales de plantas. En los EEUU, Nordic Naturals y Carlson son excelentes marcas para los suplementos de aceite.

Probióticos, son las bacterias (amigas) que viven en su sistema digestivo.

Al igual que los ácidos grasos esenciales, que pueden ser perjudicados por el estilo de vida típico del Latinoamérica, en este caso, por los antibióticos y otros medicamentos, azúcar y endulzantes artificiales, el cloro y el fluoruro en el agua del grifo). Usted puede ayudar a sus bacterias intestinales amigables con alimentos fermentados (yogur con cultivos vivos), pepinos y repollo refrigerados encurtido) o usando suplementos probióticos. Los alimentos fermentados son fáciles de hacer en casa y también se pueden encontrar en las tiendas de alimentos más grandes. Busque los probióticos con una amplia gama de organismos y un alto número de bacterias (miles de millones, billones, no millones). Mis marcas favoritas en EEUU son: Jarrow, Garden of Life y Renew Life.

Para ayudar a que sus bacterias intestinales prosperen, usted también necesitará una dieta buena en fibras, específicamente, fibras *solubles* de frutas y avena, granos y guisantes y uno de mis favoritos de todos los tiempos es «**semillas de chía**». Remoje una cucharadita de estas pequeñas semillas de color negro en una taza de agua durante la noche y vea cómo se transforma en una jalea. Añada esta a un batido o cereal para obtener ayuda con la digestión, el sistema inmunológico, la diabetes, la salud cardiovascular y muchas otras condiciones de salud.

El magnesio es el mineral más importante para la mayoría de las personas. ¡Muy importante en la prevención de la tos! De hecho, la administración de magnesio intravenoso en la sala de emergencia para los niños con ataques de asma proporciona «mejoría notable» en un estudio de investigación, permitiendo a estos niños ser dados de alta en lugar de ser admitidos en el hospital. ¿Por qué esperar un ataque de asma? Asegúrese que usted y sus hijos están recibiendo suficiente magnesio. Recomendamos 400mg al día, preferentemente citrato de magnesio, aspartato de magnesio. Evite el carbonato de magnesio porque no se absorben bien. Es uno de mis minerales favoritos. Lo uso con gran frecuencia en los cuidados intensivos. Este gran mineral ayuda con la ansiedad y el insomnio, ya que el magnesio facilita relajar su cerebro junto con cualquier tensión, calambres o espasmos de los músculos. ¡Trátelo hoy y verás!

El zinc mantiene su sistema inmune fuerte. Las pastillas de zinc (hechos con la forma específica de zinc que enviará los iones de zinc hacia su nariz) previene que los virus del resfriado se repliquen y acortan la duración de la tos o infección de sinusitis, resfrío, etc. En cuanto tenga los síntomas de resfriado, gripe o tos agua asegúrese de tomar 150 a 200 mg al día de zinc, pero no por más de tres o cuatro días ya que puede crear una deficiencia de cobre.

Busque una buena fórmula certificada como natural que contenga muchas de las vitaminas y minerales que acabamos de mencionar. Manténgase chequeando nuestra página web para la lista de suplementos y vitaminas de formulaciones reputables y certificadas que estamos elaborado. También nos puedes escribir y te ayudaremos revisar las mejores fórmulas disponibles en tu país. Conviértete en colaborador y ayúdanos a construir el mejor formulario de minerales, vitaminas y suplementos disponible en cada región de Latinoamérica. Ayúdanos a proteger a nuestra gente.

Los siguientes tres suplementos tienen propiedades antimicrobianas para cuando usted se enferme.

El aceite de orégano funcionó bien contra las infecciones bacterianas graves, incluyendo bacterias resistentes a los antibióticos como el estafilococos multiresistente (esta bacteria es conocida en EEUU como MRSA), en un estudio de investigación que probó su eficacia. El aceite de orégano es especialmente popular entre mis clientes para infecciones vaginales. Pero también puede usarlo para infecciones de sinusitis si lo inhala a vapor. A menudo se utiliza por vía tópica o una gota debajo de la lengua, diluido en un aceite de sabor agradable como el aceite de oliva. Sin embargo, no debe tomarse en exceso.

Extracto de hoja de olivo, es otro antimicrobiano para todo, y ¡sé que suena como si estuviésemos preparando un aderezo para ensaladas! Pero es eficaz contra bacterias y hongos, especialmente útil para las vías respiratorias y problemas gastrointestinales.

Coloide de plata, es otro suplemento extremadamente popular para combatir infecciones que van desde el resfriado y la gripe más comunes, hasta la más peligrosa bacteria (resistente a antibióticos) el estafilococos multiresistente. Es el mejor de estos tres cuando se necesita tomar algo interno para que trabaje a lo largo de todo tu sistema contra una infección bacteriana. Por lo general se toma por vía oral en forma de gotas o como un spray para los resfriados, dolores de garganta, infecciones de sinusitis. Recuerde, nunca en excesos.

Su guía rápida para suplementos

Suplementos básicos diarios
- Un licuado con Green Vibrance de Vibrant Health
- Un buen multivitamínico y (en invierno) extra de vitamina D
- Ácidos grasos esenciales como Nordic Naturals Ultimate Omega
- Los probióticos como Jarrow, Garden of Life, Renew Life
- Magnesio como Natural Calm
- N-acetilcisteína (NAC), 600 mg[8]

Soporte inmunológico para cuando estás enfermo o sensación de agotamiento
- Source Naturals Wellness Formula o
- Hierbas Gaia Defensa rápida
- NAC 1200 mg, ginseng americano, y / o el uso de una olla Neti

Antimicrobianos que funcionan contra las bacterias, virus, hongos
- Plata coloidal, hoja de olivo, y/o aceite de orégano

---

8 Cómo decifrar cuál es el que uno necesita. Si se siente susceptibles debido a que está sobrecargado de trabajo, no duerme y se siente agotado, tome el ginseng americano. Si usted está bien, pero todavía se enferma, tome NAC. Si usted está constantemente expuesto a personas enfermas (en un aula, en el metro) usar una olla Neti diaria. ¡O utilizar todo lo anterior!

Hierbas para su tos: Muchos usos, muchas formas

Las hierbas son maravillosas plantas utilizadas para curar a la humanidad desde tiempos inmemoriales. Las plantas pueden ser usados para combatir hongos, bacterias y virus. ¿Se ha preguntado por qué? Es porque ¡ellas tienen que luchar contra los mismos tipos de invasores!

Usted va a encontrar una desconcertante variedad de hierbas en su tienda local de alimentos saludables o macrobióticas. ¿Cómo decidir cuáles son las mejores para la tos? Aquí hay un par de cuestiones u opciones a tener en cuenta:

- ¿Qué tipo de tos tengo?
  - Seca o productiva (con mucosa)
  - Cosquilleo en la garganta, espasmejores para la tos? Aquí hay
  - Una tos que persiste
- ¿Cómo me gustaría usar mis hierbas?
  - Preparar una taza de té
  - Utilizar un aceite esencial en un vaporizador o un masaje, o
  - Que sea sencillo, tome una mezcla de hierbas en una tableta.
- ¿Prefiero ahorrar tiempo (comprar mezclas pre-hechas) o ahorrar mi dinero (hacer las cosas desde cero)?

¿Son estas las opciones que usted tiene en su cabeza? Si es así, simplemente continúe hasta donde comparto algunas de mis opciones preferidas. Espero que usted tenga una buena experiencia y que vuelva a este capítulo para profundizar en el «mundo verde» de las plantas medicinales. Si usted es ya un aficionado a una tienda de alimentos saludables, seguro apreciara los detalles de este capítulo.

¿Cómo va a utilizarlos y para quién va a utilizarlos?

Es posible que desee evitar las hierbas de sabor amargo, especialmente para los niños que querrán las más dulces, hierbas suaves. El sello de oro, una hierba común de norte de Estados Unidos y Canadá es un antimicrobiano poderoso, pero el sabor amargo de este polvo hará que los niños digan «¡qué asco!» Las hierbas son generalmente seguras para los niños, pero es necesario tener en cuenta el sabor.

Las hierbas dulces pueden ser tan poderosas como las amargas: como la baya del saúco, por ejemplo, se puede preparar un delicioso jarabe de sabor de baya, que es eficaz contra los resfriados y la gripe.

El anís estrellado, se puede hacer un té con cierto sabor a regaliz que le brindara recuerdo de la comida China. ¿Sabía usted que el ingrediente activo del antiviral más poderoso contra influenza (Oseltamivir-Tamiflu) se extrajo y se sintetiza a partir de anís estrellado originalmente?

En cuanto a su conveniencia, es posible que necesite una hierba que le ayude a suprimir el cosquilleo previo a la tos que va a entrar en erupción justo en el medio de una gran reunión del trabajo o que mantiene a su familia despierta por la noche. No es conveniente hervir una taza de té de hierbas a continuación, pero usted podría mantener una bolsa de pastillas a base de hierbas a mano. ¡Siga leyendo!

Ahorre su dinero o ahorre su tiempo

A medida que consideramos las mejores hierbas para diferentes tipos de tos, también vamos a mencionar diferentes formas de utilizarlos, desde el más conveniente (la compra de ellos en una mezcla previa) a la forma más natural (el crecimiento de su propia siembra en su jardín o en un recipiente en la ventana). Las formas más convenientes son por lo general costosas. Si usted es una madre que trabaja, es posible que a menudo encuentre que usted está pagando más por conveniencia, ya que simplemente no tiene tiempo para hacer las cosas en casa. Y cuando usted va a comprar los suplementos de hierbas, las mejores hierbas de calidad son también las más costosas, pero valen la pena. Los ingredientes medicinales deben ser conservados cuidadosamente durante el procesamiento. Si intenta ahorrar dinero con las hierbas, es posible que gaste su dinero en productos ineficientes.

Si compra hierbas a granel para mezclar sus propios tés es una gran idea. Busque un mercado o tienda de alimentos naturales con hierbas a granel para que pueda probar un poco de cada una hasta que usted y su familia encuentren las que más le gusten y funcionen para ustedes. Esto toma tiempo, pero una vez usted se acostumbra y sabe qué comprar, ir a la tienda donde vende a granel será más económico y productivo para ustedes.

Sequedad de garganta, tos cosquilleante

Vamos a empezar con la garganta seca que causa la tos cosquilleante. El olmo resbaladizo (Slippery elm) le va a calmar y humedecer la garganta, deteniendo la tos. Se extrae de la corteza interna del árbol, así que no es algo que va a estar creciendo en el pódium de la ventana. Está disponible en forma de jarabe, pastilla o té.

En Estados Unidos y Canadá busque Throat Coat de Traditional Medicinals que tiene olmo más otras hierbas relajantes como la raíz del malvavisco y otra hierba que detiene la tos como la corteza del cerezo silvestre y regaliz, que también tiene un sabor dulce muy agradable. (Esta no se recomienda para los bebés y niños pequeños, ni para las personas que toman ciertos medicamentos que figuran en la sección Seguridad al final de este capítulo). Es por eso que Traditional Medicinals hace una versión de «Solo para Niños» del Throat Coat, sin regaliz).

Si usted desea obtener olmo tan cerca de la fuente como sea posible, puede comprar el polvo a granel para hacer té. Este polvo es de agradable sabor, pero no es muy fuerte, es un poco dulce. Se prepara tradicionalmente agitando una cucharada en una taza de agua hirviendo. Miel, canela, u otras especias dulces se pueden utilizar para agregarle sabor. Por cierto, esta hierba seguirá trabajando hasta el fondo de su sistema digestivo para aliviar y curar las membranas mucosas. Los médicos holísticos la recomiendan para el síndrome del intestino irritable.

Pastillas para la tos a base de hierbas

Hay muchas otras hierbas que trabajan para la tos con cosquilleo no revistiendo la garganta, pero mediante la apertura de las vías respiratorias. Para esos momentos en que la tos se presenta en medio de una reunión o en la iglesia, llevar a la mano caramelos a base de hierbas con usted es una alternativa. Ricola incluye muchas de las mejores hierbas para la tos y está disponibles en las farmacias. (Esta marca contiene azúcar o endulzantes artificiales, razón por la cual no la recomendamos. Solo la menciono porque está ampliamente disponible).

Otro producto disponible en EEUU es Olbas que se centra en los aceites esenciales de mentol, eucalipto, enebro, gaulteria, clavo de olor, mientras que las gotas para la tos de pino de Vogel tienen aceites de mentol y pino, endulzadas con miel y extracto de pera. Estas tres marcas proceden de Suiza, país que tiene una larga tradición de cuidado de la salud a base de hierbas.

Las pastillas de propóleos proporcionan los beneficios de protección de esta notable sustancia utilizada por las abejas para mantener sus colmenas estériles. Es una resina pegajosa que desprenden los árboles para proteger sus capullos contra las bacterias y los hongos; las abejas lo utilizan en la colmena como antihongos, antibacteriano y antiviral. ¡Lucha contra todo! y trabajará para usted también, está disponible en pastillas o en la Equinacea de Gaia Herbs y Goldenseal Propolis Throat Spray. Mis pacientes que tosen debido a la alergia al moho reportan que el propóleos se puede colocar en un difusor o vaporizador para limpiar el ambiente de moho, gérmenes y contaminación, tal como lo hace en la colmena.

Baya del saúco: la hierba apreciada por nuestros ancianos desde la antigüedad

Toda la familia puede disfrutar de jarabe de saúco, que se ha utilizado tradicionalmente para los resfriados, la tos y la gripe. Una investigación reciente ha demostrado que es efectivo contra el virus de la gripe y las potenciales superbacterias. Para ser claros, la baya del saúco ayuda a eliminar la tos al detener la infección subyacente. Su cuerpo está creando la tos por una razón, por lo que no quieren utilizar un inhibidor de tos, mientras que la infección esté presente.

Las hierbas pueden variar mucho en calidad y eficiencia, por ello le recomiendo a mis pacientes comprar una marca de renombre certificada. En los EEUU mi marca favorita es Gaia Herbs, que hacen tanto jarabe de saúco como cápsulas. (Los diabéticos deben usar cápsulas porque el jarabe de saúco es demasiado dulce para ellos). Sambucus de Nature's

Way, es otra marca conocida de muy buena reputación, tanto en forma de jarabe y comprimidos y sus tabletas se disuelven muy bien en la boca. Me gusta ir de compras localmente, y una excelente marca aquí en Nueva Inglaterra es Maine Medicinals, que mezcla el jarabe de saúco con otras hierbas inmunitarias.

Una vez más usted nos puede ayudar a crear una guía específica para su país. Así combatiremos juntos a los que se están aprovechando de la desinformación y el desconocimiento. Envíenos la lista de los productos de su país, así como ideas y sugerencias. Comuníquese conmigo en mi página www.gustavoferrermd.com

El jarabe de saúco (también conocido como sambuco) es un gran ejemplo de algo que puede hacer usted mismo. A pesar de que está fácilmente disponible en las tiendas, es posible que usted quiera satisfacer el deseo de preparar algo en casa para aliviar la salud de su familia con su toque de amor, así que puede agregar el poder de su propia intención curativa al poder que ya es propio de la hierba. Este hermoso arbusto tiene grandes racimos de pequeñas bayas de color púrpura oscuro en el otoño. Puede crecer en su patio trasero (y atraer a gran cantidad de aves) así como lo hace silvestre en la mayor parte de los Estados Unidos, Canadá y parte de México.

No comas bayas de saúco crudas, ya que pueden hacer que se enferme si no están completamente maduras. Ellas son seguras de comer cuando se cocinan: tritúrelas con un volumen igual de uvas u otras frutas dulces, cubra con agua, lleve a punto de ebullición y cocine para hacer su propio jarabe de saúco.

El jarabe para la tos que funciona mejor y recomiendo más para mis pacientes en EEUU es: Jarabe respiratorio de níspero de Planetary Formulas', que utiliza la hoja de hierba de níspero japonés por su habilidad para aflojar la mucosidad en el pecho y reducir la inflamación en las vías respiratorias. También contiene la hierba china (fritillary) usada para aflojar flema gruesa y aliviar la garganta.

Por cierto, Planetary Formulas, es una marca excelente que combina lo mejor de las hierbas orientales y occidentales: su fórmula de Echinacea-Yin Chiao combina nuestra hierba inmunológica conocido como

Yin Chiao, la fórmula para resfriado y gripe utilizado durante cientos de años en la medicina tradicional china.

Hierbas antiespasmódicas para cuando usted no para de toser

¿Qué tal una tos espasmódica? Usted sabe cuando empieza a toser y usted simplemente no puede parar. Algunas de las hierbas para la tos trabajan específicamente como antiespasmódicos. Mantecona está al tope de la lista, ya que también es bueno para las alergias (funcionaba tan bien como los esteroides nasales –Flonase en un estudio, así como en otro con Allegra–). Así que si su tos está relacionada con la alergia, Mantecona es su mejor apuesta.

Si te gusta cultivar tus propias hierbas, la hierba gatera no te dará problemas para reproducirla. Se invadirá su jardín si usted no tiene cuidado, y los gatos de la vecindad tendrán un día de campo con él. Puede tener un efecto relajante sobre su estado de ánimo, así como su tos, a la vez que tiene un efecto como mucílago tal como el olmo para calmar una tos cosquilleante. El montículo de color gris plateado de una planta de hierba gatera producirá un montón de picos de diminutas flores de color púrpura, que se recogen para hacer té de hierba gatera. Haga una infusión de flores hirviendo agua, colóquela fuera del calor por unos minutos antes de añadir las flores de hierba gatera. Cuele las flores cuando el té esté lo suficientemente frío para beber.

Descongestionantes y expectorantes naturales

Romper la congestión que está incomodándole los pulmones o la congestión nasal podría ser su máxima prioridad para un remedio herbal. Las hierbas como el tomillo y la hiedra salvaje trabajan bien para ello, por ejemplo, en Estados Unidos y Canadá Bronchial Soothe de Enzymatic Therapy son otra de mis marcas favoritas. También puede utilizar para la tos espasmódica.

Otro enfoque para diluir la mucosidad: N-acetilcisteína o NAC, una de esas sustancias notables que ayuda a una amplia variedad de enfermedades. Es un suplemento aprobado por la FDA para ser usado en cuidados intensivos para el tratamiento de la falla de hígado. NAC como suplemento toma más tiempo para trabajar (por lo general resultados notables dentro de una hora) y romperá el exceso de mucosidad en cualquier parte del cuerpo. Utilizado por tan sólo unos días 1200 mg al día es una cantidad segura y apropiada (una cápsula de 600 mg dos veces al día).

También puede utilizar enzimas para romper la mucosa, como en el producto Mucostop. Mientras que está etiquetado como un descongestionante nasal y de los senos paranasales, la experiencia muestra que también trabaja para la mucosa en los pulmones. En un estudio se demostró que la Wobenzym, otra combinación de enzimas sirve para aliviar los síntomas de la bronquitis crónica obstructiva.

Una vez que haya aflojado el moco, usted querrá un expectorante para ayudar a sacarlo: trate el jarabe para la tos Olbas o un vapor con aceite de eucalipto.

Tos persistente

Para esa tos que simplemente no le deja, o para momentos en los que no puede decidir lo que necesita, las mejores formulaciones disponibles en America son Old Indian Wild Cherry Bark de Planetary Formulas, incluye casi todas las hierbas que hemos mencionado, además de las hierbas chinas fritillary y platycodon. La versión infantil no es tan fuerte, ya que en su fórmula reduce la cantidad de hierbas antivirales de sabor menos agradable, pero eso significa que es también de mejor sabor.

Otra gran fórmula para la tos de todo tipo: de Gaia Bronchial Wellness (jarabe o té), y recuerde, también de ellos, el Quick Defense como un soporte versátil inmune cuando usted está enfermo.

Los dos más notables sanadores naturales

Son tantas las substancia en base de plantas maravillosas para la cicatrización, que es difícil elegir. ¿Se siente abrumado? Sólo necesita un par de cosas que funcionan para usted y entonces usted los tendrá como amigos de por vida. Por ahora, diviértanse probando productos diferentes.

Estos son dos de mis favoritos porque tienen una amplia gama de beneficios, los incluyo también, para aquellos que como a mí les encantan visitar las tiendas de alimentos saludables en Estados Unidos y Canadá.

- ❧ Productos Umcka, tienen una amplia gama de jarabes y tabletas masticables de sabores diferente, destacando el pelargonium, una hierba que puede acelerar la curacincionan para usted y entonces usted los tigos» que vienen con ella (tos, fiebre, dolor de cabeza, secreción nasal, moco en el pecho, fatiga).
- ❧ Hongos Medicinales, como el cordyceps y el reishi para fortalecer el sistema inmunols diferente, destacando el pelargonium, una hierba

Su propio jardín de hierbas: patio trasero o pódium de la ventana

Hemos hablado de las hierbas individuales y mezclas pre-hechas que se pueden comprar en forma de cápsulas, bolsitas de té o hierbas secas sueltas. ¿Qué tal si cultivas el tuyo propio o lo consigues en el bosque? De las varias docenas de hierbas que pueden ayudar potencialmente a una tos, lo más probable es que al menos una de ellas pueda crecer en el clima donde usted se encuentra y podría ser la mejor opción para usted. Las plantas tienen energía vital. Una planta viva, cultivadas o cosechadas con su propio toque de amor, llevará energía especial de curación para usted y su familia.

Salvia, romero, tomillo y menta puede cultivarse como hierbas en el alféizar/pódium de la ventana. El Doctor Ferrer las cultiva en patio de su casa. Especialmente salvia, la hierba favorita de su mama y la abuela Juana. Las hojas de estas plantas se pueden utilizar frescas o secas para hacer té de hierbas, aunque tendrían un sabor extraño si se mezclan juntas. En realidad, salvia, romero y tomillo hacen una sabrosa mezcla de aromas que recuerda cuando se cocina un pavo. La menta se puede utilizar para darle sabor a un té caliente o una bebida fría.

Descongestionantes naturales con aceites esenciales

Algunos aceites esenciales trabajan más rápidamente para aliviar la congestión: eucalipto, menta, gaulteria, enebro, y aceites del grupo de cedro-bálsamo de abeto. Use un inhalador Olbas (conveniente para llevar a todas partes), Aceite Olbas (más concentrada y con más aceites en la fórmula) o el antiguo favorito, Vicks Vaporub. Los aceites esenciales son la razón por la que Vicks funciona.

También puede experimentar con la compra de los aceites puros. Ellos son más económicos ya que sólo necesita unas pocas gotas en un baño, un vapor o un masaje en el pecho (vea la página 66). Además, no existen efectos secundarios ya que su uso es externo. Por supuesto, usted puede hacer fácilmente su propia fórmula tipo Vicks.

Pino, cedro, abeto: Aceites esenciales provenientes de las agujas aromáticas de estos árboles originan un maravilloso vapor para abrir las vías respiratorias. De igual forma te hacen sentir tan tranquilo, ¡como si estuvieras caminando en un bosque de pinos! En este momento voy a tomar otra perspectiva y voy a recomendarles uno de los productos, favorito de todos los tiempos, de mi antigua tienda de alimentos saludables: Sales de baño de la Reina Helena Batherapy con aceite esencial de pino que abrirá sus vías respiratorias con el vapor y el aceite esencial, además de servir como un relajante al mismo tiempo.

Aceites de romero y lavanda: Estos aceites son unos descongestionantes potentes sin ningún tipo de efecto secundario. Experiméntelo al frotar unas pocas gotas de ambos aceites, romero y lavanda, en el pecho y la espalda (diluido en un medio como aceite de almendra, de sésamo o simplemente de oliva). O vierta una o dos gotas en un pañuelo de papel y colóquelo cerca de su almohada. También se puede mezclar la lavanda y romero con una gota de aceite de almendras, lo frota en las palmas de las manos y suavemente coloque un poco debajo de las ventanas de la nariz. Un valor añadido: huele maravilloso... ¡Ahhh!

Alcanfor-mentol-eucalipto, como el Vicks, pueden funcionar como antídotos contra los remedios homeopáticos (ósea hacerlos ineficaces). Así que, si usted decide utilizar las medicinas naturales descritas en el capítulo siguiente, es mejor no usar Vicks. Romero y lavanda trabajan bien y así no estará contrarrestando el trabajo de las hierbas.

Aquí hay otros aceites esenciales que usted puede intentar: aceite de árbol de té, también conocido como melaleuca. Es un potente antimicrobiano y descongestionante. Puede ser medicinalmente, el aceite más fuerte, pero también presenta ¡un olor fuerte! Usted podría mezclarlo con unos aceites fragantes esenciales como el incienso, la mirra, limón, euca-lipto, tomillo, nuez moscada que han sido utilizados como descongestio-nantes naturales y / o antibióticos. Busque una tienda de alimentos salu-dables donde le den la oportunidad de probar los aceites esenciales antes de comprarlos para que pueda elegir uno que le atraiga. No se complique, con esta larga lista, seguro encontraran una fragancia para seleccionar.

Los aceites esenciales son muy concentrados; comience con sólo una gota a la vez. En Europa aceites esenciales se toman internamente, pero en los EE.UU. comúnmente pensamos que son tóxicos internamente. Eso sucede porque los estadounidenses tienden a creer que cuando algo es bueno, más cantidad es mejor. Si usted puede sentirse satisfecho proban-do solo con una gota de aceite esencial, no va a tener problemas ingirién-dola. Cuando usted quiera aplicarlo exteriormente, utilice un diluyente como el aceite de coco, almendra u oliva de manera que no sea tan fuerte para su piel.

Consideraciones de seguridad para las hierbas

El hecho de que algo sea natural no significa que sea siempre seguro. Las hierbas son generalmente conocidas por ser seguras, ya que han pasado la prueba del tiempo: si fueran tóxicas, nuestras bisabuelas, herbolarias, lo habrían sabido y transmitido. Pero ellas sabían utilizar las hierbas con moderación; cualquier sustancia con un potente efecto medicinal efectivo puede ser tóxica si se toma en exceso.

Sólo para poner estas advertencias de seguridad en perspectiva, muy pocas hierbas medicinales causan tantos efectos secundarios como nuestra hierba más ampliamente utilizada, una hierba que puede causar insom-nio, nerviosismo e inquietud, malestar estomacal, náuseas y vómitos, au-mento de la frecuencia cardiaca y respiratoria, dolor de cabeza , ansiedad, agitación mecánica, zumbido en los oídos, y latidos irregulares del cora-zón, además a largo plazo, puede contribuir a la osteoporosis y enferme-dades del corazón. Millones de latinoamericanos consumen esta hierba todos los días (*el café*), sabiendo que pueden simplemente reducirlo o detenerlo si sienten estos efectos secundarios. Si se siente cómodo tomando café, usted se puede sentir bien usando las hierbas que recomendamos debido a que usted sabe cómo moderar su consumo. A continuación, algunas precauciones específicas:

Hierbas durante el embarazo: Consulte con un profesional de la salud entrenado en la medicina natural y lea el libro del Dr. Aviva Romm: El libro del embarazo natural.

Hierbas durante la lactancia: Evite grandes cantidades de hierbas energizantes o con efectos endocrinos como el ginseng. Nuestros antimicrobianos pueden hacer que su leche tenga un sabor no agradable. ¡Por supuesto su niño le dejara saber si eso es un problema!

Hierbas en la infancia: En general, tan pronto como los niños pueden comer comida de adultos ellos pueden ingerir hierbas para adultos, aunque puede no agradarles el sabor. Se recomienda reducir cantidades proporcionalmente por peso corporal.

Hierbas para la tercera edad: Comience con cantidades más pequeñas para los ancianos frágiles para asegurarse de que pueden tolerar las hierbas medicinales cómodamente. Sea consciente de las interacciones de hierbas con las drogas, teniendo en cuenta que las investigaciones realizadas en esta área y la información que usted encontrará en Internet son solo basadas en algunos incidentes.

La hierba gatera: evítela si usted está bajo medicación sedante (considerar el uso de hierbas calmantes en lugar de la medicación sedante, en el largo plazo). Asimismo, no se utilice si está tomando litio, ya que tiene un efecto diurético y por lo tanto puede afectar sus niveles de litio.

La plata coloidal: segura, como también lo es la plata iónica, sin embargo, los sustitutos de bajo costo podrían ser peligroso. Los productos deben de tener sólo el 25% del límite diario recomendado por la EPA.

La baya del saúco: si usted decide hacer su propio jarabe de saúco, recordar que las bayas necesitan ser cocinados, no se comen crudas.

Regaliz: no es recomendable para niños. Debe usarse con precaución para cualquier persona con presión arterial alta, especialmente en aquellos pacientes bajo los inhibidores de la ECA (diuréticos son seguros) o cilostazol.

Extracto de hoja de olivo: las dosis altas se utilizan para reducir la presión arterial alta por lo que no es seguro para las personas con presión arterial baja.

Tomillo: sea cauteloso si el paciente está bajo medicamentos que diluyen la sangre, ya que podría aumentar su efecto. (Estamos hablando de cantidades medicinales aquí. Una pizca de tomillo usado en la cocina es seguro).

Hierbas líquidas: Lea cuidadosamente la etiqueta debido a que algunas preparaciones a base de hierbas son más concentrados que otros. Si cambia de marcas, uno más fuerte podría ser de sabor desagradable y posiblemente peligroso.

Las aplicaciones tópicas: Vicks VapoRub y otros ungüentos tópicos no deben frotarse en, o cerca, de la nariz, ya que pueden ser inhaladas en los pulmones y, a largo plazo, puede dañarlos. También, un peligro raro pero posible con aceites esenciales, es que pueden ser inflamables si se calientan demasiado sobre una vela, o si la ropa o toallas con aceites esenciales en ellos están en una secadora caliente.

Homeopatía: Medicina europea

El Dr. Gus llama la homeopatía «Medicina europea» él suele decir que sus colegas europeos están «usando la homeopatía para mejores resultados». Cuando él va a conferencias internacionales de neumología, se entera que sus colegas médicos de Alemania, Francia y otros países europeos están utilizando la homeopatía efectivamente en contra de la tos y deseaba escribir este libro, en parte, para introducir a los estadounidenses y latinoamericanos las ventajas de la homeopatía para la tos.

¿Puede usted imaginar una forma de medicina que viene dispensada en pequeños gránulos de azúcar, que es fácil que sus hijos la tomen, y tan barata que usted puede comprar varios tubos de pastillas pequeñas para la casa y para su cartera? Esos humildes medicamentos se esconden a plena vista en su tienda de alimentos y farmacia en los Estados Unidos. Probablemente nunca se han fijado en ellos, y es probable que nunca haya oído hablar de ellos (porque sus fabricantes no pueden costear los millones de dólares que cuesta la publicidad en la TV) ...hasta ahora. Bienvenido al mundo de la homeopatía.

La homeopatía tiene otras ventajas. No es tóxica y no crea hábitos de dependencia; de hecho, al tomar estos remedios con el tiempo usted los necesitara cada vez menos. A menudo, restauran la salud de forma diferente a simplemente detener la tos. Su mecanismo de acción empieza por traer de vuelta su energía y estado de ánimo normal. Es posible que vea un niño llorón o de mal humor, cuando está enfermo, estos medicamentos tienden a regresarlos a su actitud alegre y cooperadora.

Lo mejor de todo, si su niño se despierta con fiebre y tos, y parece que vas a tener que faltar al trabajo para llevarlo al pediatra, la homeopatía puede, en ocasiones, cambiar sus síntomas en menos de una hora. Las hierbas y vitaminas son una maravilla y sin duda son importantes para mantener un sistema inmunológico saludable –para evitar, en primer lugar, que nos enfermemos– pero cuando ya se está enfermo, puede ser tarde para la equinácea o vitamina C, para restituir el bienestar.

¿Algún inconveniente? Puede tomar un poco de tiempo encontrar el remedio que funciona mejor para usted o su hijo y un poco más de tiempo para entender cuánto tomar y cuándo parar. Será necesario prestar atención a sus síntomas, un arte perdido en esta vida moderna de ritmo muy acelerado. Para encontrar el mejor remedio para la tos, tendrá que darse cuenta de detalles como: lo que desencadena la tos (¿Cuando habla?, ¿al salir de casa al aire frio?), como está el moco (si acaso lo hay), cómo está su estado de ánimo). Tomar nota de sus síntomas específicos es como si estuviese haciéndose un traje a su medida. Vale la pena, porque una vez que encuentra su remedio, usted acabará con el problema de la tos y es probable que funcione para todas las oportunidades que vuelva a tener tos ya que generalmente uno cada vez que se enferma, es de la misma forma. Tal vez sus síntomas sean diferentes a los de los miembros de su familia, pero serán similares para usted. No sólo eso, el remedio para la tos podría también ser efectivo para resfríos, gripes y otros malestares agudos. Es preferible buscar la asistencia de un experto en homeopatía que lo ayude a encontrar el remedio adecuado para usted. Pero usted no necesita un experto para probar una de las combinaciones homeopáticas disponibles si recetas en las mayorías de las farmacias en Estados Unidos, Canadá y algunos países latinos.

Vamos a echar un vistazo más de cerca a estas combinaciones de remedios. Todos ellos han obtenido una valoración, basada en la satisfacción de los clientes de 5 sobre 5 estrellas. ¡Impresionante!

Los farmaceutas recomiendan como mejor producto homeopático para la tos en niños a «Hyland's Cough Syrup 4 Kids», que incluye cuatro de los mejores remedios para la tos en una base de azúcar y miel. La marca Hyland también lo ofrece en forma de gránulos fácilmente digeribles. Las combinaciones en presentación de gránulos son más económicas por dosis y más fácil de llevar a todas partes (no hay riesgo de derrame). La fórmula de gránulos de Hyland combina tres remedios homeopáticos, dos de los cuales son diferentes de las del jarabe. Así que, si un producto no funciona, vale la pena probar con otro. El jarabe «Cold'n Cough Syrup Nightime 4 Kids» ofrece otra combinación de remedios que, por cierto, funciona perfecto para adultos.

El jarabe para la tos de Chestal, fabricado por la mejor compañía farmacéutica homeopática Boiron, es el jarabe homeopático más ampliamente distribuido, por lo que es muy probable que usted lo encuentre con la etiqueta de color naranja brillante de Chestal en su farmacia local. Al igual que Hyland, contiene tanto miel como azúcar, pero tiene la miel como ingrediente principal y Hyland tiene el azúcar como ingrediente principal, así que los consumidores que no desean azúcar, prefieren Chestal.

Otro Jarabe bronquial para la tos, preferido por mucho tiempo, es elaborado por Boericke & Tafel, una compañía farmacéutica homeopática fundada hace más de 150 años, cuando la homeopatía llegó a Estados Unidos. Otro remedio de gran popularidad en los Estados Unidos y Europa es el Oscillococcinum. Es un remedio en granulado que se debe de usar durante los primeros síntomas de refriado o tos aguda. Este remedio está disponible en muchas farmacias en Latinoamérica.

(Una de las ventajas de la homeopatía que no hemos mencionado todavía: Los medicamentos han resistido la prueba del tiempo) Este jarabe

Su guía rápida de hierbas para la tos
(Productos en Estados Unidos y Canadá)

Grandes jarabes para la tos
- Planetary Formulas Old Indiano. No deben frotarse

Soporte inmunológico mientras que tienen una tos
- Jarabe de sanológico mientras que tienen una tos
- Productos Umcka
- Gaia Quick Defense

Sequedad de garganta, tos cosquilleante
- Té «Throat Coat de Traditional Medicinals
- Pastillas para la garganta Two Trees con olmo
- Olbas, Vogel o pastillas a base de hierbas Ricola

Tos espasmódica
- Gaiaespasmódicapastillas
- Butterbur (especialmente hierbas Ricola f)

Tos productiva, para diluir la mucosa y ayuda expectorar
- Bronchial Soothe de Enzymatic Therapy
- NAC (N-acetilcistee Enzymatic Therapy y ayuda
- Sirope para tos de Olbas para ayudar a expectorar

Los aceites esenciales que inhalan o aplican por vía tópica
- Vicks VapoRub, aceite de Olbas

Remedios Homeopáticos
- Hyland's Cough Syrup 4 Kids, Jarabe Chestal para la tos y el Oscillococcinum al iniciar los síntomas de gripe

para la tos continúa existiendo por los excelentes resultados producidos, es seguro y contiene una combinación de remedios que no encontrara en ningún otro remedio por lo que en definitiva tiene valor.

La potencia de los remedios homeopáticos se indica con un número después del nombre. «30C» es la concentración más potente para procesos comunes como la tos y los resfriados. Pero vea las etiquetas de estas mezclas. Los ingredientes usualmente están listados en una potencia de 3 a 6 así que no pierda la fe en los remedios homeopáticos si los primeros no han tenido el efecto que usted espera. Simplemente, le va a tomar un poco más de tiempo encontrar la mezcla para usted. Por eso recomendamos la ayuda de un experto que lo ayude a navegar el mundo de la homeopatía.

Revise el apéndice con las investigaciones en homeopatía. También revise con frecuencias nuestra página web www.gustavoferrermd.com para actualizaciones en su país o región.

Con gusto los invitos a que nos envíen lo que está disponible en su farmacia para una valoración especializada. Conviértase en colaborador de «Cura tu tos».

En el siguiente capítulo vamos a aprender acerca de una forma de medicina de la que me gusta pensar como lo último en medicina mente-cuerpo, ya que puede ser muy efectiva al ayudar con el estrés, al mismo tiempo se ocupa de condiciones físicas.

๑ SEIS ๑

Cuerpo, mente y espíritu:
Terapias naturales

Aliento y espíritu están conectados en el lenguaje y las creencias de las culturas alrededor del mundo. Nuestras propias palabras «inspiración» y «aspiración» se refieren a la respiración que también están conectados con el «espíritu». «La respiración» contiene la misma raíz, al igual que «expiración» para el momento en que damos nuestro último aliento, cuando «entregamos nuestra alma». El Espíritu Santo de la Santísima Trinidad, es (pneuma) en el griego del Nuevo Testamento. También significa «aliento» o «pulmón», que es la raíz de «pulmonía» y otros términos médicos relacionados con los pulmones.

Mientras tanto, el hebreo *ruach* lleva la misma gama de significados: el espíritu o aliento. En la India, el *pranayama* se refiere a los ejercicios de respiración del yoga: la inhalación de prana, la fuerza vital universal, nos acerca a Espíritu. Chi o qi, la fuerza de la vida en la medicina china tradicional, originalmente destinado a ser aliento o aire. Para un practicante de Kung Chi, el toser puede ser, de hecho, beneficiosos, una forma de masaje interno que estimula un flujo sano del chi entre nuestros tres *dan tiens* (centros de energía).

La respiración existe en el umbral entre nuestro cuerpo físico y nuestro conocimiento consciente. Todos sabemos que cuando nos sentimos tensos, nuestro pecho se contrae y nuestra respiración se vuelve superficial. Sorprendentemente, lo contrario también es cierto. Si nos damos cuenta de que estamos sintiéndonos tensos, podemos optar por tomar unas pocas respiraciones largas y profundas para relajarnos. Acabamos utilizado nuestro cuerpo físico para cambiar nuestro estado emocional. (Aspirando un aceite esencial relajante al mismo tiempo, puede ser aún más poderoso para reducir el estrés; mi favorito es el aceite de pino que me trae recuerdos de los bosques inmensos de pinos).

En este capítulo vamos a enfocarnos en cosas que podemos hacer con nuestra mente y el cuerpo para ayudar a curar la tos, comenzando con el poderoso método de respiración Buteyko.

Buteyko: La respiración sin esfuerzo

«¿Usted acaba de decirles que paren de toser?» un neumólogo preguntó incrédulamente. «¿Y ellos lo pueden hacer?». Una entrenadora de la respiración Buteyko estaba explicando este revolucionario método de tratar el asma y la tos crónica a sus colegas en el Centro Médico de Boston. Hadas Golan, una patóloga del habla israelí dinámica y entusiasta, estaba ansiosa por explicar su éxito con los pacientes de neumología.

Cuando hay una falta de correspondencia entre la gravedad de los síntomas y la prueba de la función pulmonar, los neumólogos a veces sospechan que el problema es causado por las vías aéreas superiores y diagnostican «disfunción de las cuerdas vocales». Así, refieren al paciente a un patólogo del habla entrenado para tratar la disfunción de las cuerdas vocales. Afortunadamente, el patólogo del habla en el departamento de otorrinolaringología en el Centro Médico de Boston también fue entrenada en el método Buteyko. A medida que los neumólogos comenzaron a escuchar de sus pacientes sobre mejoras notables, ellos referirían más y más de sus pacientes a Golan.

«Cada estudiante de medicina aprende los principios fisiológicos detrás del método», explica Golan. «Médicos convencionales no están capacitados para evaluar o tratar los comportamientos de respiración. Ellos se centran en el uso de medicamentos y procedimientos para tratar los síntomas. El método Buteyko aborda las causas fundamentales de estos síntomas, un desequilibrio fisiológico. El enfoque de reentrenamiento respiratorio es corregir los hábitos de respiración que causan o agravan el problema. Una vez que la respiración fisiológica normal se restablece, los síntomas mejoran y se requieren menos medicamentos. «Los principios detrás del método Buteyko son tanto engañosamente simple o incluso contra intuitivos. La respiración trae consigo vida, brindando oxigeno (O_2); la exhalación elimina del cuerpo el dióxido de carbono (CO_2), producto tóxico del metabolismo. Nosotros no podemos vivir, ni siquiera por pocos minutos, sin oxígeno; si tratamos de contener la respiración, nuestros niveles de oxígeno caen en picada hasta que finalmente la falta de oxígeno en el cerebro, nos impulsa a respirar. ¿Cierto?

En realidad no. Eso es lo que aprendimos en biología al estar en bachillerato, pero la realidad no es tan simple como que el «oxígeno = bueno, CO_2 = malo, y la falta de oxígeno conduce el impulso de respirar». Como aprenden los estudiantes de medicina, el dióxido de carbono no es del todo malo –por ejemplo, sin suficiente CO_2, la sangre no libera oxígeno en los tejidos– y, de hecho, es la acumulación de CO_2 que conduce el impulso de respirar. El real problema detrás de muchas enfermedades crónicas respiratorias, no es la falta de oxígeno, sino la hiperventilación expulsando demasiado CO_2. Esto altera el equilibrio entre el O_2 y CO_2 en los pulmones y la sangre, afectando la regulación del pH y otras funciones corporales vitales y en casos severos puede causar crisis fisiológica de todo el cuerpo. Por su puesto la mayoría de las enfermedades crónicas pulmonares son el resultado de un daño físico al pulmón, causado por tóxicos como el cigarro o polvos. Aun así, los pulmones enfermos y severamente dañados tienen una gran reserva funcional. Reserva que es utilizada hoy en día por terapistas físicos y del habla en el proceso de recuperación o mejoramiento de estas enfermedades crónicas.

El método Buteyko, desarrollado por un médico ruso en la década de los 50, se basa en este concepto simple. Se nos enseña que la respiración profunda es más saludable, pero en realidad se expulsa demasiado CO_2 y luego no somos capaces de respirar correctamente. Los asmáticos y personas con otras enfermedades (diabetes, enfermedades del corazón, ansiedad) tienden a respirar dos a tres veces más aire de lo normal y son crónicamente bajos en CO_2. La respiración profunda es realmente apropiada para el ejercicio, mientras que para la vida diaria necesitamos respirar como hacen los bebés: relajado, a través de la nariz, y desde el diafragma. Usted puede ver que el abdomen de los bebés sube y baja ligeramente a medida que respiran.

Los bebés, por supuesto, están totalmente relajados; ¡pasan la mayor parte del tiempo durmiendo! Pero cuando estamos estresados, la respuesta a situaciones de angustia, desencadena una serie de cambios en nuestros cuerpos, que se prepara para guardarnos de nuestro instinto animal que nunca aparece en nuestro mundo sedentario. Uno de los cambios fundamentales de la respuesta a la angustia es que la respiración aumenta, en caso de necesitar escapar de la amenaza, pero, por supuesto, en nuestro mundo no podemos huir. Usted puede sentir que su jefe tiene instinto animal, pero trabajando en una computadora, esa respuesta física a la angustia ¡no ayuda!

En nuestro mundo de ritmo rápido y estresado en que vivimos, permanecemos en un estado constante de respiración alterada que se ha convertido en un hábito inconsciente. Buteyko acuñó o definió un término para esto: «hiperventilación oculta». La gente por lo general no reconoce los signos de que están agitados:

- Respiramos con la boca abierta,
- Movimientos visibles en la parte superior del pecho o el abdomen,
- Respiración es audible,
- Roncamos o
- Suspiramos y bostezamos mucho.

Pero todo suma debido a que estamos respirando entre 20.000 y 30.000 veces al día. De hecho, la gente está segura de que no está respirando de más, porque sienten falta de oxígeno, hasta que prueban este método más relajado y liviano done encuentran que tienen más oxígeno.

Ejercicio de respiración relajada

Usted puede utilizar el método Buteyko cuando tiene una tos aguda, pero primero aprendamos un poco de respiración Buteyko mediante la práctica de su ejercicio respiración relajada:

- Siéntese y adopte una postura alta y confortable
- Relaje completamente los músculos encogiendo los hombros para que descansen en su caja torácica en lugar de estar tensos alrededor de su cuello
- Permita que su estómago esté blando
- Respire por su nariz, si es posible
- Deje que la respiración suceda sin que usted haga nada

El cuerpo va a «respirar por sí mismo» y usted se dará cuenta de que hay menos y menos movimiento en la parte superior del pecho y abdomen. Usted está respirando desde el «contenedor» más pequeño. Usted siente como que no está respirando todo lo que está acostumbrado, pero en realidad usted está respirando en forma más eficiente.

Recuerde respirar siempre por la nariz, no sólo mientras inhala, para mantener la vía aérea húmeda. La respiración nasal beneficia a todo aquel que tiene tos, debido a que al hacerlo humedece y esteriliza las vías respiratorias a la vez que reduce la irritación que produce la tos. Una vía respiratoria húmeda, mantiene el moco delgado; la mucosidad gruesa irrita y causa tos ya que hace más difícil el poder limpiar el moco... por lo que instintivamente usted tose... creando un círculo vicioso.

Por supuesto, muchas personas con tos también tienen sus narices congestionadas (un buen momento para una olla Neti, o solución salina NeilMed, o Xlear descongestionante natural). El método Buteyko gradualmente irá solventando el inconveniente de la nariz congestionada, haciendo posible el respirar por la nariz. Si tiene congestión crónica, ésta transición será mucho mejor si está supervisada por un profesional.

Véase el diagrama del ciclo de la tos, en la página siguiente. (Nota para los médicos: «baja la presión de CO_2» se refiere al CO_2 en los alvéolos, no en la sangre).

Medicamentos para la tos trabajan para adelgazar o secar el moco, suprimir/sensación de entumecimiento, o forzar la apertura de las vías aéreas, pero no abordan la raíz de la causa y, a veces, hace que se empeore en el largo plazo. Buteyko aborda la hiperventilación, restaura la respiración nasal suave, y por lo tanto se ocupa de la causa e invierte el ciclo.

Así que aquí está cómo utilizar los principios Buteyko para una tos aguda. La idea es sustituir la tos por un trago de agua, debido a que el trago es menos traumático para los tejidos. A medida que deja de toser, las cuerdas vocales estarán menos irritadas, al producir menos moco, se puede sanar, lo que a la vez le hace toser menos. De esta forma, usted puede revertir el ciclo vicioso de la tos. Es muy sencillo:

- Siempre mantenga un vaso de agua a la mano
- Cuando sienta la necesidad de toser, tome un pequeño sorbo
- Trague duro y trate de no toser
- Si es absolutamente necesario toser, después de unos sorbos de agua trate de toser en silencio con la boca cerrada

Alternativamente, se puede tratar de utilizar el ejercicio de la mini pausa:

- Cómodamente respire por la nariz
- Tape su nariz con dos dedos
- Detenga el aliento a la cuenta de 5. Libérelo
- Suavemente, respire por la nariz hasta 3-4 respiraciones
- Repita durante 3-5 minutos o hasta que la necesidad de toser se haya ido.

Mientras más usted practica el ejercicio de respiración relajada y hace de la respiración nasal suave su nueva forma de respirar, más rápidamente se recuperará de la irritación de las vías respiratorias. Muchas personas creen que deben toser con fuerza para limpiar sus pulmones, pero una tos suave también es efectiva. De esta forma las vías respiratorias se mantendrán abierta, a diferencia de las vías respiratorias restringidas en el asma, tal como Golan lo explica. La flema vendrá en forma natural, sin dañar los tejidos de la garganta o forzar al corazón.

Vamos a aprender más sobre el método Buteyko para la tos crónica en el capítulo 10, «Tosedores crónicos y el arte de la medicina».

La acupresión: cómo hacer la acupuntura sin usar las agujas

La acupuntura como medicina tradicional china ha mostrado grandes resultados en el tratamiento de síntomas como la tos el dolor y en ocasiones

Ciclo de la Tos Según Buteyko

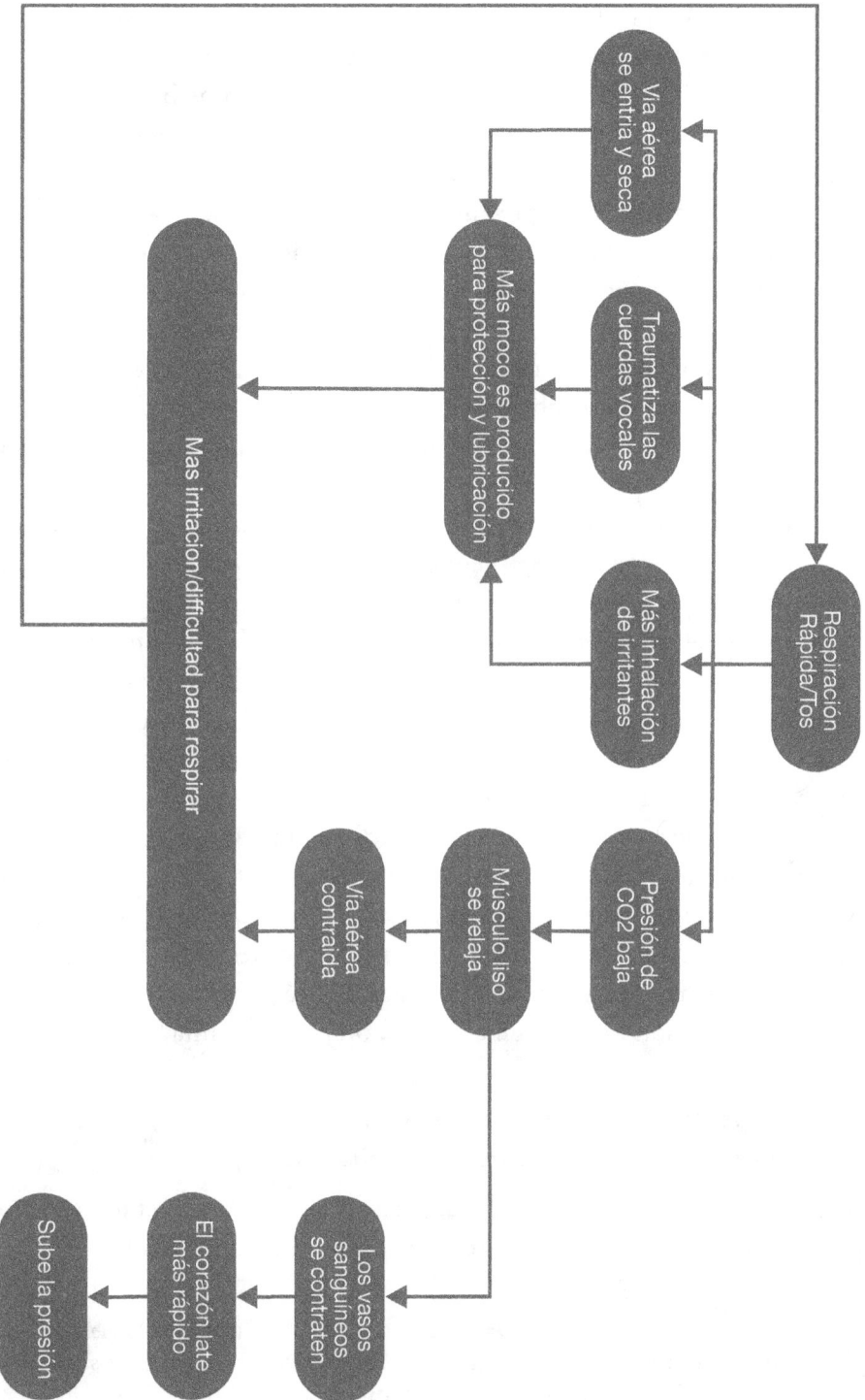

Respiración Rápida.Tos

Vía aérea se entria y seca

Traumatiza las cuerdas vocales

Más inhalación de irritantes

Más moco es producido para protección y lubricación

Mas irritacion/difficultad para respirar

Presión de CO2 baja

Músculo liso se relaja

Vía aérea contraída

Los vasos sanguíneos se contraten

El corazón late más rápido

Sube la presión

enfermedades específicas como epilepsia. Gradualmente ha sido aceptada como forma de tratamiento por la medicina tradicional. Es un ejemplo claro y específico de que aun cuando no entendemos bien el principio básico sus efectos son innegables. Cada día son más las publicaciones en revistas médicas prestigiosas donde se prueba el valor de este método.

A diferencia de la acupuntura, la acupresión es segura para practicar en casa. Usted no necesita un gran conocimiento o agujas especiales para practicarlo. Lo puede hacer en cualquier lugar. Los puntos de la tos en particular, están localizados en la espalda, por lo que usted va a necesitar alguien que los presione por usted. Usted puede obtener incluso mejores resultados de un practicante de acupresión profesional. (Para una tos crónica, visite a un acupunturista profesional para un protocolo adaptado individualmente para su tos en particular).

Son muchos los puntos de acupresión para la tos. Los puntos más eficaces pueden variar dependiendo de la persona, pero hay algunos puntos que son particularmente comunes. Estos puntos casi siempre serán sensibles si se aplican efectivamente. Para manipular un punto, usted no tiene que utilizar una gran cantidad de presión. El objetivo es estimular al cuerpo para responder. Si utiliza diferentes cantidades de presión (presionar y soltar, presionar y soltar) el cuerpo va a permanecer más sensible y obtendrá una mejor respuesta.

Cuando vemos la ubicación de estos puntos, se puede observar que muchos de ellos están en el pecho y la espalda. Los más cerca de los pulmones, y por supuesto ayudan a reducir la tos. Casi todos estos puntos también ayudarán a reducir los síntomas de un resfriado o gripe. Usted también puede hacerse un auto masaje de la técnica qi gong para ayudar con la circulación linfática en el cuello, orejas y garganta.[9]

Puntos de acupresión generales para la tos
(Ver los diagramas en las páginas siguientes)

No se preocupe por las ubicaciones exactas; simplemente busque en toda el área hasta que encuentre puntos sensibles o inflamados.

---

9 Estas recomendaciones son del Dr. James Tin Yao So, fundador de la Escuela de Nueva Inglaterra de la acupuntura, a través de Jerry Kantor, LicAc, CCH, uno de sus primeros estudiantes; y con Jared West, L.Ac., acupunturista de la Cleveland Clinic de Ohio.

1. **CV 17**: el centro del esternón entre los pezones (a nivel del espacio por debajo de la cuarta costilla).

2. **Pulmón 1**: Ponga su brazo recto hacia afuera, paralelo al suelo y palpe debajo, desde el hombro hasta debajo de la clavícula (profundo) al igual que en el interior del hombro.

3. **Riñón 27**: el espacio vacío debajo de la clavícula, a unos 3.5 cm de la línea media.

4. **Punto «Detener la tos» o «Detener el asma»**: en el punto justo a cada lado de la columna vertebral en C7. (En la base del cuello, encuentre el primer «gran montículo» vertebral a medida que va bajando por la columna vertebral).

5. **Vejiga 12**: alrededor de 2.5 cm cada lado de la línea media en el espacio entre la segunda y tercera vértebras torácicas. (las vértebras torácicas presentan las depresiones más grandes de la columna vertebral, a medida que avanzan hacia abajo desde la parte posterior de la cabeza).

6. **Vejiga 13**: cerca de 2.5 cm en cada lado de la línea media de la tercera vertebra torácica, justo debajo de la **vejiga 12**.

7. **Pulmón 5**: justo afuera del tendón largo del pliegue del codo cuando doblas el mismo; Pulmón 5 lo encuentras en el hueco formado por el tendón.

8. **Pulmón 6**: Partiendo del Pulmón 5, te diriges casi a medio camino del pliegue de la muñeca (donde su mano comienza) en la parte exterior de su hueso radio (el hueso más grande en el antebrazo), y encuentra el Pulmón 6 en el hoyo que usted va a palpar.

Tos con flema

9. **Estómago 40**: Encuentre el punto central de la parte exterior del tobillo y el pliegue detrás de la rodilla; a medio camino entre estos dos puntos esta la dimensión vertical. Horizontalmente, encuentre el borde externo de la tibia (hueso principal debajo de la rodilla) y vaya un poco más de un 1 cm más allá de la línea media, en el punto medio vertical.

Tos con ansiedad

10. **Corazón 6**: cerca de un poco más de un 1 cm por encima del pliegue de la muñeca, entre el tendón grande de la base del dedo pulgar y el tendón al lado de él.

Tos con repercusiones en la cabeza
(sinusitis, secreción nasal, dolor de cabeza)

11. **Intestino grueso 4**: en la parte superior del montículo formado sobre el dorso de la mano cuando se presiona el pulgar y el índice.

Tos con fiebre

12. **GV14**: en la línea media, justo por encima de la primera vértebra torácica, que está justo por debajo del «gran montículo» de la primera vértebra en la base del cuello a medida que avanza hacia abajo por la espina dorsal.

La acupresión para los resfriados y el drenaje linfático

Hay dos técnicas de acupresión que Jared West utiliza comúnmente para los oídos y la garganta. Él ha encontrado que ambos son muy eficaces para mejorar la circulación local, drenaje linfático –debido a su ubicación– y la reducción de los síntomas del resfriado común.

1. Coloque el dedo índice de detrás de la oreja y el dedo medio delante de la oreja de modo que los dedos forman una V. Luego frote ligeramente los dedos a cada lado de la oreja. La piel debe comenzar a sentir calor, pero no irritada o incómoda en absoluto. Si se torna incómodo, use menos presión. Continuar frotando suavemente durante 30-60 segundos.

2. Colocar el dedo pulgar e índice de la misma mano a cada lado de la garganta comenzando justo debajo del hueso de la mandíbula. Usando una presión muy ligera que se deslizan por la garganta hasta el centro del pecho. Alterne las manos utilizando la presión mínima. Esto va a facilitar el movimiento de la linfa a través de la garganta y va a estimular puntos de acupresión en el pecho. Estos gobiernan la respiración y la inmunidad.

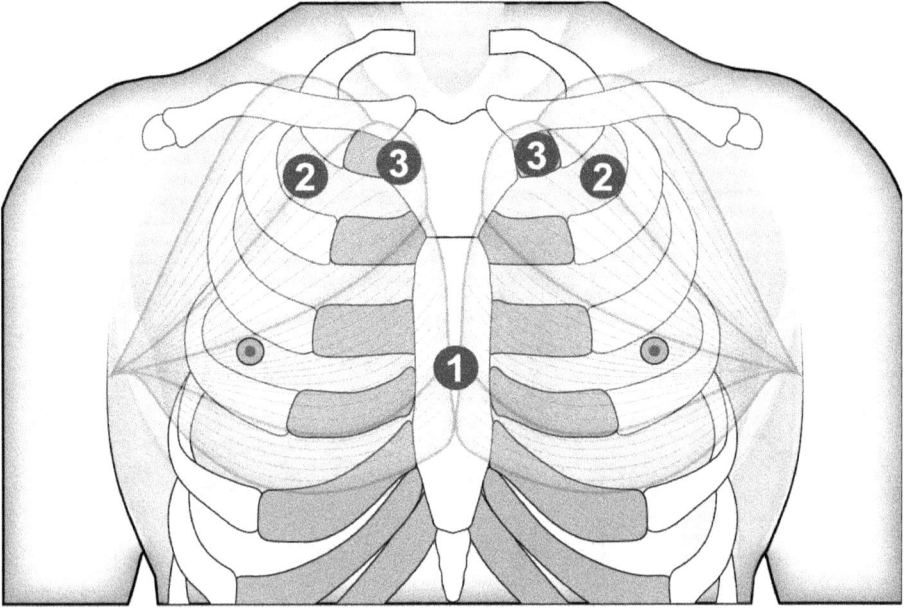

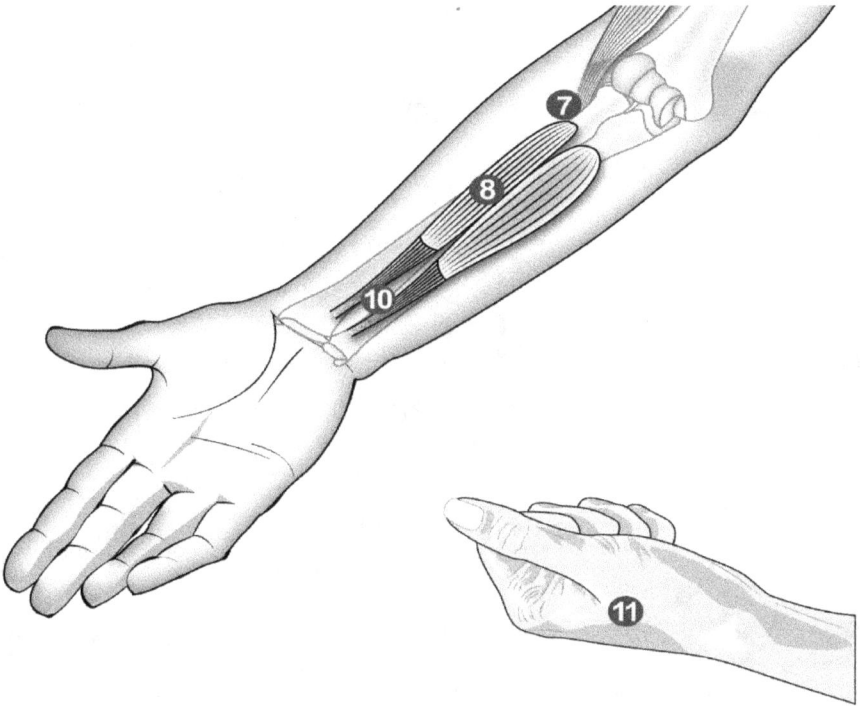

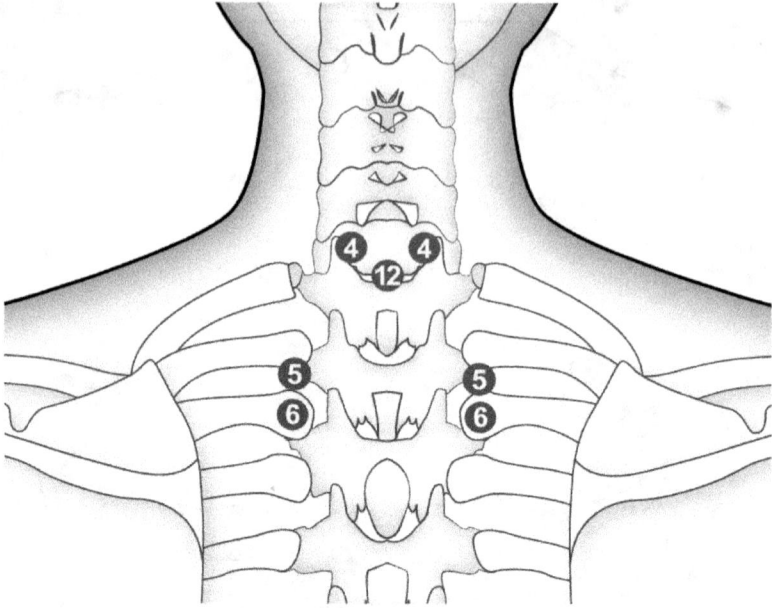

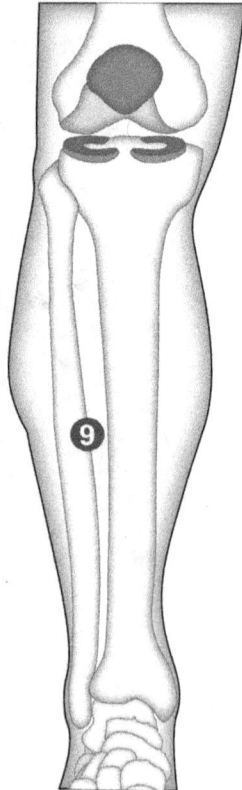

También se siente bien para el dolor de garganta. Continuar alternando manos durante 60 segundos. De nuevo, parar si esto llega a ser incómodo sobre todo si siente mareos durante el ejercicio.

West, nunca ha visto que alguien se maree con el segundo ejercicio, pero dice que el exceso de presión podría hacer eso, así que asegúrese de usar un toque ligero.

Ayunar

El ayuno (en su forma más estricta, evitando todos los alimentos y bebidas, excepto el agua) se ha utilizado desde la antigüedad para la curación y la renovación espiritual. El ayuno es una forma natural para que el cuerpo se enfoque en la curación, porque la digestión consume mucha energía. Incluso los animales tienden a esconderse y evitar comer mientras están enfermos con el fin de conservar su energía para la curación.

La investigación moderna ha documentado la eficacia del ayuno —y de su versión más suave, la reducción de calorías a largo plazo— para prevenir el envejecimiento, apoyando el sistema inmunológico, y el tratamiento de una amplia gama de condiciones tales como la ansiedad, la hipertensión, la epilepsia y la obesidad. En un estudio realizado en Ucrania, por ejemplo, un curso de tres días de ayuno fue eficaz para pacientes con asma ligera y pacientes con asma persistente, además de mostrar un menor número de infecciones virales.

Y en el estudio más estrechamente relacionado con nuestro tema de la tos aguda, las ratas a las que no se les permitió comer durante 24 horas, tenían liberación de histamina menor que sus compañeros con libre amamantamiento. ¿Qué hay de especial en la prevención de la liberación de histamina? Si alguna vez has tomado un antihistamínico, ya sabes lo que las histaminas pueden causar en términos de una secreción nasal y escozor en los ojos. Los técnicos de laboratorio en este experimento, contaron cuántas veces «las pequeñas ratitas» estornudaron y se frotaron la nariz con sus diminutas patas después de haber sido expuesto a un alérgeno.

A mis pacientes con diabetes le advierto que no deben practicar ayuno sin consultarlo previamente con sus médicos ya que puede causar una baja peligrosa del azúcar. Sería aconsejable para cualquier persona con una enfermedad crónica el consultar a un médico que comprenda el valor del ayuno.

Yo uso el ayuno para tratar mis propias enfermedades agudas. Si me despierto con un dolor de estómago, dolor de garganta, o la etapa inicial de resfrío, posterior a la oración de la mañana, continúo con un día con té de hiervas y jugos de fruta, además de una gran cantidad de agua. Si es posible, también observo un «ayuno electrónico» manteniendo un devoto ambiente silencioso apagando mi teléfono celular y computadora. Admito que es difícil ir a trabajar el primer día de un ayuno, ya que la gente tiende a sentirse débil y cansado. Pero al día siguiente por lo general se siente totalmente recuperado con energía extra del día de ayuno. Lo practico regularmente y es un método muy popular entre los miembros de mi iglesia.

Este método puede incluso trabajar para enfermedades crónicas. Recuerdo durante mi entrenamiento en Washington DC un paciente que me informó haberse curado de sarcoidosis con la oración y el ayuno. (La sarcoidosis es una enfermedad crónica-inflamatoria, que generalmente afecta al pulmón, para lo cual la medicina convencional no tiene cura). Inicialmente no lo creí, investigué y me sorprendí al encontrar que los investigadores pragmáticos han documentado los beneficios emocionales, espirituales y físicos de la oración.

En la tradición cristiana no existe una oración especifica. La oración de sanidad en la tradición cristiana es dirigida a la restauración completa y la curación; se ora para la orientación de los profesionales de la salud que cuidan al paciente; y para la «comprensión de lo que Dios quiere que aprendamos de estos tiempos difíciles». Debemos tener en cuenta que Dios siempre responde en su tiempo y voluntad. Su deseo para nosotros es perfecto, aun en el sufrimiento.

Cuando brindamos consejería a pacientes en la UCI –alguno de ellos cercanos a la muerte, otros han sobrevivido a ese encuentro– sugerimos que debemos estar seguros que hay un propósito mayor, al haber vivido esa experiencia. He sido testigo de que estas crisis de salud hacen a las familias acercarse y, a veces, despertar en la gente a un renacimiento espiritual.

Recuerdo una paciente que utilizó el ayuno con éxito.

Natalie había visto a varios médicos y estaba frustrada en el momento que decidió venir a mi clínica. Tuve una extensa y franca conversación con ella sobre los factores desencadenantes de su tos y encontró que la misma empeoró cuando su hija cumplió los 20 años de edad y se fue de casa. Natalie empezó a llorar mientras describía lo difícil que había sido para ella criar a su hija como madre soltera, agravada por la turbulenta relación con su ex-esposo. Ella y su hija no habían hablado durante meses, y cada vez que pensaba en su hija, ella empezaba con un llanto que se convertía en una tos.

Natalie visito más de 7 neumólogos, otro tanto de alergistas y otorrinos. Trajo consigo una carpeta llena de todos los exámenes que se le hizo. Y para más frustración todos estaban normal. Unos le decían que no tenía nada, otros que era psicológico otros una combinación de todo. La llenaban de medicinas que no le quitaban la tos, pero la hacían ganar de peso entro otros efectos secundarios.

Conversé con Natalie sobre la importancia del perdón, de cómo ella y su hija necesitaban perdonarse con el fin de sanar su relación y curar su tos. Natalie empezó a comer en exceso, bien fuera por olvidar sus sentimientos o llenar su vacío interior, de modo que hablé con ella sobre el ayuno y luego cómo mejorar su dieta. Le sugerí que comenzara a hacer ejercicio, le enseñé algunos ejercicios de respiración, y le indique cómo usar un recipiente adecuado para limpiar las secreciones nasales.

Natalie siguió todas estas instrucciones, y cuando regresó a los tres meses para su consulta de seguimiento, casi no le reconocí. Su secreción nasal y su tos se habían ido, su hija había vuelto a casa, salían a caminar juntas cada mañana, y su cara triste había cambiado totalmente a una de felicidad.

El poder de la oración

El Dr. Larry Dossey es pionero en el estudio de la curación por la oración a distancia Él ha descrito un estudio original en pacientes después de la cirugía: además de los tratamientos convencionales, a la mitad de los pacientes les fueron ofrecidas oraciones por personas que ni siquiera les conocían; los resultados fueron dramáticos. El grupo al cual se les brindó oraciones, tuvo una puntuación de gravedad mucho menor y necesitó menos medicamentos (antibióticos y diuréticos) y menos asistencia ventilatoria con la respiración. Como Dossey ha observado, si se descubriera un medicamento con tales beneficios, se habría adoptado inmediatamente en todos los hospitales de América.

Hasta ahora, el concepto de la sanidad a través del poder de la oración despierta enorme escepticismo. Dossey admite que esto es así porque desafía nuestra visión de la realidad. La medicina convencional ha pasado por tres fases principales en los últimos tiempos: el modelo mecánico (cuerpo como máquina para ser manipulado por las drogas y la cirugía); seguido en la década de 1970 por la aceptación de la medicina moderna de la conexión mente-cuerpo en «enfermedades psicosomáticas»; y ahora «no efectos locales», el papel de la conciencia, sobre la base de nuestra interconexión incluso a distancia». Estamos en la cúspide de esta tercera etapa, como se evidencia por los efectos no locales que desafía al paradigma dominante.

El efecto de la oración está claramente no basado en el efecto placebo. Dossey señala que la mayor parte de los estudios han sido a «ciegas» (la gente no sabía que se estaba orando por ellos), y la oración, incluso ha trabajado en la curación de los animales. En un estudio increíble: la mitad de las mujeres en una clínica de fertilidad de Corea que estaban teniendo dificultad para concebir, recibieron oración de personas en Estados Unidos y Canadá; estas pacientes tuvieron embarazos exitosos en el doble de la tasa del grupo de control a quienes no se les concedió ninguna oración. Ninguna de las mujeres involucradas estaba enterada de la oración.

Dossey indica que después de años de escepticismo por parte de la comunidad médica, la oración se incluye ahora en el plan de estudios de 90 facultades de medicina. Más de un centenar de estudios de investigación sobre la oración se resumen en los libros de Dossey, en particular «Palabras de sanidad: El poder de la oración y la práctica de la medicina» y «La oración es buena medicina».

Meditación

Calmando la mente a través de la meditación, es la forma natural de sentirnos más tranquilos y poder así respirar de forma relajada. También podemos desarrollar la capacidad de enfocar la energía de curación de nuestro cuerpo en un lugar o problema en particular.

Meditar plenamente, como lo enseña el Dr. Jon Kabat-Zinn es bien conocido y bien documentado en el ámbito hospitalario. El Dr. Kabat-Zinn y su equipo del Centro Médico de la Universidad de Massachusetts para la Escuela de la Atención Plena, merece un enorme reconocimiento por establecer la validez de la meditación a través de la investigación y haciéndola una modalidad aceptable en la medicina convencional.

Personalmente, Burke Lennihan ha encontrado una forma de meditar centrada en el corazón, que funciona mejor para ella que aquella basada en la mente. ¡Tal vez su mente está más ocupada que la mayoría de la gente! Como muchos han observado, «no hay una mejor forma de meditación»; sin embargo, hay una que funcionara mejor para usted, y puede que tenga que probar varios tipos para encontrar su preferida.

Si usted quisiera aprender Meditación de Atención Plena, puede fácilmente encontrar libros del Dr. Kabat-Zinn, descargando de Internet guías y aplicaciones de meditación. Aquí voy a compartir algo de las técnicas de meditación favorita de Burke centrada en el corazón, una de las que ella enseña en sus clases de meditación en el Centro de Bienestar de la Universidad de Harvard, donde el reto de calmar la mente es de importancia capital para los participantes.

Suavemente, tóquese a sí mismo en el centro del esternón, justo a donde se está apuntando cuando dice «Este soy yo» (nosotros no señalamos hacia nuestro cerebro). Lleve su conciencia a este lugar e imagine su respiración entrando y saliendo de este punto, directamente en el pecho, en lugar de su nariz o boca. Siga su respiración a medida que el aire ingresa hacia el pecho, apenas algunos centímetros detrás de donde su dedo está tocando el pecho y unos cuantos centímetros en frente de su columna vertebral, justo en el centro de su pecho. Imagínese una bola de luz de oro brillante y amor, de calor y energía. Ese, es el «centro del corazón».

Para una simple meditación centrada en el corazón, siéntese con los ojos cerrados, escuche música que le brinde paz y tranquilidad, si usted quiere, y continúe respirando lenta, profunda y suavemente. A medida que inhala, sentirá que está respirando en paz; mientras exhala, sienta que está dejando ir los pensamientos, dejándolos volar hacia fuera como si estuvieran flotando sobre una marea que se va.

Usted obtendrá el mayor beneficio de esto si lo practica regularmente, cinco o diez minutos al día. Usted se dará cuenta, igualmente, que usted no se molesta por cualquier cosa (¡o personas!) que normalmente le irritaban o molestaban. Es probable que tenga menos preocupaciones sobre el futuro y menos autocrítica sobre el pasado. En cambio, se sentirá más plenamente consciente del presente, siendo capaz de tener relaciones interpersonales amorosas positivas con los que le rodean. Verá beneficios a las pocas semanas de hacer meditaciones, una práctica diaria. La meditación combinada con adoración y oración sencilla fue practicada con frecuencia por los monjes cristianos por miles de años.

Visualizaciones guiadas

La visualización es una técnica ampliamente usada por los psicólogos y terapeutas para tratar una gran diversidad de enfermedades. Usted puede usar la visualización para superar conscientemente el reflejo de la tos o cualquier cosa que la esté provocando. Esto puede ser fácil de hace en una situación de emergencia si usted practica meditación y visualización en una base diaria.

Por supuesto, usted no debe hacer esto si usted necesita toser mucosidad o alguna otra cosa en los pulmones. A veces, sin embargo, la tos se convierte en una especie de hábito que en realidad no necesita, y esta visualización puede ser útil.

Digamos que usted siente un cosquilleo en la parte posterior de la garganta y sabe que está a punto de tener tos. Esto es especialmente probable que suceda cuando usted está en medio de una conferencia o un concierto, lo que demuestra que es al menos ¡parcialmente psicosomático! Al momento en que las cosquillas se presentan, su cuerpo reacciona mediante la contrición de la garganta. En su lugar, traiga la sensibilización de su conciencia a ese punto (usted es realmente bueno en esto porque ha estado practicando su meditación diaria) e imagine su garganta relajada y abierta. Tan a menudo como el cosquilleo/constricción regrese, visualiza su garganta relajada y abierta. He usado esta técnica muchas veces para superar la tos en una situación en la que sería embarazosa o molesta.

El poder de la meditación y la visualización guiada ha sido bien documentada por Peggy Huddleston en su libro *Prepararse para una cirugía. Recupérese más rápido*. Su investigación en algunos de los hospitales universitarios más prestigiosos de Boston, muestra que estas técnicas ayudan a las personas a recuperarse más rápidamente de la cirugía con menos dolor, teniendo menos necesidad de anestesia, y con menos complicaciones. De hecho, Huddleston ahora enseña el método para pacientes con cáncer y ella dice que puede ser utilizado para cualquier persona con cualquier enfermedad. Si bien el libro y CD sobre la meditación guiada son esenciales para cualquiera que desee dominar totalmente la técnica, se puede resumir como:

- Organizar un equipo de apoyo de la familia y amigos;
- Aprender a relajarse convocando mental un sitio que a usted le encante, donde usted se sienta muy a gusto;
- Visualizar un resultado positivo muy deseado, después de la cirugía, tales
- Como una actividad favorita que usted será capaz de reanudar cuando se recupere;
- Creando una actitud mental positiva en lugar de detenerse ante las preocupaciones;
- Repetir frases positivas como afirmaciones (y /o teniendo a su equipo quirúrgico repitiéndolas para usted mientras esta bajo anestesia); y
- Pedir a sus amigos y familiares que les rodeen con amor y oraciones, mientras está en cirugía. Huddleston describe esto como la «manta de color rosa del amor».

Por supuesto, hay mucho más en el método. Razones fisiológicas a causa de los poderosos efectos de este simple método, que incluyen la disminución de la pérdida de sangre cuando la persona está relajada. Cuando alguien está bajo estrés, el mecanismo de «angustia» contrae los vasos sanguíneos y aumenta la frecuencia cardíaca y la presión arterial. Esto puede causar que la sangre fluya más del doble de lo normal, eso hace que haya mayor pérdida de sangre durante la cirugía. Si la misma persona está relajada durante la cirugía, se perderá sustancialmente menos sangre –lo que explica los beneficios del método «prepararse para la cirugía» en los estudios de investigación. Este es solo uno de mucho de los beneficios físicos, documentados, en el libro y en la página Web: www.healfaster.com (disponible en inglés).

Afirmaciones

Afirmaciones son declaraciones en el presente que establecen una intención positiva para el futuro. Usted puede crear su propia declaración basada en metas específicas para la salud o puede utilizar la famosa afirmación original de Emile Coué publicado hace más de 100 años:

«Cada día y en todo sentido estoy cada vez mejor y mejor».

La elección de una meta de salud por sí mismo es bueno, pero también puede ser limitante. Tal vez usted podría aprender una lección en particular a partir de una condición de salud antes de superarla. O tal vez usted podría terminar más saludable en general ya que le obliga a cambiar a un estilo de vida más saludable. Simplemente visualizando que una condición de salud ha desaparecido podría no ser lo mejor para usted en un panorama general. La afirmación de Coué, permite que la energía de curación pueda ir a donde se necesita, sin tener usted que hacerlo o escogiendo un resultado específico.

Aquí hay más sugerencias para decirlo efectivamente:

- ❧ Simplemente deje que las palabras fluyan a través de su mente.
- ❧ No involucre su voluntad; dígalo como si no es en serio.

- Dígalo 20 veces (o más) antes de dormirse.
- Dígalo de nuevo 20 veces al despertar.
- También puede repetirlo en cualquier otro momento cuando su mente.
- No está ocupada durante el día. De esta forma, sus pensamientos de curación se asentarán en su inconsciente.

Usted puede encontrar docenas de frases afirmativas de Louise en su página web www.LouiseHay.com/affirmations (disponible en inglés). Va a encontrar frases de afirmación para la salud («Estoy libre de dolores y en total sintonía con mi vida», «Amo cada célula de mi cuerpo»), así como para la inspiración espiritual («Mi día comienza y termina con gratitud y alegría», «Soy uno con el mismo Poder que me ha creado»).

Usted va a encontrar muchas más afirmaciones en su página web, bellamente ilustrada, y es posible que se inspire para crear la suya propia. Una persona con problemas respiratorios, por ejemplo, podría decir: «Yo respiro libremente y con facilidad» para ayudar a crear una intención positiva para una mejor respiración. O usted podría optar por repetir una declaración mezcla la salud física con elevación espiritual, tales como «yo respiro en paz con cada inhalación; ofrezco gratitud en cada expiración». La idea es encontrar una frase u oración que te inspire, que aflore fácilmente si se dicen en voz alta o en silencio, y luego repetirlo muchas, muchas veces al día.

Caminando en el bosque

¿Sabías que en Japón caminar en un bosque de pino se utiliza como tratamiento para la depresión? Tiene sentido intuitivo el caminar por el bosque combina el ejercicio, el aire fresco y la fragancia de pino, todos los «antidepresivos naturales». Los japoneses han realizado investigaciones sobre lo que ellos llaman shinrinyoku o «baño forestal» como sustituto de antidepresivos.

Usted también puede decir sus oraciones, o repetir sus afirmaciones, mientras camine por el bosque. Se llama mulfuncionando con sus métodos de cuerpo y mente.

Su guía abreviada para los métodos de cuerpo y mente

Tómese unos minutos para una de las prácticas de este capítulo. El Dr. Gus dice a sus pacientes que van a ser los más agradables minutos de su día. La forma más fácil de comenzar podría ser, orado en la mañana o escuchando nuestras meditaciones guiadas en nuestra página de Internet (Pronto disponibles en español). Los otros métodos valen la pena tomarse el tiempo para aprender y practicar.

Considérelas una inversión en su salud. Una inversión de su valioso tiempo.

¿DayQuil, NyQuil, QuéQuil?
Eligiendo el producto sin prescripción que usted necesita

Era un día lluvioso de invierno en el sur de la Florida, la temperatura había descendido a 65°F o 18°C. Cada ciudadano de la Florida, en la ciudad de Weston, tuvo la oportunidad de poder utilizar sus prendas de vestir de cuero. Nicole, mi preciosa esposa, no fue la excepción. Ataviada en su ropa de invierno, ella salió corriendo a la farmacia local.

Allí, de pie en el pasillo de la medicina para la tos, estaba un motociclista vestido de cuero negro. Se veía miserable. Se aclaraba constantemente la garganta y se pasó los dedos por debajo de la nariz para recoger los goteos. Por el rabillo del ojo, Nicole se dio cuenta que tomaba cajas (a veces tres a la vez), leía las etiqueta y las colocaba de vuelta. Hizo esto en innumerables ocasiones. Finalmente puso todas las cajas de vuelta, tornó los ojos y dejó escapar un fuerte suspiro de pura frustración. Mi bella esposa, siempre dispuesta a ayudar, comentó: «Usted no sabe cuál elegir, ¿verdad?».

«Sí».

«Yo sé lo frustrante que puede ser» —dijo ella.

«Estoy obstinado, es la tercera vez que vengo a la farmacia en dos semanas, con los mismos síntomas, y todavía no he acertado con el medicamento correcto. Pareciera que no están funcionando».

Con una sonrisa compasiva ella respondió: *«No se preocupe. Voy a ayudarle; más importante aún, voy a ayudarle a ahorrar tiempo y dinero, mostrándole cómo leer las etiquetas».*

«¿Es usted un médico?», preguntó.

«No, mi marido si lo es y se especializa en la tos. Él ha escrito sobre usted», respondió ella.

«¿Sobre mí?».

«Bueno, no literalmente sobre usted, pero de las personas como usted que luchan cuando se trata de la elección de la medicación adecuada. Sé que es un hecho que muchas veces cuando le preguntamos a los farmacéuticos, ellos nos señalan hacia un grupo de medicamentos en el estante y terminamos adquiriendo cualquiera.

«Oh, usted no tiene idea», dijo. «He visitado centros de urgencia en dos oportunidades en las pasadas dos semanas. Me han recetado antibióticos y los supresores de la tos y sigo igual».

«Uf, eso es terrible. Mire, deje que le enseñe, la portada es simplemente un nombre llamativo que muestra ciertos síntomas. Las empresas cambian el nombre del medicamento cuando lo desean. Por ejemplo, los componentes activos de Robitussin se encuentran bajo una marca diferente de compañías como Target, Wal-Mart, CVS, Walgreens, y otros en EEUU. En Latinoamérica tiene un nombre distinto prácticamente por país. Cada laboratorio farmacéutico le pone su nombre llevándonos a una confusión aún mayor.

¿Está botando flema?».

«No, sólo tengo esta tos seca persistente con un cosquilleo en la garganta. Del resto, estoy bien».

«Bueno, mi marido dice que un antihistamínico es todo lo que las personas necesitan para ese tipo de tos». Tomó un antihistamínico genérico y se lo entregó. «Vea», dijo, señalando a la estantería, «nombres de marca son más caros que los genéricos y tienen los mismos ingredientes activos. Esto es lo que mi esposo recomienda». Él sonrió y parecía agradecido por la rápida lección.

Vamos a echar un vistazo más de cerca y permítame descifrar el mundo desconcertante de los medicamentos sin prescripción.

Resolviendo el enigma de los medicamentos sin prescripción.

El mercado de las drogas sin indicación para la tos y resfriados necesita, urgentemente, una reforma por parte de la Administración de Alimentos y Medicamentos (FDA) en los Estados Unidos y en Latinoamérica necesitamos con urgencias un sistema que regule o certifique su contenido. Sin embargo, incluso si interviene la FDA en los Estados Unidos, otro problema con los medicamentos para la tos de venta libre y el resfriado todavía permanecerá: el público en general no ha sido educado en cómo elegir el más adecuado.

De hecho, incluso los expertos en el campo ¡no están bien informados! Hace poco vi un buen amigo, un neumólogo de renombre, dándole a sus hijos Robitussin (un antitusivo de venta sin recetas). Yo no lo podía creer. «Robitussin-tos y refriado antitusivo para niños», ésta son combinaciones de 3 medicamentos (dextrometorfano, guaifenesin, fenilefrin) con significativos efectos colaterales y ninguna investigación que demuestra su eficiencia individual.

Desafortunadamente, ni una sola escuela de medicina, residencia, o sub-especialidad, ofrece un curso de medicamentos de venta libre, y es por eso que, incluso los médicos, no conocen todas las características de ellos. Pero no es nada difícil. La gente en todos los niveles de la educación asume que sólo porque son productos en los estantes de la farmacia son seguros y efectivos, pero a menudo no lo son. Con este libro espero abrir las puertas para descubrir, descifrar, exponer y quitar cualquier misticismo el enigma de los medicamentos de venta libre.

Recomiendo probar, primero, el método natural, sin embargo, si eso es demasiado lento para usted, este capítulo le enseñará cómo escoger la más segura y efectiva medicina sin prescripción. Tratar de elegir las medicinas sin prescripción puede resultar abrumador, pero si usted aplica los principios que a continuación ponemos a su alcance, verá que todo es mucho más sencillo. (Véase el cuadro sinóptico en las páginas 146-151 para más detalles):

- Cuando usted utiliza medicamentos de venta libre, elija remedios basado en los síntomas predominantes que usted tiene, evite medicinas combinadas que contienen ingredientes que usted no necesita.

- Los medicamentos de venta libre pueden tomarse en combinación con remedios naturales y / o medicamentos homeopáticos para obtener resultados óptimos.

- Yo recomiendo un antihistamínico (como Claritin, Allegra, Zyrtec, o Benadryl –nombre comercial EEUU–) y una dosis baja de Tylenol (menos de 1500 mg al día total de acetaminofén), además de un spray nasal de solución salina si su nariz esta congestionada. Usted puede aprender sobre otros medicamentos de venta libre que pueden ser utilizados con más cautela, en nuestra tabla de las páginas 146-151.

Leyendo la etiqueta

La lectura de etiquetas de los medicamentos puede ser un desafío. Tal vez «un desafío» es un eufemismo. En primer lugar, sé que la lectura de los ingredientes activos (la parte de los ingredientes que son efectivos) puede ser como tratar de leer otro idioma. Pienso que tratando de impresionar, las empresas farmacéuticas colocan nombres impronunciables y confusos. Dicho esto, continuemos y examinemos en detalle las etiquetas.

Cada etiqueta de las medicinas tienes dos caras. La parte anterior y la parte posterior llamadas parte A y B. La parte A muestra algo atrayente, fácil de leer y recordar junto a una lista de las enfermedades o condiciones que la medicina dice combatir: fiebre, escozor nasal, tos, nariz congestionada y mucho más.

Las compañías farmacéuticas saben que el consumidor promedio no reconoce o pronuncia el nombre científico del ingrediente activo, de manera que ellos promocionan su marca: Tylenol, en vez de acetaminofén, Bayer, en vez de ácido acetilsalicílico, NyQuil, en vez de dextrometorfano. Ellos utilizan música pegajosa junto lemas publicitarlos los cuales ayudan a que usted recuerde el producto. «Plop-plop-fiz, fiz, ¡oh que alivio! Si eso hace que usted piense en Alka-Seltzer, entonces el trabajo de publicidad ha sido bien hecho. ¿O qué tal "la medicina para los estornudos, tos, dolor de cabeza y fiebre, para que usted pueda descansar"? NyQuil, por supuesto. Recuerde, sólo porque es pegajosa la propaganda, o sabrosa la medicina, no significa que el medicamento es eficaz.

Probablemente usted tenga un estilo de vida ocupado y quiere entrar y salir de la farmacia en cinco milisegundos, por lo que puede estar tentado a tomar su decisión basada sólo en la parte A de la etiqueta. Este lado, es fácil de leer y se identifica con ella, ya que se enumeran los síntomas en los que la medicina afirma trabajar. Pero si usted no lee la parte B, se encontrará con tres problemas fundamentales:

En primer lugar, usted corre el riesgo de elegir una medicina que probablemente no necesita al elegir una combinación de dos o tres fármacos que le imponen.

En segundo lugar, al no elegir un medicamento que pueda hacer efecto sobre su condición, usted probablemente termine yendo y volviendo a la farmacia por otros productos con la esperanza que alguno de ellos funcione, pero la verdad es que usted encontrara la misma medicina con otro nombre. Tomar mucha cantidad del mismo ingrediente activo puede causar efectos indeseados y puede llegar hasta una sobredosis que puede ser fatal (por ejemplo, en el caso de Tylenol: ver página 20).

Tercero, usted puede terminar pagando más por un nombre de marca, ya que, por supuesto, la empresa de publicidad ha hecho su trabajo. La próxima vez que usted esté en una farmacia, examine la fórmula genérica que está al lado de la marca comercial y usted podrá ver que tiene los mismos ingredientes activos. Usted aprenderá más sobre los «ingredientes activos» a medida que nos metamos más en la parte «B» de las etiquetas.

La parte B de la etiqueta es la que muestra los ingredientes activos, efectos colaterales, precauciones y dosis. La mayoría de la gente da vuelta la caja y lee la parte B para saber sobre la dosis. Sin embargo, esta es el lado que merece su atención.

Es muy sencillo. De los más de 3.000 medicamentos de venta libre (OTC por sus siglas en inglés) para la tos y los resfriados, sólo es necesario recordar dos grupos de ingredientes activos: « Analgésico / antipirético» y «antihistamínico». Más del 60% de todos los medicamentos de venta libre para la tos y el frío son una combinación de estos dos grupos.

De hecho, estos dos grupos pueden aliviar el 90% del total de la tos y los síntomas del resfriado. Ni siquiera necesita los otros. Es muy importante entender que estos medicamentos no deben ser el tratamiento de primera línea. El recurso número uno, debe ser el enfoque natural que sugerimos.

En la siguiente página, les voy a presentar a la parte B de la etiqueta del medicamento. Pero primero, una advertencia acerca de no tomar demasiada cantidad de un medicamento. Por cierto, esto no es debido a mi educación médica, sino también porque lo que voy a decirles, es una experiencia personal. Es una historia real.

Conoce al abuelo Miguel, un pequeño hombre viejo, adoptado por muchos en nuestro pequeño pueblo como su abuelo. El abuelo tenía en esa época unos sesenta años, cuando fue al médico con la queja de una tos y congestión nasal, con secreción nasal. El médico lo vio y le recomendó un antihistamínico, difenhidramina (Benadryl) en tabletas. De inmediato fue a la farmacia, pero sólo tenían en forma de jarabe. (En la Cuba socialista, no se tienen opciones).

El abuelo puso la botella de antihistamínico en su bolsillo y salió a la calle para parar un camión, coche, o caballo (transporte público de Cuba hasta hoy en día). Mientras esperaba, se tomó un sorbo, el medicamento lo trago fácilmente y pensó, «¿una cucharada cada 8 horas?..., quizá si me lo tomo todo de una vez, me voy a mejorar más rápidamente». Para el momento en que llego a casa, el abuelo se había tomado toda la botella. Al poco rato, él cayó vencido por el sueño y se mantuvo durmiendo por las próximas 18 horas. Su esposa pensó que había sufrido un golpe y lo llevaron al hospital. Se pasaron toda la noche allí sólo para descubrir que se trataba de una sobredosis de medicamentos.

Ahora que usted sabe por qué tiene que prestar atención a las advertencias y las instrucciones de dosificación, yo les voy a familiarizar con la parte ubicada a la izquierda de la etiqueta posterior de las medicinas sin prescripción.

Información sobre el medicamento (Ejemplo)

(1) →

Ingrediente activo (en cada capleta)	Objetivo
Acetaminofén 500 mg	Alivia el dolor/Baja la fiebre

(2) →

Usos
- para el alivio temporal de dolores menores debidos a:
  - dolor de cabeza
  - resfriado común
  - baja temporalmente la fiebre
  - dolores musculares
  - dolor de muelas
  - dolor de espalda
  - dolor premenstrual y menstrual
  - dolores menores de la artritis

(3) →

Advertencias

Advertencia de daño hepático: Este producto contiene acetaminofén. La dosis diaria máxima de este producto es de 6 capletas (3,000 mg) cada 24 horas. Pueden ocurrir lesiones hepáticas graves si
- toma más de 4,000 mg de acetaminofén en 24 horas
- toma otros medicamentos que contengan acetaminofén
- consume 3 o más bebidas alcohólicas todos los días mientras usa este producto

No lo tome
- con ningún otro medicamento que contenga acetaminofén (recetado o de venta libre). Si no está seguro de si cierto medicamento contiene acetaminofén, consulte a un médico o un farmacéutico.
- si es alérgico al acetaminofén o a cualquiera de los excipientes de este producto

Consulte al médico antes de usarlo si tiene una enfermedad hepática

Consulte al médico o al farmacéutico antes de usarlo si está tomando el anticoagulante warfarina

Deje de usarlo y consulte al médico si
- el dolor epoerora o dura más de 10 días
- la fiebre empeora o dura más de 3 días
- se presentan nuevos síntomas
- aparece enrojecimiento o inflamación

Estos podrían ser signos de una afección grave.

Si está embarazada o lactando, consulte al médico antes de usar este medicamento.

Mantener fuera del alcance de los niños.

(4) →

Instrucciones
- no ingerir más cantidad que la indicada (ver advertencia de sobredosis_

adultos y niños a partir de los 12 años	■ tome 2 capletas cada 6 horas mientras persistan los síntomas ■ no tome más de 6 capletas en 24 horas, a menos que lo indique el médico ■ no lo use por más de 10 días, a menos que lo indique el médico
menores de 12 años	consultar al médico

(5) →

Información adicional
- almacenar entre 20 y 25°C (68-77°F)
- no lo use si la caja está abierta, o si están rotos la banda roja de la tapa o el sello de aluminio interior impreso con las palabras "Safety Seal"
- consulte el número de lote y la fecha de caducidad en el panel

(6) →

Excipientes cera de carnauba*, aceite de castor*, almidón de maíz, FD&C rojo N.° 40, lago de alumino, hipromelosa, estearato de magnesio, polietilenglicol*, celulosa en polvo, almidón pregelatinizado; propilenglicol, goma laca, glicolato de almidón de sodio, dióxido de titanio
*contiene uno o más de estos ingredientes

---

1. **Principio activo:** Este nombre difícil de pronunciar, es el nombre real de la medicina. Lea este nombre junto con su propósito: esto es lo que en realidad estás buscando. Las compañías farmacéuticas ponen cualquier nombre que quieran en la parte delantera, pero si el ingrediente activo es el mismo, usted puede ahorrar dinero mediante la compra de los genéricos.

2. **Usos:** Ellos destacan los síntomas que van a ser temporalmente mejorados por este medicamento. Como usted pudo ver arriba, un antihistamínico trata a la mayoría de los síntomas asociados con la tos aguda y fría en la ausencia de dolor.

3. **Advertencias:** ¡Por favor, preste atención! La mayoría de la gente nunca lee las advertencias o contraindicaciones (es decir, razones para no utilizar el medicamento). Nosotros los médicos vemos a la gente en la sala de emergencia con complicaciones dolorosas e incluso peligrosas por causa de los efectos secundarios de las drogas como la retención de orina, glaucoma, causados por supresores de la tos o antihistamínicos. He visto pacientes con alucinaciones e insomnio por fenilefrina (un componente de Robitussin) diagnosticados incorrectamente como que tiene la enfermedad de Alzheimer.

4. **Instrucciones:** Esta es la dosificación (cuánto debe tomar) y la frecuencia. Debe tenerse en cuenta la cantidad máxima. A veces las personas asumen que si toman más de la dosis recomendada se sentirán mejor más rápido. ¡No es así! No sólo se puede sentir peor, es posible que sufra mayores efectos secundarios.

   Usted no tiene que tomar tanto como dice la etiqueta. Use el sentido común. Si se siente mejor, deje de tomar la medicación. Esto sólo aplica a un remedio de venta sin prescripción. Sin embargo, ¡no suspenda la utilización de medicamentos con prescripción!

5. **Información adicional:** Esto se suele reservar para la temperatura recomendada para su almacenamiento.

6. **Ingredientes inactivos:** Estos pueden incluir azúcares, alcohol y otros productos químicos añadidos a los ingredientes activos para crear la tableta, protegerla de la degradación, favorecer la absorción y / o para hacer una pastilla o un jarabe con buen sabor. El alcohol en los jarabes usualmente crea problemas con aquellas personas con adicción al alcohol y puede originar un síndrome de supresión (menos ahora debido a que muy pocas personas están utilizando jarabes a base de alcohol). Sin embargo, hay quienes utilizan deliberadamente jarabes con alcohol lo que les puede ha-

cer desarrollar efectos colaterales como confusión, alucinación e incluso la muerte.

Por otra parte, el alcohol, prohibido en las medicinas en los Estados Unidos, es ampliamente utilizado en otros países porque es más económico. Desafortunadamente, en Latinoamérica la mayoría de los laboratorios farmacéuticos usan alcohol como excipiente para jarabes y medicamentos fabricados localmente. Frecuentemente veo pacientes en mi consulta quienes han traído de otros países jarabes para la tos hechos con alcohol. Los niños son especialmente vulnerables a ellos.

EVITEN jarabes para la tos que contengan alcohol. Ellos pueden contener hasta 20% de alcohol; lo cual es la mitad de la concentración del whiskey. El alcohol puede suprimir el reflejo de la tos e inducir a la sedación. Muchos de los jarabes para combatir la tos pueden también contener grandes niveles de azúcar. Si los suministran en exceso, pueden causar diarrea. Estos jarabes no deben ser suministrados a lactantes, pues el azúcar que ellos contienen puede eliminar el apetito del infante por la leche materna.

Por más de 25 años, la Organización Mundial de la Salud ha recomendado reducir el alcohol en los medicamentos tanto como sea posible.

Ahora veamos los diferentes tipos de medicamentos para combatir la tos. ¿Trabajan ellos? ¿Son peligrosos? He aquí la historia.

Supresores de la tos

Los estantes de las farmacias están llenos con medicamentos sin prescripción, de venta libre, que prometen un rápido alivio, sin embargo, las personas se encuentran a ellos mismos yendo a la farmacia una y otra vez buscando por una marca que funcione. Algunas personas dicen que la marca X les funcionó el año pasado, pero no ahora, mientras que otros se han mantenido vinculados a una marca específica durante una tos aguda o un episodio de flu, aunque ellos no hayan visto mejoría alguna en su condición. Recuerde que los síntomas de una infección viral pueden cambiar en algunos días ya que los virus mutan rápidamente. Esa es la razón por la cual una marca funciono este año y puede no hacerlo el próximo.

Uno de los más distinguidos expertos en tos de los Estados Unidos (Dr. Richard Irwing, Jefe del Comité de Definiciones sobre la Tos del Colegio Americano de Médicos Neumólogos y editor de la revista «Chest») dijo en una entrevista en NBC: «No importando los billones de dólares que se gastan anualmente en este país en medicinas de venta sin prescripción como los jarabes contra la tos y otros, esas medicinas hacen muy poco o nada, para aliviar la tos».

Más allá de eso, de acuerdo al Dr. Irwing, «los mejores estudios que tenemos a la fecha sugieren que no hay justificación para usar esas medicinas debido a que no han demostrado ser efectivas… Los jarabes para la tos que se venden sin prescripción, generalmente contienen drogas en muy bajas dosis para ser efectivas, o contienen combinación de drogas que nunca han sido probadas para tratar la tos».

Y ¿qué hay de las consecuencias no deseadas de estos medicamentos? La investigación clínica no ha demostrado su poder, pero nuestros jóvenes las consumen. De acuerdo con la campaña de prevención «StopMedicineAbuse.org», un tercio de todos los adolescentes conocen a alguien que ha abusado de los medicamentos para la tos de venta libre para drogarse.

Robert Earl, también conocido como «DJ Screw», popularizó un cóctel letal llamado «bebida púrpura» o «sizzurp». Consiste en dos medicamentos fácilmente disponibles —codeína, que se encuentra en jarabes para la tos y la prometazina, un antihistamínico —que va unido a una soda con sabor a fruta y un caramelo duro «Jolly Rancher». Este brebaje se ha confirmado que ha sido causa de muerte en connotados usuarios incluyendo a DJ Screw y a su compañero «Big Moe». Es ampliamente considerado como una fuente de «inspiración» para el estilo «chopped and screwed» de la música hip-hop.

Esta combinación puede deprimir el cerebro y la respiración, produciendo un paro cardiorrespiratorio (paro del corazón y los pulmones). Los usuarios también pueden experimentar náuseas, mareos, problemas de visión, pérdida de memoria, alucinaciones y convulsiones. El Instituto Nacional sobre Abuso de Drogas ha dicho: «Los jóvenes pueden pensar que porque están disponibles en una farmacia no les dañará, pero eso no es cierto».

Los supresores de la tos ni siquiera trabajan para lo que supuestamente están indicados ya que la dosis de codeína es demasiado baja. Cualquier antihistamínico funcionará mejor que cualquier supresor de la tos. Vamos a explorar los antihistamínicos: sus pros, contras y mis mejores recomendaciones.

Los antihistamínicos

Fuera de todos los medicamentos de venta sin receta, este es el único grupo que yo suelo recomendar a mis pacientes para el tratamiento de la tos aguda. La histamina, una sustancia química que circula en el torrente sanguíneo, es responsable de que los fluidos se escapen de los vasos sanguíneos. Se activa cuando el tejido en el estómago y / o el sistema respiratorio está expuesto a un alérgeno. La nariz, el guardián de los pulmones, es el que responde en primer lugar, con secreción (fluido que escapa de los vasos sanguíneos), y congestión en la nariz (a partir de la inflamación del tejido). Los antihistamínicos, boquean la histamina, lo que disminuye la secreción y la inflamación mejorando, de esta manera, la tos, la congestión nasal, ojos llorosos, y el goteo en la parte posterior de la garganta.

El primer grupo o «generación primera» de antihistamínicos de venta libre fueron difenhidramina (Benadryl) y clorfeniramina (Chlor-Trimeton). La segunda generación loratadina (Claritin), cetirazine (Zyrtec) y fexofenadina (Allegra). Otras formas de antihistamínicos, como la tópica e intranasal, sólo están disponibles con receta médica.

La primera generación, produce fuertes efectos colaterales tales como somnolencia, falta de coordinación, depresión respiratoria, visión borrosa, retención urinaria, resequedad excesiva y espesamiento de las secreciones respiratorias. El uso a largo plazo puede incluso contribuir a la demencia y el Alzheimer, según un estudio reciente.

La segunda generación de drogas produce efectos secundarios más leves, pero son menos eficaces. Con el fin de evitar las fuertes consecuencias de los antihistamínicos de primera generación, te recomiendo que pruebes las más suaves primero, ya que pueden ser suficientes. De nuevo, los efectos laterales no se producen en todas las personas. Algunas personas son menos sensibles que otras. Por ejemplo, tengo algunos pacientes que han estado tomando difenhidramina (Benadryl) durante más de 10 o incluso 20 años sin significativas muestras de efectos colaterales.

Este es también el único grupo que en ocasiones le recomiendo a mis pacientes, de entre todos los medicamentos de venta sin receta para el tratamiento de la tos provocada por goteo retro nasal. Los antihistamínicos, detienen el goteo post-nasal. Sin embargo, usted puede lograr los mismos resultados con nuestros productos herbarios y homeopáticos recomendados, que trabajan sin efectos laterales. Utilice el antihistamínico recomendado sólo cuando ha utilizado nuestros recursos naturales y no ha encontrado alivio.

Medicamentos «PM» (inductor del sueño)

La mayoría de los medicamentos de venta libre que dicen «PM» en la etiqueta contienen una combinación de acetaminofén (Tylenol) o ibuprofeno (Advil) con difenhidramina (Benadryl). Este último está destinado a causar somnolencia, mientras que los otros ayudan a dormir y aliviar el dolor. Sin embargo, los médicos especializados en «medicina del sueño» no recomiendan la difenhidramina (Benadryl) como una ayuda para dormir, debido a su efecto colateral que incluye a la apnea del sueño. De hecho, mucha gente que toma las combinaciones medicamentosas «PM» no saben sobre los efectos perniciosos que estas combinaciones producen. Estas medicinas, deben ser totalmente evitadas. Yo les recomiendo alternativas naturales para conciliar el sueño como el té natural «Calms Forte» cuando sea necesario. (Ver pág. 153-154).

Agentes anestésicos tópicos (para el dolor de garganta)

Los anestésicos tópicos (Benzocaína, por ejemplo, en Cepacol Soart Throat, Dyclonine, por ejemplo, en Sucrets Sore Throat) se utilizan para proporcionar un alivio temporal del dolor de garganta al adormecer las terminaciones nerviosas. Ellas están disponibles principalmente como pastillas, pero también como aerosoles, en gel o soluciones/siropes. Muchos también incluyen un antiséptico tal como uno de los fenoles, compuestos de amonio alcohol, de cetilpiridinio, o compuestos de amonio cuaternarias –productos químicos destinados a matar las bacterias–. Sin embargo, ninguna investigación ha demostrado que estos productos químicos son en realidad eficaces en combatir las infecciones virales o bacterianas.

Advertencia. Anestésicos no deben usarse en niños pequeños y adultos con problemas de deglución, debido al riesgo de aspiración (respiración de una sustancia en los pulmones, lo que puede causar asfixia o una infección en los pulmones). Los niños pequeños por lo general no pueden hacer gárgaras sin ingerir el medicamento. Si se tragan estos medicamentos, experimentarán significativos efectos colaterales incluyendo náuseas y ritmo cardíaco irregular. Recomendamos abstenerse de utilizarlos. No hay ningún estudio que demuestre la eficacia (ya sea que trabajen en la supresión de la tos), seguridad (efectos colaterales), la dosis diaria segura y la seguridad de su uso a largo plazo.

Antitusígenos tópicos (agentes que suprimen la tos, cuando se aplican sobre la piel) Vicks VapoRub es el ejemplo más conocido. Los dos ingredientes en antitusígenos populares, ampliamente utilizados, son el alcanfor y mentol hechos de aceites esenciales de plantas. El mentol se ha utilizado durante siglos en Asia e India para brindar sabor a menta y para aplicaciones médicas tópicas. El alcanfor es también una de las medicinas de venta libre más populares con una amplia gama de usos, principalmente como un remedio tópico. La gente lo usa principalmente para el tratamiento de la tos, pero también se utiliza para tratar la picazón, el dolor, la artritis, el herpes labial, y las hemorroides. (Vicks originalmente utilizaba el aceite esencial, pero ahora utiliza el alcanfor sintético).

Durante una tos aguda la mayoría de las personas se aplican una capa delgada alrededor de la zona del pecho y el cuello y / o la nariz y algunos la inhalan. No hay un método específico de utilización que se haya estudiado y no hay evidencia de beneficio prolongado en el tratamiento de la tos. En medicina, necesitamos las pruebas de la eficacia de un tratamiento proveniente de estudios científicos. Alcanfor y mentol no tienen nada de eso, sin embargo, están presentes en casi todos los hogares en Estados Unidos. Sucede lo mismo en mi casa, donde mi madre utiliza Vicks en mis hijos cada vez que tienen una tos. Ella lo frota en sus cuellos, pecho, las fosas nasales, ¡e incluso en las plantas de sus pies! Eso produce vasodilatación local (la dilatación de los vasos sanguíneos), lo que aumenta el flujo sanguíneo. Da una sensación de frialdad que reduce el dolor y la necesidad de toser.

Le he explicado a mis pacientes y familiares de los peligros de poner este tipo de ungüento en las fosas nasales. Siempre les digo acerca de un paciente que tengo con fibrosis (tejido cicatricial) en los pulmones, al borde de un trasplante de pulmón, porque se aplica con frecuencia estos productos en el interior de la nariz. Tenía otra paciente que se aplicaba mentol en la nariz cada noche antes de ir a la cama durante varios años. Ella dijo que le ayudaba a conciliar el sueño. Veinte años más tarde desarrolló una tos seca, seguido por la falta de aire al hacer esfuerzos. Cuando llegó a mi consultorio, le diagnostiqué tejido cicatricial en los pulmones. Como verán, efectos bastante severos por el uso de un medicamento que comúnmente se considera inofensivo.

Pastillas no-medicinales

Pastillas fabricadas como caramelos, por ejemplo el Halls, Ricola en Estados Unidos o cualquier otra son muy populares. Ellas pueden temporalmente aliviar la tos incrementando la producción de saliva, brindando la sensación de frescor y menos irritación. Sin embargo, no hay estudios científicos que prueben su valor. Estos son, probablemente, los placebos más utilizados en Estados Unidos. De hecho, a menudo pueden causar ardor de estómago (reflujo ácido) que a su vez puede empeorar la tos. Estos deben evitarse en niños pequeños debido al riesgo de aspiración (a los pulmones), además de tener un alto contenido de azúcar. Usted puede obtener el mismo efecto con gárgaras de solución salina y mejores resultados con las pastillas a base de hierbas que vera en la página 79.

Expectorantes (medicamentos que ayuda a expectorar la mucosidad de los pulmones)

Guaifenesina es el ingrediente activo de la mayoría de los expectorantes. Cabe aclarar que en algunos países Latinos se vende la «acetilcisteina o NAC» como expectorante. Estos medicamentos no son iguales.

¿Qué puedo decir sobre guaifenesina? Las investigaciones son limitadas para apoyar el uso de guaifenesina (contenida en Robitussin, Mucinex y Humibid). La acetilcisteina fue vendida como un destructor de moco. En realidad, no es eficaz, tanto así que en los Estados Unidos no se vende con este propósito. Y en su forma de inhalación produce una gran cantidad de efectos secundarios como ritmos irregulares del corazón entre otros.

Nunca lo he usado. Las etiquetas afirman que afloja las secreciones espesas. Sin embargo, no hay ningún estudio que demuestra la eficacia o la seguridad de este medicamento. Su popularidad proviene de la ausencia de un competidor en la farmacia. Es mejor usar un destructor de la mucosidad espesa basado en una enzima como el Mucostop, o utilizar agua y zumos naturales de vitamina C, como el jugo de limón en agua caliente.

Descongestionantes orales
(medicamentos que disminuyen la mucosidad en la nariz)

La efedrina y la pseudoefedrina están presentes en la mayoría de los medicamentos de venta libre que contienen el sufijo «D» o «fed» como el

Actifed, Sudafed, Aleve-D, Allegra-D, Claritin-D y Mucinex-D, así como Benadryl Plus, Theraflux y muchos otros. Ellos pueden aliviar temporalmente la congestión nasal y tos asociada con el goteo nasal posterior. Sin embargo, sus efectos colaterales son de ocurrencia casi inmediata y problemática. Ellos estimulan el Sistema Nerviosos Central, produciendo un aumento de la presión arterial, ansiedad, temblores, insomnio, aumento de la frecuencia cardiaca (palpitaciones). Incluso se han reportado alucinaciones, convulsiones y accidentes cerebrovasculares.

La pseudoefedrina se utiliza en el mercado ilegal de drogas para crear las anfetaminas. Es por esta razón que los EE.UU. y muchos otros países han creado leyes estrictas que prohíben o regulan su venta. Yo me abstengo de recomendar, siempre, cualquier medicamento de venta libre que contenga la efedrina o pseudoefedrina como ingredientes activos.

Un ingrediente similar, fenilefrina, ahora se está utilizando en su lugar, por ejemplo, en combinaciones como «Sudafed PE». Se supone que es más seguro que los otros, pero puede ser peligroso cuando se combina con acetaminofen / Tylenol. En esta combinación debemos examinar, exhaustivamente, la parte posterior de la etiqueta de la medicina. El acetaminofen cuadruplica el nivel de fenilefrina en la sangre, lo que aumenta considerablemente el riesgo de efectos secundarios que incluyen: frecuencia cardíaca rápida, dificultad para respirar, mareos, ansiedad, debilidad, fiebre, escalofríos, dolor de cuerpo y síntomas de flu. Probablemente algunos de los síntomas ¡son causados por la medicina en primer lugar!

Descongestionantes nasales (aerosoles nasales)

Oximetazolina (Afrin), fenilefrina (Sudafed) y xilometazolina (Triaminic) son temporalmente efectivos en el alivio de la congestión nasal. Sin embargo, cuando deje de usarlos, la congestión vuelve peor que antes (conocido como «congestión de rebote»). La gente los utiliza una y otra vez hasta que se desarrollan ardor e irritación de la fosa nasal. En este punto se han desarrollado algo llamado «rinitis medicamentosa», un término de moda para definir la congestión nasal a causa de un medicamento. En realidad puede incluir mucho peores síntomas tales como una quemadura química de la fosa nasal. Un gran número de pacientes se encuentran en nuestra clínica, debido a estos efectos secundarios.

Analgésicos, anti-inflamatorios y antipiréticos (medicamentos para bajar la fiebre)

Analgésicos (medicamentos para el dolor como la aspirina, acetaminofén /Tylenol, y el Ibuprofeno) son recomendados por sí mismos para la tos aguda o flu. Sin embargo, tenga en cuenta que normalmente se mezclan con múltiples combinaciones de drogas de venta libre para otros síntomas que acompañan a la tos o flu: dolor muscular, dolor de garganta, dolor en el pecho de la tos y fiebre. En su mayor parte, estos síntomas generalmente desaparecen por sí solos sin tratamiento. Si los síntomas son persistentes o interfieren con su rutina diaria, considere el uso de nuestras recomendaciones naturales en el siguiente capítulo, que causan poco o ningún efecto secundario. La mayoría de los remedios naturales, se pueden dar a los niños menores de seis años sin ningún problema.

Los medicamentos contra el dolor pueden tener graves efectos secundarios. El ibuprofeno (Advil, Motrin) puede producir gastritis, úlceras gástricas, e incluso sangrado. También puede dañar a los riñones. La aspirina no se puede dar a los niños, ya que puede causar una enfermedad rara pero peligrosa llamada síndrome de Reye.

El acetaminofén / Tylenol es una de las causas más comunes de insuficiencia hepática y trasplante de hígado en los países industrializados, como ya lo hemos mencionado. Cualquier persona con una enfermedad crónica del hígado debe abstenerse de usar acetaminofén. Nueva evidencia proveniente de la revisión de estudios a gran escala que revela efectos secundarios adicionales, incluyendo la disrupción de la tiroides y de la disfunción de hormonas femeninas.

Además, cuando se toma durante el embarazo o la lactancia más tarde puede causar asma además de trastornos del desarrollo neurológico y de comportamiento en los niños, incluyendo el famoso déficit de atención o trastorno de hiperactividad.

Por estas razones, yo sólo recomiendo tomar estos medicamentos cuando el dolor es tan severo que limite su vida de alguna manera. Por

	Ingredientes activos	Nombre del medicamento	Función
Antihistaminicos	Primera generación: Difenhidramina Clorfeniramina	Benadryl, Chlortabs, Unisom, Vicks ZZZquil	Inhibe secreción mucosa in los pasajes nasales, para descongestionar. Bloquea la histamina. Bueno para la rinitis alérgica (secreción por alergias)
	Segunda generación: Loratadina, Cetirizina, Fexofenadina	Combinaciones de Claritin, Zyrtec y Allegra: Claritin D, Zyrtec D, Allegra D, etc.	Bloquea la histamina, decrementa la congestión nasal.
Atomizador Nasal	Solución Salina Normal	Ocean Nasal Spray, Ayr Nasal, or Little Noses	Humedece las membranas mucosas irritadas y afloja la mucosa incrustada.
Expectorantes	Guaifenesina 200-400 mg cada 6 a 8 horas. Dosificación Máxima diaria 2.4g	Formulaciones con ingrediente único: Humibid Maximum strength, Mucinex, Robitussin Formulaciones con combinación de productos: guaifenesina/dextrometorfano: Mucinex DM, Robitussin DM, Cheracol D-Cough	Aparentemente suelta y adelgaza las secreciones de las vías respiratorias inferiores haciendo que la tos sea más productiva.

¿Funcionan?	¿Cuándo los utilizo?	Efectos secundarios	Datos importantes
¡Sí! Pero los efectos secundarios son peores que los antihistamínicos/antialérgicos de segunda generación, por lo tanto pruebe con esos primero.	Secreción nasal por goteo postnasal y por rinitis alérgica.	Somnolencia, descoordinación, depresión respiratoria, visión borrosa, retención urinaria, boca seca, secreciones respiratorias secas.	Pueden empeorar condiciones de salud existentes (glaucoma de ángulo estrecho, úlcera péptica, obstrucción del cuello de la vesícula, y asma)
NO tan rápido como los antihistamínicos/antialérgicos de primera generación, pero sus efectos secundarios son menores, por lo tanto trátelos primero.	Goteo postnasal suave, congestión y goteo nasal.	Similares a los de primera generación, pero mas suaves y menos frecuentes	No son buenos para el manejo de la tos asociada con goteo postnasal y congestión nasal.
Su eficacia no es clara, pero ¡le hace sentir bien!	Congestión nasal, sinusitis, senos nasales secos durante el invierno tanto en adultos como en niños.	Una pequeña sensación de escozor o quemadura al aplicarla.	Puede ser utilizada como complemento a tratamientos específicos.
Su eficacia no ha sido probada	No es recomendada. Este medicamento puede hacerle toser más. Utilice las recomendaciones que le damos en este libro.	Generalmente bien tolerada; pero nauseas, vómito, mareos, dolores de cabeza, erupciones de la piel, diarrea, y dolor de estómago han sido reportados.	No es para la tos crónica asociada con enfermedades de las vías respiratorias inferiores, asma, enfermedad pulmonar obstructiva crónica, enfisema, or tos de fumador.

	Ingredientes activos	Nombre del medicamento	Función
Descongestionantes Orales	**Fenilefrina**	Sudafed PE	Encoge los vasos sanguíneos para abrir las vías respiratorias
	Efedrina	Primatene	Encoge los vasos sanguíneos para abrir las vías respiratorias.
	Pseudoefedrina	Formulación de ingrediente único: Sudafed Formulación con combinación de productos: Claritin D, Zyrtec D, Allegra D, etc	Encoge los vasos sanguíneos para abrir las vías respiratorias.
Descongestionantes Intranasales	**Oximetazolina, Xilometazolina**	Afrin, 4-way, Neo-Synephrine, y Vicks Sinex	Encoge los vasos sanguíneos renpentinamente que hace abrir las vías respiratorias

¿Funcionan?	¿Cuándo los utilizo?	Efectos secundarios	Datos importantes
De eficacia cuestionable.	Alivia temporalmente la congestión nasal y del trompa de Eustaquio y la tos asociada al goteo postnasal.	Incrementa la presión sanguínea, estimula el sistema nervioso central (ansiedad, insomnio, estremecimientos, intranquilidad, alucinaciones), y estimula el sistema cardiovascular.	El menos efectivos de todos los descongestionantes orales. Repetir la dosificación puede disminuir su eficacia.
Es efectivo, pero tiene muchos efectos secundarios.	Alivia temporalmente la congestión nasal.	Incrementa la presión sanguínea, estimula el sistema nervioso central (ansiedad, insomnio, estremecimientos, intranquilidad, alucinaciones), y estimula el sistema cardiovascular.	Para ver resultados es muy lento, pero es el producto que mayor duración de los efectos. Repetir la dosificación puede disminuir su eficacia.
Es efectivo, pero tiene muchos efectos secundarios.	Alivia temporalmente la congestión nasal.	Incrementa la presión sanguínea, estimula el sistema nervioso central (ansiedad, insomnio, estremecimientos, intranquilidad, alucinaciones), y estimula el sistema cardiovascular.	No es una buena opción para el manejo de una tos moderada asociada al goteo postnasal o a la obstrucción nasal. *
Efectivo pero a un gran precio (muy malos efectos secundarios.)	Alivia temporalmente la congestión nasal.	Una pequeña sensación de escozor o quemadura al aplicarla. Produce que la inflamación se empeore, condición llamada rinitis medicamentosa.	La etiqueta dice que es seguro si se utiliza solamente por 4-5 días, pero en realidad si se utiliza no se puede detener. Crea dependencia.

ejemplo, si usted está sufriendo de un severo dolor de garganta y está limitando su capacidad para hablar, o es tan malo que no se puede dormir, entonces le sugiero que los tome. Sin embargo, se puede tratar en primer lugar uno de los analgésicos naturales recomendados en el capítulo siguiente.

Si usted tiene que utilizar el paracetamol, utilice el buen juicio. La etiqueta puede decir «tomar cada seis horas», pero eso no quiere decir ¡que tenga que seguir tomando! Recuerde sólo tomarlo «según sea necesario». Si el dolor ha disminuido después de la dosis en primer lugar, sólo tiene que esperar; eso puede ser suficiente. Cada vez que usted vaya a tomar otra dosis, deténgase y pregúntese si el dolor o la fiebre es tolerable. Si usted puede llegar a funcionar sin él, no tome esa dosis.

En las cuatro páginas siguientes encontrara una tabla que resume los medicamentos de venta libre con excelentes datos sobre ellas.

Recomendaciones del Dr. Gus

La dolorosa realidad es que la mayoría de estos medicamentos tienen una mínima o ninguna evidencia científica para su uso; presentando demasiados efectos secundarios y el riesgo de complicaciones es mayor que los beneficios. Yo recomiendo, de todo corazón, los tratamientos naturales libres de efectos secundarios proporcionados en este libro. Si alguna vez está en necesidad de un medicamento de venta sin receta, por favor, siga nuestras recomendaciones.

- Abstenerse de productos de combinación.
- Los antihistamínicos son más que suficientes para el alivio de los síntomas de tos y los síntomas tipo flu.
- Trate con los antihistamínicos primero cambiando al más fuerte —con mayores efectos secundarios— solo si el primero no funciono.
- (consulte la página 126).
- Un enjuague de solución salina es inofensivo y se puede utilizar para combatir una congestión nasal.

El ibuprofeno (Motrin, Advil) y la aspirina son aceptables para reducir la fiebre, usando a corto plazo y sólo cuando sea necesario. La aspirina no debe usarse para los niños debido al riesgo de síndrome de Reye (una condición rara pero grave). El ibuprofeno no debe ser utilizado para cualquier persona en forma permanente debido a sus efectos secundarios extensos: malestar estomacal, gastritis, úlcera gástrica y hemorragia gástrica. La lesión renal aguda y sangrado pueden presentarse.

Sugiero usar Tylenol sólo cuando sea necesario, seguramente no todo el día y no más de 1500 mg de acetaminofén al día, durante un corto tiempo. El ibuprofeno puede ser usado en su lugar sólo cuando sea necesario –para el dolor causado por la inflamación, para el alivio rápido de una fiebre alta– pero asegúrese de dejar cualquiera de los fármacos tan pronto como los síntomas se detengan. ¡No tome cualquiera de los fármacos de forma preventiva!

A la larga, trate de utilizar los recursos naturales que ofrezco en el siguiente capítulo.

❧ OCHO ❧

Fiebre, dolor y sueño:
¿Ahora qué hago?

Tenemos que tratar a los medicamentos como Tylenol con respeto. Debido a que son muy poderosos, tenemos que usarlos con moderación. ¡Hay una gran cantidad de personas que los toman como si fueran un caramelo! Guárdelos para cuando realmente los necesite, pero primero pruebe algo natural.

Vamos a empezar con fiebre: ¿Necesitamos tratar una fiebre? Es una parte importante del sistema inmune del cuerpo. Los médicos están actualmente cuestionando si es aconsejable tratar la fiebre o «dejar que se desarrolle», incluso para los pacientes que están gravemente enfermos.

¿Qué tan alto puede ir la fiebre antes de que sea posiblemente peligrosa? Hemos pedido a nuestros colegas de la Academia Americana de Pediatría compartir sus directrices sobre cómo tratar la fiebre y usted puede verlas en la página siguiente. Pero, en primer lugar, algunas sabias palabras de Miranda Castro, CCH, uno de los autores de homeopatía más respetados del mundo.

La fiebre en los niños (Miranda Castro, CCH)

El cuidado de un niño enfermo puede ser una experiencia aterradora para los padres, especialmente si la fiebre está involucrada. No se asuste. La fiebre no es del todo mala. De hecho, la investigación médica en los últimos veinte años ha mostrado, de manera consistente, que sirve para ayudar a pelear contra infecciones.

Un niño débil puede estar «enfermo», no muy mal ni muy bien, pero sin aumento significativo de la temperatura. Un niño robusto cuya temperatura se eleva puede verse y sentirse muy enfermo, por lo tanto, brinda más motivos de preocupación, pero por lo general esta así un tiempo corto y se recupera más rápidamente.

Una temperatura alta por lo general indica que el mecanismo de defensa.

del cuerpo está peleando una infección y las variaciones de temperatura indican la forma en que lo está haciendo. Durante una fiebre muchos de los procesos de curación natural del cuerpo y todas las funciones metabólicas se aceleran. El corazón late más rápido, lleva la sangre más rápidamente a todos los órganos; la respiración se acelera, lo que aumenta el consumo de oxígeno; y aumenta la sudoración, ayudando a que el cuerpo se enfríe de forma natural.

A menudo el primer síntoma de que su hijo está enfermo es una fiebre. La fiebre puede que sea una etapa de curación útil y necesaria de una enfermedad aguda... algo positivo que fomentar en lugar de suprimirla. Los intentos para controlar la fiebre con medicamentos para bajar la fiebre pueden confundir los esfuerzos naturales del cuerpo para curarse a sí mismo y pueden prolongar una infección. Muchos médicos sugieren ahora que a la fiebre moderada debe dejársele «seguir su curso».

Lo básico: La temperatura promedio normal del cuerpo en una persona sana es de alrededor de (37 ° C) 98.6 ° F, pero esto puede variar. La mayoría de las personas, adultos y niños, pueden tener fiebre de hasta 104 ° F (40 ° C) durante varios días sin peligro. Es normal en los niños sanos presentar fiebres altas 103 ° F (39,5 ° C) y más alto con una infección.

Tomar la temperatura con un termómetro, escondido debajo de la axila durante 5 minutos, para una lectura precisa. Se leerá acerca de un medio grado Fahrenheit más baja que la tomada bajo la lengua. Una tira para la fiebre (la que se coloca en la frente) es una guía aproximada y colocar una mano en la frente es prácticamente inútil; los bebés que se sienten calientes al tacto pueden tener una temperatura normal. Los nuevos termómetros digitales son mucho más fáciles para los niños pequeños y dan una lectura rápida y precisa. (Mantenga siempre una batería de repuesto en la casa).

La fiebre suele alcanzar su punto máximo hacia la noche y baja a la mañana siguiente, de modo que si su hijo tiene una temperatura de 104 ° F (40 ° C) por la noche puede volver a ocurrir en las noches siguientes. Un descenso de la temperatura en la mañana no significa que la fiebre ha superado su pico. No se preocupe si se eleva y baja varias veces durante varios días antes de finalmente volver a lo normal.

A continuación se presentan las directrices para el tratamiento de la fiebre de la Academia Americana de Pediatría (AAP). Las directrices de Miranda Castro se han simplificado para ajustarse a las directrices de la AAP.

Academia Americana de Pediatría. Guía para la fiebre

Llame al médico de su hijo de inmediato si su hijo tiene fiebre y:

- Se ve muy enfermo, está inusualmente somnoliento, o está muy exigente.
- Ha estado en un lugar muy caluroso como un carro recalentado.
- Tiene síntomas como cuello rígido, dolor de cabeza severo, dolor de garganta severo, dolor de oído intenso, una erupción inexplicable o vómitos y diarrea repetida.
- Tiene problemas del sistema inmunológico, tales como células falciformes o cáncer, o está tomando esteroides.
- Ha tenido una convulsión.
- Tiene menos de cuatro meses y tiene una temperatura rectal de 100.4 ° F (38,0 ° C) o más.
- Tiene fiebre por encima de 104 ° F (40 ° C).
- Tiene fiebre continuamente de 104 ° F (40 ° C) o más.
- Si la fiebre dura más de 1 día en un niño menor de 2 años de edad.
- Si la fiebre dura más de 3 días en un niño de 2 años o mayor.

¡Esté **preparado**! En Europa, de donde Miranda Castro viene, la mayoría de adultos en sus trabajos tienen una determinada cantidad de bajas por enfermedad anual (por sí mismos, y cada vez más por sus hijos). En los EE.UU. el ritmo es más rápido; no hay tiempo de tener un accidente o enfermedad. El dios de la productividad está respirando en el cuello de todo el mundo la mayor parte del tiempo. Esto pone una terrible presión sobre los padres y sus hijos.

Si usted es el padre y sobre todo si usted es un padre que trabaja, usted debe prepararse sabiendo que su niño va a caer enfermo de tiempo en tiempo, especialmente si está comenzando asistir a pre-escolar o al colegio, teniendo que ser atendidos por usted o por otro que pueda cuidarles. Vale la pena planificar estrategias para hacer frente a la situación de un niño enfermo. Si usted no está preparado, es fácil sentirse acosado y resentido cuando ellos enferman. Mientras más hijos tiene, más preparado deberá estar. Ya que pueden caer enfermo uno detrás de otro o bien todos a la vez.

Cuida de ti mismo: El cuidado de un niño enfermo es de alta demanda personal, especialmente si su hijo está muy enfermo o es muy exigente. Cancele todo lo que puede: la salud de su hijo viene primero. No use el tiempo que él duerme para ir a planchar la ropa pendiente. Ahora no es el momento de preocuparse si su casa está limpia y ordenada. Aparte el trabajo de casa y pase el tiempo haciendo algo agradable, reparador o ambos. Asegúrese de que su propia copa tenga algo en ella de modo que usted, a la vez que le brinda cuidado a su hijo, aún tiene algo para usted.

Si usted descuida sus propias necesidades en este momento es más fácil caer enfermo una vez que su hijo está mejor. Involucre la ayuda de los vecinos, amigos o familiares para cuidar de su hijo para que pueda descansar o salir para recargar sus baterías. Asegúrese de comer bien y hacer algo de ejercicio, incluso si está en marcha subiendo y bajando las escaleras.

Negocie con su pareja para que ambos puedan tener un tiempo para ustedes mismos. Túrnense para hacer la guardia de noche o dividir la noche en dos, de manera que ambos puedan conseguir un buen trozo de sueño. Si usted es un padre/madre soltero/a, solicite a un amigo le ayude y tome un corto descanso, aunque sea durante media hora para salir a dar un paseo.

Tratamiento especial: Los niños enfermos merecen un tratamiento especial: tranquilidad, si se asustan; consuelo, si están con dolor; la distracción, si tiene una erupción cutánea con picazón; apósitos fríos si están demasiado calientes; este es un tiempo de consentimiento y de momentos especiales para su curación. Muchos padres aman a este tiempo cuando sus hijos están dispuestos y deseosos de «apoyarse en ellos».

Mantenerlos tranquilos y fomentar actividades relajantes como leer, dibujar, compartir juegos de mesa, ver un poco de televisión (demasiado es sobre-estimulante) y escuchar música e historias es reconfortante. No sobre estimular a los niños enfermos, llevándolos fuera o aceptando tengan gran cantidad de visitantes.

Sea creativo en cuanto a amamantar a su hijo enfermo y trata de ayudar con su dolor. Asegúrese de que su hijo va a la cama temprano, con siestas durante el día si es necesario. Llévelo a su cama, si lo considera apropiado. Tenga presente que muchos niños duermen bien si sienten el cuerpo de sus padres cerca cuando están enfermos.

Guarde notas, haga un fichero de salud o cuaderno en el que anotar las fechas de las enfermedades de su hijo y cualquier tratamiento, así como los resultados. Liste lo que pueda causarles estrés. Esto le ayudará a trazar patrones de enfermedad de su hijo y le ayudará a tomar una parte más activa en el cuidado de su salud. Recuerde que la enfermedad es parte del rico tapiz de la vida y tranquilizar a su hijo en cada etapa, es fundamental, asegúrele que eso va a pasar.

Pequeños niños con fiebres: los niños pequeños que desarrollan fiebre, especialmente los lactantes menores de seis meses de edad, deben ser vigilados cuidadosamente, ya que son vulnerables a deshidratarse rápidamente. Anime a su hijo a beber mucho líquido, preferiblemente agua, tés de hierbas o jugo de frutas diluido (no endulzadas con azúcar o bebidas de jugo o refrescos, recuerde que el azúcar es un estimulante) ya sean calientes o frías, como se desee. No le dé bebidas ácidas (jugo de naranja o limón) a un niño con paperas, ya que hará daño a las glándulas salivales dolorosas. Los niños que se resisten a beber a menudo se les puede brindar una esponja (¡limpia!) o paño húmedo para que la chupen. Especialmente si el agua está caliente, o bien puede usted tratar un cubo de hielo o jugo de fruta congelada. Si está amamantando a un bebé enfermo continuar amamantando a la frecuencia que su bebé le pida. EL amamantar es, especialmente confortable, en estos tiempos.

Por último, recuerde que no todas las fiebres son causadas por una infección ... bebés pequeños pueden presentar un poco de fiebre si están muy abrigados (ya sea en tiempo caluroso o una casa caliente sin ventilación). Quienes presentan estas elevaciones de temperatura, volverán rápidamente a la normalidad al desnudarle o refrescarles con una esponja con agua tibia.

La homeopatía y la fiebre: La fiebre es a menudo el primer síntoma de un resfriado, de un dolor de garganta, dolor de oído o incluso un episodio de la dentición. Cada bebé tiene su propio patrón de caer enfermo y va a experimentar diferentes síntomas de la fiebre. Un bebé se sentirá caliente con una fiebre alta, y se retirará lo que le cubre; otro será irritable, intolerante con cualquier perturbación y necesitará mantenerse en un ambiente tibio. Otro bebé sudará mucho, tendrá sed y puede presentar delirios; otro estará seco y caliente y no querrá tomar líquidos. Cada uno de estos bebés necesitarán un remedio homeopático diferente para ayudarles en función de sus síntomas generales y emocionales. Use todos los síntomas para ayudar a su bebé a enfrentar su infección de forma segura y efectiva.

Los remedios: Es tan fácil como el ABCF y P (en otras palabras, los remedios listados a continuación). Estos son los primeros que debe utilizar si su hijo tiene fiebre.

El acónito: Para fiebres repentinas, a menudo después de un frío (especialmente de un viento frío). Su hijo está bien al ir a la cama y luego se despierta alrededor de la medianoche con una fiebre alta. El niño está caliente, sudoroso y sediento, se quita las sábanas y al momento siente frío. Sus mejillas se alternan entre estar caliente-roja y pálida fantasmal, o una de las mejillas puede estar caliente y roja si se trata de una fiebre de dentición. También puede estar muy inquieto, angustiado, y usted puede sospechar que puede tener un dolor en alguna parte.

Belladona: Para fiebres que se presentan de repente. Su bebé se pone tan caliente que irradia calor. Es un calor seco (sin sudar) y puede alternar con escalofríos. Puede presentar delirios y sus pupilas se muestran dilatadas, más de lo normal, y en ocasiones pueden moler los dientes (¡si los tienen!).

Camomila: Para la fiebre de los bebés en dentición, o la que acompañan a un dolor de garganta u oído. Usted reconocerá éste fácilmente porque su hijo estará muy difícil de complacer, quiere le carguen constantemente, pero a la vez querrá volver a la cama. Llora y grita mucho e incluso puede golpear. Presentan manchas rojas y redondas sobre una o ambas mejillas. La cara puede estar caliente, mientras que el cuerpo está frío.

El fósforo: Para la fiebre en los bebés que no aparecen tan mal como se puede esperar. El apetito no les cambia; juegan felizmente a pesar de una fiebre de moderada a alta. Ellos presentan una fiebre seca que quema con mucha sed, sobre todo para las bebidas frías.

Pulsatila: Para la fiebre en los bebés con dentición o los que adquieren una infección. Estos bebés consiguen fácilmente estar acalorados, suelen patear las cobijas para luego enfriarse. Se niegan a tomar líquidos y prefieren o buscan el aire fresco. Quieren ser abrazados constantemente, consentidos y se sienten mejor por ello.

Pautas de dosificación

Haga coincidir una de las explicaciones anteriores con los síntomas del niño. Es posible que necesite consultar un libro de ayuda en primer lugar como el mío, «Manual Completo de Homeopatía por Miranda Castro», si las descripciones no coinciden con la sumatoria de los síntomas de su hijo. Después de haber seleccionado un remedio:

- Actúe en función de la urgencia de la queja; es decir, si la misma es cada 15-30 minutos si el dolor severo, con menos frecuencia (cada 1-2 horas) si es menos el dolor.
- No continúe con la medicina si hay mejoría. (Esto es importante: un medicamento homeopático funciona como un disparador, estimulando el cuerpo para curarse a sí mismo).

- Repita el mismo remedio si los mismos síntomas vuelven.
- Cambiar el remedio si usted ha dado unas seis dosis y no observa reacción o si ve que los síntomas cambian.

Un remedio homeopático bien seleccionado, dará un alivio rápido, sin efectos secundarios. Es posible que desee comprar estos remedios para tener a mano para esos momentos a media noche, cuando las tiendas están cerradas. Kits de primeros auxilios homeopáticos son una forma económica y conveniente de disponer de los recursos necesarios a mano.

¿Qué hacer y qué no?

Qué hacer

- Hable con su bebé sobre lo que está sucediendo. El sonido de su voz es reconfortante para ellos, y para usted. Explique claramente (incluso a un bebé) lo que está mal y dígale por cuánto tiempo es probable que se sienta así.
- Sea paciente. Los niños que están enfermos pueden llegar a ser más exigentes y pueden incluso retroceder en sus comportamientos temporalmente empezando a chupar cosas, mojar la cama, y así sucesivamente, a veces incluso antes de que los síntomas de la enfermedad (erupciones, inflamación de las glándulas, etc). aparezcan. Esto pasará una vez se recuperen.
- Mantenga a su bebé enfermo cerca de usted. Muchos bebés quieren ser cargados constantemente y duermen mejor si están metidos en la cama con sus padres durante este tiempo. Recuerde que esta situación es pasajera y usted podrá volver a establecer su rutina una vez que ellos estén bien de nuevo.
- Proporcione un ambiente tranquilo para su niño febril. ¡No es un tiempo para llevarle a realizar compras!
- Anime a su bebé a beber mucho líquido, preferiblemente agua, infusiones de hierbas o jugos naturales diluidas, o por lo menos sorbos de agua a intervalos frecuentes. Los bebés más grandes,

que son reacios a beber, a menudo chupan una esponja (limpia) o un paño húmedo, especialmente si el agua está caliente; o puede tratar con un cubo de hielo o jugo de fruta congelada. Si está amamantando a un bebé enfermo continuar amamantando a la frecuencia que su bebé le pida, ya que este es probablemente todo lo que desee. El amamantar es especialmente reconfortante cuando están enfermos.

- Con una esponja, moje a su hijo con agua tibia si la fiebre sube por encima de 103 ° C / 104 ° F (40 ° C) si su hijo se siente caliente y sudoroso. Hidrátelo, una parte del cuerpo a la vez hasta que se siente frío al tacto. Séquelo y colóquelo debajo de las sábanas antes de continuar con la siguiente extremidad. Esto le ayudará a bajar su temperatura en 1-2 ° F (hasta 1 ° C) lo cual puede repetir tantas veces como sea necesario. Mojar la cara y la frente también puede dar alivio o puede sumergir un niño con fiebre, pero no gravemente enfermo en un baño de agua tibia (no fría) de vez en cuando para bajar la fiebre. En cualquier caso, mantener a un bebé caliente, febril, fresco; y a un bebé con fiebre, helado (uno que se siente fría al tacto y escalofríos), caliente.

- Usar remedios homeopáticos cuando la fiebre es uno de una serie de síntomas, como cuando alguien está claramente sufriendo de, por ejemplo, dolor de oído, dentición o dolor de garganta y fiebre. Si el primer síntoma en surgir es una fiebre espere un tiempo para que otros síntomas salgan a la superficie antes de elegir un remedio basado en todos los síntomas. Contener la fiebre si es necesario, con una esponja (véase más arriba).

- Este atento a los síntomas de la deshidratación en los bebés menores de seis meses de edad, especialmente en los niños que se niegan a beber o que están bebiendo menos de lo habitual.

Qué no hacer

- Animar a los niños enfermos a comer, especialmente si ellos no quieren. El ayuno estimula al cuerpo en su proceso de curación.

A los bebés que tienen hambre, deles pequeñas porciones, ligeras de comidas nutritivas tales como purés de frutas o verduras, sopas y harina de avena.

≈ Dar cualquier forma de aspirina a un niño con fiebre. Esto puede dar lugar a peligrosas, aunque raras, complicaciones, en particular el síndrome de Reye, el cual afecta al cerebro y el hígado. Puede usar Tylenol para niños en caso de emergencia, o si su bebé parece tener dolor y no tiene un remedio homeopático a mano, pero nunca exceda la dosis recomendada.

Busque la ayuda de un profesional de la salud si:

≈ Su niño de cualquier edad tiene una convulsión febril. Lleve a su hijo a un pediatra o sala de emergencia inmediatamente. Lo más probable es que no es nada, pero hay una remota posibilidad que su hijo necesita ver a un médico.

≈ Si existe historia de convulsiones por fiebres en su familia. Mantener una estrecha vigilancia cuando el bebé tiene fiebre. Es el rápido aumento de la temperatura lo que puede causar la misma.

≈ El bebé o un niño mayor se niegan a tomar líquidos, ya que se puede producir deshidratación. Los signos de deshidratación incluyen flacidez, falta de tonicidad muscular, ojos hundidos, y una fontanela hundida (el punto blando en la parte superior de la cabeza donde los huesos del cráneo se unen). Niños pequeños que desarrollan fiebre, especialmente los bebés menores de seis meses de edad, se deben vigilar cuidadosamente, ya que son vulnerables a presentar rápidamente deshidratación.

≈ Si observa una falta general de reacción (apatía y flacidez) y ve a su bebé en dificultades, puede significar que una enfermedad más grave (como neumonía o meningitis) se está desarrollando.

≈ Usted está preocupado y necesita asegurarse sobre su bebe, contacte a su médico de inmediato. Es mejor prevenir cuando se trata de la salud de su hijo.

Gracias, Miranda, por la riqueza de la información provista. Aquí hay más sugerencias de la coautora Burke Lennihan.

Para aquellos de ustedes que le gustaría probar otra ruta natural, aceites esenciales pueden bajar la fiebre. La menta y lavanda son los favoritos. Ellos se pueden diluir en un aceite portador como el aceite de almendras y masajear en la piel de su hijo. El té de menta también funciona. De hecho, se puede combinar el poder reductor de la fiebre de la menta con las delicias de un helado fresco al hacer paletas de hielo con té de menta para su hijo enfermo. (Va a tener que experimentar para hacer que les guste a sus hijos. Tal vez endulzado con un poco de miel o stevia, o tal vez mezclado con la leche de coco o yogur)

Remedios naturales para el dolor

¿Sabías que la aspirina se origina de una hierba nativa americana: la corteza de sauce blanco? Los primeros colonos aprendieron de los nativos americanos cómo pelar la corteza de los árboles de sauce jóvenes en la primavera y hervirla como un té para el dolor, la fiebre y la inflamación. La corteza de sauce blanco viene con no sólo los mismos beneficios de la aspirina, pero también las mismas precauciones: No lo use si usted es alérgico a la aspirina, y no le dé a un niño con fiebre.

Aquí están algunas otras hierbas populares para el dolor:

Bosvelia: Es una hierba aromática de la India, relacionada con el incienso y la mirra. Al igual que muchas hierbas y suplementos, cuyos principios activos son solubles en grasa en lugar del agua, se absorben mejor cuando se toman con una comida ligera en grasa (sana) o aceite. Puede tomar tiempo para ver su acción, hasta ocho semanas, así que no es un analgésico para el momento agudo del dolor, pero a la larga, estos analgésicos naturales protegerán sus articulaciones.

El curcumin: Es otra hierba de la India. Es uno de los ingredientes activos de la cúrcuma, que da al curry su color amarillo dorado. Un estudio reciente demostró que el curcumin funcionó tan bien o mejor que el ibuprofeno para el dolor de rodilla artrítica, con una mayor satisfacción de los pacientes, más económica y con menos efectos secundarios. Encontrar un sustituto eficaz para el ibuprofeno es importante, ya que un estudio reciente indica que el uso a largo plazo de ibuprofeno puede ser en perjudicial para el corazón como se demostró con el Vioxx, ahora prohibido.

Para obtener el fuerte efecto del curcumin, lo mejor es no confiar en esa botella de cúrcuma en polvo que ha estado en su gabinete de especias durante años. Ingredientes medicinales deben ser cuidadosamente extraídos y luego protegido de oxígeno y otros factores que podrían hacer que pierdan potencia.

El mejor curcumin que conozco es hecha por Terry's Naturally. Ellos utilizan un proceso de extracción especial, y luego combinan el curcumin con bosvelia y otros dos ingredientes para brindarles lo mejor de todo el mundo. Si usted desea utilizar las hierbas para su dolor en lugar de medicamentos de venta libre, me gustaría empezar con Curamin de Terry's Naturally. Funciona casi de inmediato. Sus usuarios dicen que proporciona alivio el mismo día o solo en pocos días, además de proporcionar alivio a largo plazo en el dolor de las articulaciones.

¿Qué pasa con los remedios homeopáticos para el dolor articular? Lo más simple es una combinación de remedios hechos en un ungüento. Existen varios productos excelentes, cada uno con sus propios seguidores. Si el primer intento no funciona para usted, no se rinda; pruebe otro.

Traumeel (recientemente re-etiquetados T-Relief) es el más utilizado; Topricin es otro gran favorito; Castro's Healing Cream for Joints and Muscles, es hecho por la contribución de nuestro experto homeópatas que incluye mi combinación favorita de remedios para las articulaciones y para la curación de dolor en los músculos y ligamentos desgarrados.

Si usted desea probar un remedio homeopático específico en lugar de una mezcla, que aquí les doy los mejores remedios para el dolor en las articulaciones.

¿Le duele al moverse? ¿Tiene una mueca de dolor si tiene que dar un paso? ¿Tiene usted que apretarse el pecho cuando se ríe, estornuda o tose porque le duele? **Bryonia** le funcionara mejor para el dolor articular que le agota aun cuando realiza el más mínimo movimiento o incluso una pequeña sacudida, como cuando se da un paso y pone su pie en el suelo. Éstos son algunos otros consejos de por qué Bryonia podría ser su opción: ¿Siente la boca seca, está realmente sediento, no importa la cantidad que bebe y se siente molesto-gruñón más que de costumbre, queriendo le dejen solo? ¡Para una evaluación objetiva del mal humor, pregunte a su esposo!

Pero que si usted lo que desea es mover su dolorosa articulación: Rhus tox. Es el remedio conocido como «puerta oxidada» porque las personas que lo necesitan tratan de mover su articulación hacia arriba hasta que se mueve con facilidad, normalmente cuando se levantan de la cama en la mañana, pero podría ser en cualquier momento luego de haber estado sentados aún por corto tiempo. También es especialmente bueno para ayudar cuando su dolor en las articulaciones empeora si el tiempo es húmedo. Rhus tox. puede ayudar si su dolor en las articulaciones proviene de un esguince o distensión muscular o de artritis (en cuyo caso lo más probable es para aliviar el dolor, pero no espere una cura permanente).

Si Rhus tox. no funciona, trate con otra opción: Ruta grav. Ruta comparte con Rhus tox. las cualidades de querer ejercicios de calentamiento y el clima húmedo hace que el dolor empeore. Ruta le gustan mucho las rodillas: piense en ellos como una pareja de baile. Si usted tiene dolor en la rodilla, Ruta es una muy buena opción. Si siente su rodilla, aun sin dolor, como cuando estás bajando las escaleras, trate Ruta. Es la cura para cualquier problema del tejido conectivo: ninguna lesión en el tendón o ligamento, torceduras y esguinces, fasceitis plantar, los quistes de Baker que se forman en la parte posterior de las rodillas, aun la fatiga visual por el exceso de uso de la computadora. (¡Esos músculos del ojo llorones tienen ligamentos minúsculos llorones!).

Tal vez no es dolor en las articulaciones lo que le está preocupando, sino el dolor de cabeza. Vamos a saltar sobre los remedios homeopáticos individuales aquí, porque hay tantos buenos remedios posibles que es difícil elegir sin la ayuda de un homeópata profesional. Esto también significa que un producto de combinación para dolores de cabeza puede ser impredecible. Si el remedio de mejor coincidencia está en la fórmula, es posible que funcione a las mil maravillas; si no es así, obtendrá sólo un alivio de menor importancia en el mejor de los casos. Afortunadamente estos productos son de bajo costo. Trate de Swanson Headache Releif, Hyland's Headache formula (para el estrés o la enfermedad de dolores de cabeza por nervios enfermos) o Hyland's Migraine Headache Releif.

Existen grandes opciones en base de hierbas y aromaterapia para el dolor de cabeza. Aquí está mi favorita: Migrastick by Health from the Sun, una mezcla de aromaterapia de aceites esenciales aplicados en la frente con un rodillo. La aromaterapia se basa en la idea de que las fragancias pueden curar condiciones médicas reales. ¿Le suena Woo-woo, no es así?

Sin embargo, la aromaterapia ha sido bien investigada y tiene sentido científicamente: los receptores olfativos en la nariz son las células nerviosas fuertemente tejida en su cerebro con una sola fibra de nervio largo que conecta la información entrante (como el aroma de su aceite esencial aromático) a una parte profunda y primitiva de su cerebro. La aromaterapia se ha utilizado durante miles de años. Me gusta para los dolores de cabeza, ya que puede trabajar muy rápidamente, más aún que los remedios herbales bien investigados como BUTTERBUR y FEVERFEW (que tienen una acción lenta y constante para el alivio de la migraña de forma más permanente).

Remedios naturales para dormir

En cuanto a tener una buena noche de sueño sin drogas, un favorito entre mis clientes es Calma Forte, una mezcla de remedios homeopáticos incluidas las preparaciones de valeriana y flores de pasión, remedios tradicionales a base de plantas para inducir el sueño. También puede utilizar estas hierbas como el té de hierbas, por ejemplo, en Nighty Night Tea; Sin embargo, algunos de mis clientes han reportado una sensación de estar drogado a la mañana siguiente de la valeriana. ¡Como una resaca de hierbas! Calma Forte no provocara ese efecto debido a que las hierbas están muy diluidas. Traditional Medicinalis también hace una versión de su té Nighty Night Tea; sin la valeriana, que es más suave en sabor, aunque menos potente.

Gaia Herbs pone sus excelentes hierbas orgánicas en una Sleep & Relax fórmula como una infusión de hierbas, cápsulas, y un jarabe para los niños. Le ayuda a calmarse por lo que puede conciliar el sueño, mientras que su fórmula Sleep Thru está más orientado para ayudarle a dormir durante toda la noche.

Medicinas homeopáticas para dormir no adictivas

Cocculus sirve para «el cambio de zonas horarias por viajes» y trabajadores de la noche, cuando necesitan restablecer su reloj biológico. Tome una dosis antes de despegar y /o en el aterrizaje, o antes y después del trabajo o cada vez sea necesario.

Coffea es para niños «cansados y alterados», para cualquier persona que no puede llegar a dormir porque están tan emocionados con lo que pasará al día siguiente (Navidad, o casarse, o una gran vacación), y cualquier otra persona en su cama (como si hubiese tomado mucho café) con pensamientos en su cabeza que no le permiten descansar.

Ignatia conocida como «el remedio del ensayo»: es para la gente que está molesta por una situación emocional, que se encuentran despiertos cavilando sobre un problema en su relación, pensando en lo que desearían haber dicho o la planificación de lo que podría hacer la próxima vez que deba enfrentarse a ello.

Nux vomica es para personas que no pueden dormir porque sufren de reflujo gástrico u otros problemas de indigestión y / o se encuentran despiertos pensando en sus negocios. El estereotipo de la persona Nux es alguien que es ambicioso, impulsivo, que usa estimulantes (café, cigarrillos, productos farmacéuticos o drogas de la calle, comida chatarra, comida picante) para mantenerse despierto para quedarse a la cabeza de la competencia.

Zincum es el remedio homeopático para las piernas inquietas. Utilice esta opción si sus síntomas coinciden con Zincum de otras maneras (tensión mental, el exceso de trabajo mental; se despierta fácilmente con cualquier ruido o le despierta la molestia de sus piernas justo al dormirse) Si sus síntomas no coinciden Zincum, trate de suplementar su alimentación con magnesio para los calambres en la pantorrilla y vitaminas del complejo B, incluyendo ácido fólico, para el síndrome de piernas inquietas.

Guía rápida de remedios naturales
para la fiebre, dolor y sueño

Para la fiebre
- Mantenerse hidratado, tome jugos de frutas o helados de agua de té de menta.
- Mantenga su temperatura con un baño de esponja tibia.
- Utilice menta o aceite esencial de lavanda en un baño o en un
- Masaje (diluido en un aceite ligero).

Para el dolor
- Boswellia y / o curcumina (tan bueno o mejor que el ibuprofeno).
- T-Relief (Traumeel), para articulaciones y músculos de aplicación tópica en articulaciones dolorosas.
- Para el dolor de cabeza: Swansons' Headache Releif, Hyland
- Headache formula o Hyland's Migraine Headache formula.
- O utilice un Migrastick, aromaterapia en rodillos.

Para dormir
- Calma Forte formula de combinación homeopática.
- Nighty Night Tea de Traditional Medicinals.
- Gaia's Sleep & Relax or Sleep Thru herbal formulas.
- Retire equipos elecgtronicos de la habitación, evite los electrónicos al momento de dormir, use lentes que bloquean la luz azul del día.

Usted también puede necesitar algunos cambios en su estilo de vida. Por ejemplo, si utiliza un ordenador u otro dispositivo electrónico antes de acostarse, la luz azul de la pantalla hace que su cerebro piensa que es el cielo azul en el exterior. Entonces su cuerpo le dice que es hora de despertar, por lo que sería conveniente eliminar el tiempo frente a la pantalla antes de acostarse. Si realmente no puede evitarlo, utilizar lentes que bloquean la luz azul. Estos lentes de color ámbar, disponible en el Internet, bloquean la luz azul que engaña al centro de reloj biológico en el cerebro haciéndole sentir que es de día.

El campo electromagnético (CEM) de su ordenador, TV, iPad y el teléfono celular, además de la conexión inalámbrica en su casa, también puede interferir con el sueño. Mantenga los dispositivos electrónicos fuera de su habitación lo más posible y apague el móvil durante las noches. Zapping, de Ann Louise Gittleman tiene otras sugerencias para minimizar la interferencia de CEM. Para saber sobre esto, lea la investigación sobre los peligros de los efectos CEM en las funciones cerebrales, así como en el sueño, del Dr. Victoria Dunckley «Reset Your Child's Brain: A Four-Week Plan to End Meltdown, Raise Grades and Boost Skills by Reversing the Effects of Electronic Screen-Time».

Hay muchos remedios naturales para dormir tantos como hay razones por las cuales usted no puede dormir. Si ninguno de estos métodos funciona, usted está obligado a conseguir una respuesta en el libro de el Dr. Case Adams' Natural Sleep Solutions, el mejor y más completo libro que hemos encontrado sobre el tema.

Por tanto, usted tiene a su mano muchas opciones en los remedios naturales, y puede guardar los medicamentos para los momentos en que realmente los necesite.

❧ NUEVE ❧

Mitos y desinformación

En mi pueblo natal, El Palmar, ubicado en las Colinas al este de Cuba, la temperatura es exquisita durante todo el año. Cuando yo estaba creciendo, nuestra familia tenía la única televisión en la ciudad TV en blanco y negro con antenas como de orejas de conejo envueltas en papel de aluminio y ganchos de ropa. ¡Me sorprende que no teníamos recepción de Marte! En los días de semana a las ocho, unos 20 vecinos nos visitaban, se sentaban en el suelo de cemento duro para ver la novela de turno. Apagones a menudo venían a interrumpir la mejor parte del programa... pfft, no hay señal.

Los apagones no fueron la única interrupción. Normalmente se escuchaba a la gente toser durante el espectáculo, algunos con la nariz que moqueaba, otros sólo una tos seca. Más tarde iba a escuchar a mi madre hablando de algo misterioso durante la noche que hizo enfermar a la gente y me provocó miedo de muerte. Mi madre, la abuela y todos los vecinos temían de esa fuerza invisible. La abuela lleva un paraguas durante todo el año y lo utilizaba en las noches, incluso cuando no estaba lloviendo para protegerse de esta enfermedad misteriosa.

Durante siglos, la gente en todo el mundo de habla española han temido al sereno («aire de la noche» o «rocío de la noche»). Incluso me encontré una definición en un diccionario médico publicado en España en 1807: se dice que la «humedad en el aire en horas después de la puesta del sol... debe ser evitada, ya que causa muchas enfermedades». Este temido fenómeno –que se creía era causada por la influencia de la luna, el aire húmedo de la noche, y la caída de temperatura después de la puesta del sol– es responsable de la tos, flu, neumonía e incluso la muerte. Al día de hoy, hispanos desde Madrid a América Latina a las Filipinas viven con el temor del sereno.

Edna, una enfermera a quien conocí cuando hacia mi especialización en la Universidad George Washington, me dijo que ella tosía cuando en cualquier momento, abría la puerta de su refrigerador. Muchas personas tienden a creer que el aire frío y el viento son responsables de llevar los virus que de alguna manera hacen que nos infectemos. Esta es la percepción que ha existido desde el principio de los tiempos.

En la medicina tradicional china, al «viento» (Feng) se ha culpado por la tos y problemas respiratorios durante miles de años. Fengsu Tongyi, un almanaque chino del 200 AD, describe al viento y los cambios en la temperatura como las causas y factores desencadenantes de las enfermedades respiratorias. Incluso hoy en día, muchos practicantes de la medicina tradicional china consideran al «viento» como causante de una falta de armonía que trae la enfermedad. Casi todas las civilizaciones han culpado al frío y el viento como el portador de la enfermedad o el origen de las mismas. Ya sea que lo llamen sereno, «de aire del refrigerador», o Feng, es el mismo fenómeno. Pero hay una diferencia entre el viento que lleva los gérmenes a ti, versus al viento frío que te hace susceptible por gérmenes que tú tomas al contacto.

Mito: La exposición al aire frío, viento o sereno causó mi tos.

Hechos: La mayoría de la tos aguda se deben a infecciones respiratorias virales. Usted puede coger un resfriado o flu por el contacto cercano con una persona infectada –un beso, un abrazo, una tos o un estornudo– o al tocar algo así como un pomo de la puerta, una pluma o el control remoto de la TV que alguien enfermo utilizó. Una vez que el virus está en sus manos, puede entrar a su cuerpo si se toca los ojos, la nariz o la boca. Una vez más, haber estado expuesto no significa que vaya a enfermar. Todo depende de la capacidad de su cuerpo para enfrentar al germen.

Es cierto que algunas personas tosen cuando se expone al aire frío, especialmente durante el ejercicio, mis compañeros que corren, me lo han comentado. Ellos están tratando de respirar profundamente ya que están corriendo y el aire frío que respiran hace que sus vías aéreas se contraigan por lo cual tosen. Esto no es lo mismo que enfermarse a causa de un viento frio.

Una vez más, se habrán dado cuenta que en nuestra discusión de los medicamentos homeopáticos para la tos, algunos de ellos son específicamente indicada para las personas que se enferman después de un viento frío o han estado expuestas, por estar fuera, al aire frío. Históricamente la homeopatía se ha basado, sin juzgar, en la información que el paciente suministra de sus síntomas. Sabemos que cuando las personas informan estar enfermos por el aire frío, ciertos medicamentos homeopáticos tienden a trabajar bien para ellos.

Mito: La gente se enferma durante el invierno debido al frio existente.

Hecho: El tiempo frio no es directamente responsable. Los estudios demuestran que las personas se enferman con más frecuencia durante el invierno, ya que están atrapados dentro, en estrecho contacto con los demás, por ejemplo, en los centros comerciales. También, la temperatura fría aumenta la secreción nasal que extiende los gérmenes alrededor y la gente puede estar propagando los gérmenes, incluso si no tienen ningún síntoma. La gran mayoría de las personas que están expuestas a un virus van a resistir, pero siguen siendo portadores. Si limpian su nariz con sus manos desnudas, luego abren una puerta, presionan un botón del ascensor, se aferran a una baranda, o tocan una pantalla de pago, pueden dejar el virus para que otros lo adquieran.

Mito: Tengo que sudar la fiebre.

Hecho: Usted no tiene que cubrirse con varias mantas para «sudar la fiebre». El cuerpo tiende a sudar cuando se vence a la fiebre y la persona está empezando a mejorar. Forzar al cuerpo a sudar, no le va a hacer sentirse mejor en menor tiempo.

De hecho, usted va a querer tener fiebre si está enfermo. La fiebre es uno de los principales sistemas de protección del cuerpo. Cuando estamos expuestos a una carga masiva de virus o bacterias, las células de defensa del organismo están llamados a la batalla. Durante la batalla se produce liberación de productos químicos para destruir a los invasores y estos productos químicos son transportados por la sangre a la torre de control (el cerebro) que le dice al cuerpo que hay que subir el termostato. El resultado es una alta temperatura, fiebre, que destruye los microbios y estimula las células de defensa del organismo a «tragarse» los microbios. Aumenta la frecuencia cardíaca para movilizar las células de defensa más rápido e incluso aumenta su propio Interferón para matar los virus.

Hipócrates, el padre de la medicina occidental, se le acredita haber dicho: «Deme el poder de crear una fiebre y podré curar todas las enfermedades».

Mito: Cualquier fiebre superior a 99° necesita ser medicada.

Hechos: La temperatura normal varía de 97° a 99°. Los niños mayores de tres y la mayoría de los adultos pueden experimentar fiebre de 104° F (40° C) durante tres a cinco días sin problemas. Sin embargo, se convierte en una preocupación cuando:

- En cualquier momento es mayor de 103° F
- Cuando la fiebre dura más de tres días
- Cuando un niño menor de tres años tiene una fiebre superior a 102° F (39° C) última durando todo el día y la noche, ya que pueden desarrollar convulsiones febriles.

Sin embargo, antes de medicar, tratar un enfoque natural: un baño de agua tibia o con esponja tibia y los métodos naturales recomendados en el capítulo anterior. Asegúrese de mantener a la persona a tomando agua potable, ya que la fiebre puede causar deshidratación, a través de la sudoración, sin que la persona se dé cuenta. Batidos de estimulación de las defensas al igual que los batidos verdes proporcionarán una buena nutrición mientras que son fácil de digerir; pero si la persona no tiene hambre, no le obligue a tomar. Comprobar la temperatura con regularidad; es natural que las temperaturas se eleven por la noche.

Si el enfoque natural no está funcionando y la fiebre está aumentando rápidamente a zona de peligro, usar acetaminofén (Tylenol) con moderación. Definitivamente no dé a los niños una aspirina ya que contiene el ácido acetilsalicílico, que puede desarrollar una enfermedad peligrosa llamada síndrome de Reye.

Mito: Tengo que deshacerse de todo este moco.

Hecho Una tos con flema siempre es problemática, y es verdad que el moco provoca la tos. Pero el moco no es el problema, es parte de la solución. El cuerpo, en su genio, hace un llamamiento a todas sus defensas cuando los virus y las bacterias invaden la nariz, la garganta y la tráquea. El sistema respiratorio, desde la punta de la nariz hasta el final a las vías respiratorias más pequeñas en los pulmones, está expuesto al aire exterior. De hecho, son los pulmones los únicos órganos internos en contacto directo con el medio ambiente con todos sus microbios. Los soldados celulares de nuestro sistema inmune, utilizan al tejido inflamado y al mucus para bloquear estos invasores, para evitar que caigan en el templo secreto (nuestro cuerpo).

Una vez que el sistema inmune tiene los atacantes bajo control, el tejido inflamado y la producción de moco ya no son necesarios y tienden a desaparecer por sí mismos. Los estadounidenses gastan millones de dólares en las medicaciones tales como Mucinex para tratar de deshacerse de la flema, pero la investigación ha demostrado que no funcionan. Recuerde, siempre y cuando su cuerpo está creando moco, significa que el moco sigue siendo necesaria para la protección.

Su cuerpo quiere mantener al moco moviéndose hacia arriba y afuera, para sacar los microbios afuera. Si el moco es demasiado espeso y pegajoso para moverse, manténgase hidratado usted mismo y trate con NAC (página 63), las enzimas en Mucostop (página 63) o una medicina homeopática como Kali bichromicum (página 81). Ellos le ayudaran a soportar su energía de curación a la vez que ayudar al mucus a salir afuera sin efectos secundarios.

Mito: Necesito antibióticos. Si mi médico no los receta, voy a ir a otro médico que lo hará.

Hecho: La mayoría de la tos es causada por resfriados y flu, que a su vez son causadas por virus, y los antibióticos son impotentes contra los virus.

Por lo que tomar uno no le ayudará a salir del refriado. En su lugar, cada vez que tome antibióticos, más bacterias en su cuerpo pueden volverse resistentes a los mismos.

La investigación ha encontrado que cuando los médicos sobre-prescriben antibióticos, la resistencia aumenta, poniendo a sus pacientes en riesgo de infecciones resistentes a los antibióticos y también aumenta las posibilidades de propagación de bacterias resistentes a las drogas en su comunidad. Los médicos a menudo recetan antibióticos sólo porque sus pacientes lo exigen. Veo esto todo el tiempo: una gran cantidad de pacientes llamar a los centros de atención de urgencia «Clínicas de Z-Pak» en honor a Zithromax. Los pacientes van con una tos al centro y si los médicos no le indican antibiótico, ellos continúan hasta que alguien los indica.

Pero sólo están perjudicándose a sí mismos, su sistema inmune, y la salud de toda la comunidad. La gente tiene que dejar de pedir a sus médicos antibióticos. Ofrézcale a su médico una copia de este libro y comparta todas las alternativas naturales basadas en la evidencia frente a los antibióticos.

El único momento en el cual los antibióticos deben ser utilizados es cuando ha sobrevenido una infección de tipo bacteriana (Vea la tabla en la página 23 acerca de cómo se puede decir que se puede tener esta y la necesidad de ir a su médico para un chequeo). De lo contrario, los resfriados típicos y el flu generalmente desaparecen por sí mismos y no deben ser tratados con antibióticos.

Mito: Me enfermé en el avión por el aire contaminado.

Hecho Es lógico suponer que en una cabina de un avión, reciclara todos nuestros virus y bacterias cuando exhalamos, pero la investigación ha desmentido esto. Como mi buen amigo, experto en enfermedades infecciosas, Dr. Bob Freedman, lo dice: «Los virus y las bacterias no tienen alas».

El problema con los aviones es el contacto cercano con una persona infectada. Imagínese, estoy infectado con el virus y mi único síntoma es una nariz que moquea. Abordo el avión y de inmediato el aire seco activa más mi nariz que moquea. Estoy caminando por el pasillo con mi equipaje en una mano y con la otra limpiando el goteo acuoso. A continuación, me encuentro aferrándome a un asiento para recuperar el equilibrio. Usted está justo detrás de mí, en ese pequeño pasillo que parece más estrecho cada vez y usted pone su mano donde yo había puesto la mía e inconscientemente se toca la cara, y «bingo», el virus ha encontrado el sistema de transporte. Esta es la forma en que nos infectamos en un avión.

Mito: Yo he estado tosiendo durante dos semanas. Debo tener bronquitis. Necesito antibióticos.

Hecho La tos del flu o frío puede durar hasta tres semanas en adultos y niños sanos. Es cierto 21 días. Por lo general, la tos es el último síntoma que se va. La mayoría de las personas con una tos persistente después de un resfriado o de un flu tiene secreción nasal posterior como consecuencia de los daños producidos por el virus en la mucosa (la membrana que recubre la nariz y la garganta). Esa tos no requiere antibióticos. De hecho, el tratamiento de este tipo de tos con antibióticos es el error más común en el tratamiento de una tos aguda. Si la tos dura más de tres semanas y no tiene otros síntomas y por demás se está sintiendo mejor, usted no necesita ver a su médico y su tos no necesita medicación. Es muy probable que desaparezca por sí sola. Si dura más de cuatro a seis semanas, entonces vea a su médico.

No sólo eso, incluso si tose durante más de tres semanas y tiene bronquitis, la bronquitis aguda es viral por lo cual los antibióticos no ayudarán. Además, es probable que no tenga ni siquiera la bronquitis. La bronquitis es sobre diagnosticada por médicos ocupados que no tienen tiempo para escuchar sus pulmones correctamente. Los rayos X no son lo suficientemente precisos para diagnosticar la bronquitis. Su médico tiene que escuchar sibilancias, pero el goteo nasal posterior también causa sibilancias, y es difícil saber la diferencia.

Así que si usted tiene una tos persistente, pruebe los remedios herbales en la página 68 en este libro.

Mito: Mi médico dice que el reposo en cama es mejor cuando estoy enfermo, así que tengo que permanecer en cama durante tres semanas.

Hecho: En realidad, el ejercicio es mejor, tanto para prevenir un resfriado o flu como para ayudarle a recuperarse. Sólo tiene que descansar por un día o dos si usted tiene fiebre con debilidad general, dolor muscular y así sucesivamente. De hecho, cuando tenemos pacientes en la Unidad de Cuidados Intensivos con severa insuficiencia respiratoria, conectado a una máquina de respiración a través de un tubo en su garganta, les dejamos descansar por un día o dos. Pero entonces comenzamos haciendo ejercicio porque hemos encontrado que acelera la recuperación con menos complicaciones. ¡Es cierto! ¡Ejercicio en cama con todos los tubos! Así que no deje que el resfrío o flu, lo mantengan fuera de actividad. Tan pronto como se sienta un poco mejor, prepárese y haga su rutina de cardio. Es lo mejor que puede hacer.

El ejercicio regular mantiene a sus soldados del sistema inmunológico bien entrenados y ayuda a prevenir los resfriados y el flu. De hecho, la investigación muestra que puede reducir a la mitad el riesgo de contraer resfriados durante la temporada de invierno. Hace años que aprendí de mi amigo y entrenador J. Balart que correr o andar en bicicleta tan pronto como siento los síntomas del resfriado cortará la progresión de la condición a su mínimo. Desde que me dijo eso, tan pronto como me siento algo que se acerca, salgo a correr.

Mito: Los medicamentos de venta sin receta para la tos y nariz congestionada deben estar bien para los niños, debido a que la FDA los ha revisado.

Hecho: La Academia Americana de Pediatría dice que los medicamentos de venta libre para el goteo nasal y nariz congestionada no son efectivos para niños menores de 6 años. Incluso han dejado saber que pueden tener efectos nocivos en la salud de ellos. La Organización Mundial de la Salud (OMS) está de acuerdo en que no hay medicamentos efectivos para la tos y los resfriados en niños menores y que los medicamentos de venta libre tienen efectos potencialmente dañinos. La OMS recomienda miel y limón, té de tamarindo y otros remedios caseros simples como los recomendados en este libro.

Mito: Debería ir al médico tan pronto como tenga los síntomas del resfriado ... por si acaso.

Hecho: La tos y el frío son una de las razones más comunes para la visita a la oficina del médico, pero la gran mayoría de esas visitas son prevenibles. El doctor sólo prescribirá antibióticos, que son a la vez ineficaces y potencialmente perjudiciales. Las únicas razones por las que debe llamar al médico son los comprendidos en las normas de seguridad en la página 23.

Mito: Los niños en la guardería adquieren más resfriados que otros niños.

Hecho: Una fuente sin fin de moco corriendo por la nariz y haciendo su camino a la boca y la barbilla es la imagen diaria de un niño en la guardería conocida como «Síndrome de guardería». Es cierto que durante el primer año de la guardería, los niños tienen más tos y resfriados que los que se quedan en casa. Sin embargo, las investigaciones muestran que después del primer año el riesgo de infección no es diferente en aquellos que se quedan en casa. De hecho, el mecanismo de defensa del niño «desarrolla los músculos» en la guardería «gimnasio». Los niños expuestos al virus a principios de cuidado infantil tienden a tener menos resfriados a medida que crecen, que los niños que no fueron expuestos.

Mito: Mi médico prescribe antibióticos porque quiere asegurarse de que no contraiga una neumonía.

Hecho: Probablemente el médico prescribe antibióticos porque cree que tiene que hacer algo por su resfriado y no tiene nada mejor. Usted puede ayudar a no solicitar antibióticos a su médico. Incluso, le podría dar una copia de este libro a su médico o tal vez a la enfermera en la oficina de su médico. En mi experiencia, las enfermeras son ávidas lectoras.

Como se sabe por ahora, la gran mayoría de la tos aguda asociada a los resfriados y flu son causados por virus. El Dr. William Schaffner, presidente del departamento de medicina preventiva en la Escuela de Medicina de la Universidad de Vanderbilt de Nashville, dijo en una entrevista con WebMD: «Las infecciones virales como el flu no son afectadas por los antibióticos». Y continúa: «Usted puede, de igual forma, tomar un placebo».

Sin embargo, estos antibióticos no son una simple píldora de azúcar-placebo. Ellos son potentes fármacos con efectos secundarios peligrosos. Los antibióticos no deben ser prescritos como tratamiento preventivo. ¡Usted conoce, el método «por si acaso»! Esto fue demostrado en un estudio de 1997 publicado en la prestigiosa Revista de la Asociación Médica de Estados Unidos. Las recomendaciones de la Organización Mundial de la Salud para la tos aguda indican que los antibióticos NO previenen la neumonía.

Mito: Necesito un producto de combinación para la tos –expectorante y antitusígeno– para cubrir todos los frentes.

Hecho: Como lo hemos discutido a lo largo del libro, los productos de venta libre en combinaciones no solo son ineficientes sino peligrosos. La mayoría de las organizaciones médicas y autoridades en problemas de la tos, han recomendado durante años que estos productos deben ser retirados del mercado, pero la industria ha prestado oídos sordos. Entonces, ¿qué podemos hacer? ¡Dejar de comprarlos AHORA!

Mito: Tengo moco verde, lo que significa que tengo bronquitis; probablemente necesito antibióticos.

Hecho: El moco en las infecciones respiratorias virales agudas tiene dos fases. Inicialmente, el moco es claro y delgado, como capas en la nariz, la parte posterior de la garganta, senos nasales y los pulmones. Esta fase suele durar de uno a tres días. Posteriormente, el moco se vuelve más grueso y con frecuencia se torna amarillo o verde. Ello es absolutamente normal. Usted no necesita antibióticos.

A veces una infección bacteriana secundaria sigue a la infección viral inicial. Infecciones bacterianas secundarias tienen una constelación de síntomas que se acompañan de moco de color verde. Por lo general, la mucosa de color verde se asocia con un empeoramiento de la tos, cansancio, fiebre de bajo grado o fiebre y escalofríos. Los pacientes por lo general dicen a sus médicos: «Estaba mejorando de un resfriado (o flu) que he tenido durante una semana. Pero ahora me siento peor» Esto lo define: si usted está mejorando y de repente todos los síntomas le hacen sentirse peor, una infección bacteriana secundaria es probablemente la causa.

Pero recuerde, infecciones virales también producen moco verde, al igual que las infecciones bacterianas. Por lo que la mucosa de color verde por sí mismo no significa que usted tiene una infección bacteriana que requiere antibióticos. Compruebe sus otros síntomas también.

Ahora que sabes las respuestas a los mitos más comunes, vamos a pasar a explorar el mundo de la tos crónica (una tos que dura más de cuatro a seis semanas). Usted se sorprenderá, la mayoría de las veces este tipo de tos es evitable y tratable. Pero antes de seguir adelante, los invito a visitar nuestro sitio web www.gustavoferrermd.com y enviar sus preguntas para que podamos brindarles los hechos. Por favor envíe preguntas de interés general ya que no puedo dar respuestas a condiciones individuales.

DIEZ

Tosedores crónicos y el arte de la medicina

«¡Código azul!, ¡Código azul! Habitación 7, Ambulatorio pulmonar», se escuchó en el altavoz fuerte y claramente, mientras caminaba a mi oficina un lunes, particularmente intenso, en el centro de la tos Cleveland Clinic Florida. «Arresto respiratorio en pacientes ambulatorios no es lo usual!», me dije a mí mismo en el ascensor. Si una persona está teniendo un ataque de asma que amenaza su vida, van derecho a la sala de emergencias; ellos no se sientan y esperan en la consulta externa. Cuando un código se anuncia en un hospital se convoca a un equipo especial de emergencia para un paciente que de repente parece estar en riesgo de morir, por lo general es por un ataque al corazón, no por un problema respiratorio. En cualquier caso, me encontré corriendo hacia la sala. Cuando llegué, la habitación estaba llena de enfermeras, espectadores y un revoltijo de órdenes.

«¿Tiene pulso?».

«Controle la presión de la sangre».

«¡Ponga oxígeno!».

«¿Cuál es su saturación de O_2 [nivel de saturación de oxígeno]?».

Al momento, alguien dice: «¡Está despierta, está despierta!», mi enfermera Darlene

se dirigió a mí. «Este es su nueva paciente, María. Ella tuvo un importante ataque de tos que la dejó sin habla. Luego se puso azul y cayó al suelo».

Esto puede sonar dramático, pero es una historia real. «El ataque de tos de María» la dejó sin aire, creando lo que llamamos un «sínco-

pe inducido por tos» o «desmayo a causa de la tos». Ella me dijo que había padecido una tos seca persistente durante doce años y le estaba haciendo la vida imposible. Incluso había dejado su trabajo el año antes, debido a que se cansó de escuchar a su jefe y compañeros de trabajo quejarse de su tos. "¿Estás tuberculosa?» le decían, lo escuchó tantas veces que ella comenzó a creer que tenía algo contagioso. Ella visitó a innumerables médicos y especialistas, incluso volvió a Cuba para ver a su médico, pero fue en vano.

«Sólo este mes, he visitado a los médicos en las clínicas de urgencias siete veces. Cada vez que voy, me indican Z-Pak (acitromicina) o algún nuevo antibiótico y prednisona. «Soy una víctima de las clínicas Z-Pak», como usted los llamó en la entrevista que le hicieron en USA Today. Por cierto, esa es la razón por la que estoy aquí viéndole.

Le habían dicho que tenía asma, pero yo quería examinarla personalmente para encontrar la causa, ya sea una condición clínica transitoria o un proceso de la enfermedad subyacente. Sólo si entendía la causa subyacente, podía orientar un tratamiento específico.

Revisé todas sus radiografías, tomografía computarizada, análisis de sangre, pruebas de respiración y no encontraba ninguna evidencia significativa para apoyar el diagnóstico de asma. Después de usar un laringoscopio (tubo flexible con una cámara en la punta) para explorar su nariz, garganta y las cuerdas vocales, le dije que tenía reflujo gástrico severo. Su tos venía del ácido del estómago causándole un espasmo en la garganta (espasmo laríngeo).

Los esteroides que tomaba, debido a un error en su diagnóstico, le produjeron gastritis severa e hicieron el reflujo peor. Aún más preocupante, los esteroides le hicieron ganar más de 100 libras en menos de dos años. Ella se sorprendió y se sintió muy confundida con el hecho de que los medicamentos prescritos no solo no le ayudaron, sino que le habían afectado negativamente en muchos aspectos, incluyendo su autoestima, su capacidad para hacer ejercicio, e incluso el gasto ocasionado al tener que comprar un nuevo guardarropa.

Una semana más tarde recibí una llamada de la Sala de Emergencia; María estaba teniendo un severo ataque de tos. Corrí a la *sala de emergencias, entre las consultas de mis pacientes, para verla y la traté sin esteroides. En lugar de eso le enseñé algunos ejercicios de respiración, le hablé sobre la dieta a seguir, el uso de un antiácido y un inhalador. Ella se recuperó sin problemas.*

Luego vino a mi oficina para una visita de control, determinada a seguir mis instrucciones. Fue un largo viaje con los cambios de estilo de vida aplicados —la dieta, el ejercicio y ejercicios de respiración— pero ella ya se sentía, por lo menos un 80 por ciento mejor, con tan sólo cuatro semanas de tratamiento.

La tos que simplemente no va a desaparecer

La tos crónica (tos que dura más de cuatro a seis semanas) es un síntoma común y molesto que mantiene a muchas personas atrapadas en la vergüenza. Si éste es tu caso, por favor busque la atención de un médico experto que entiende que la tos es un síntoma con múltiples causas. El papel del experto es encontrar el diagnóstico y el tratamiento apropiado. Este capítulo no está destinado a ser utilizado para el auto-diagnóstico y tratamiento. Es una herramienta educativa que usted puede compartir con su médico contribuyendo así con la búsqueda de su «cura para la tos».

No vamos a discutir las causas infecciosas de la tos crónica como la tuberculosis y las infecciones por hongos, ya que generalmente ellas experimentan un curso agresivo. Este tipo de tos viene con un conjunto de síntomas —tales como fiebre, escalofríos, producción de moco, cansancio y la sensación general de estar muy enfermo— que requiere intervención médica.

Vamos a explorar las razones para la tos aun cuando usted no se siente agudamente enfermo. Esto es lo que llamo «la tos antisocial»; no la «tos social» que tu madre utilizaba para interrumpir conversaciones inapropiadas. Esta es la tos que le impide ir al cine, restaurantes y actividades sociales. Esta es la tos que disminuye su productividad y le impide disfrutar de la vida.

He tenido el privilegio de tratar a las personas con tos infecciosa y no infecciosa durante más de veinte años. Pasé dos años investigando y tratando la tos infecciosa como la tuberculosis (que sigue siendo una de las causas más comunes de muerte en todo el mundo) y muchas otras durante mi tiempo de investigación en la región del río Orinoco, en Venezuela.

El arte de la medicina

Antes de profundizar en este tema fascinante, tengo que hacer una aclaratoria:

La medicina es un arte; la medicina no es una ciencia exacta. No es dos más dos. En la medicina, muchas veces dos más dos puede ser 10. ¿Por qué digo esto? Debido a que algunos microorganismos pueden permanecer en sus pulmones por meses, años, sin causar síntomas como fiebre, escalofríos y malestar generalizado. Micobacterias no tuberculosas son los ejemplos perfectos. Estas familias de microbacterias no son contagiosas como la tuberculosis. Les encanta la humedad y por alguna razón prefieren a las mujeres. Así que, cuando veo una tos crónica en una mujer que vive en un clima húmedo (y, sobre todo, por alguna razón, una mujer mayor delgada) sé que necesito ordenar un examen para la detección de este tipo de micobacterias.

Por lo tanto, para simplificar el enigma de la tos crónica sin un claro diagnóstico de infección, voy a utilizar el algoritmo que publiqué en el periódico Cleveland Clinic Journal of Medicine titulado «¿Cómo se debe investigar una tos crónica?».

Una vez que el médico ha recogido la historia descriptiva completa de la tos y los síntomas asociados, el primer paso para hacer el diagnóstico es obtener una radiografía de tórax (que su médico le abreviar «RXT»). Si usted tiene una tos crónica, es probable que ya tenga varias radiografías de tórax o incluso una tomografía computarizada. Hoy en día en la mayoría de las salas de emergencia y consultorios médicos, una exploración de rayos X del pecho o una TC se realiza antes, incluso, que el medico hable con el paciente.

Primero no hacer daño: evitar los rayos X innecesarios

Mientras yo estoy recomendando una radiografía de tórax para la tos crónica de largo plazo, no lo hago para una tos aguda reciente, excepto en

Como investigar la tos crónica

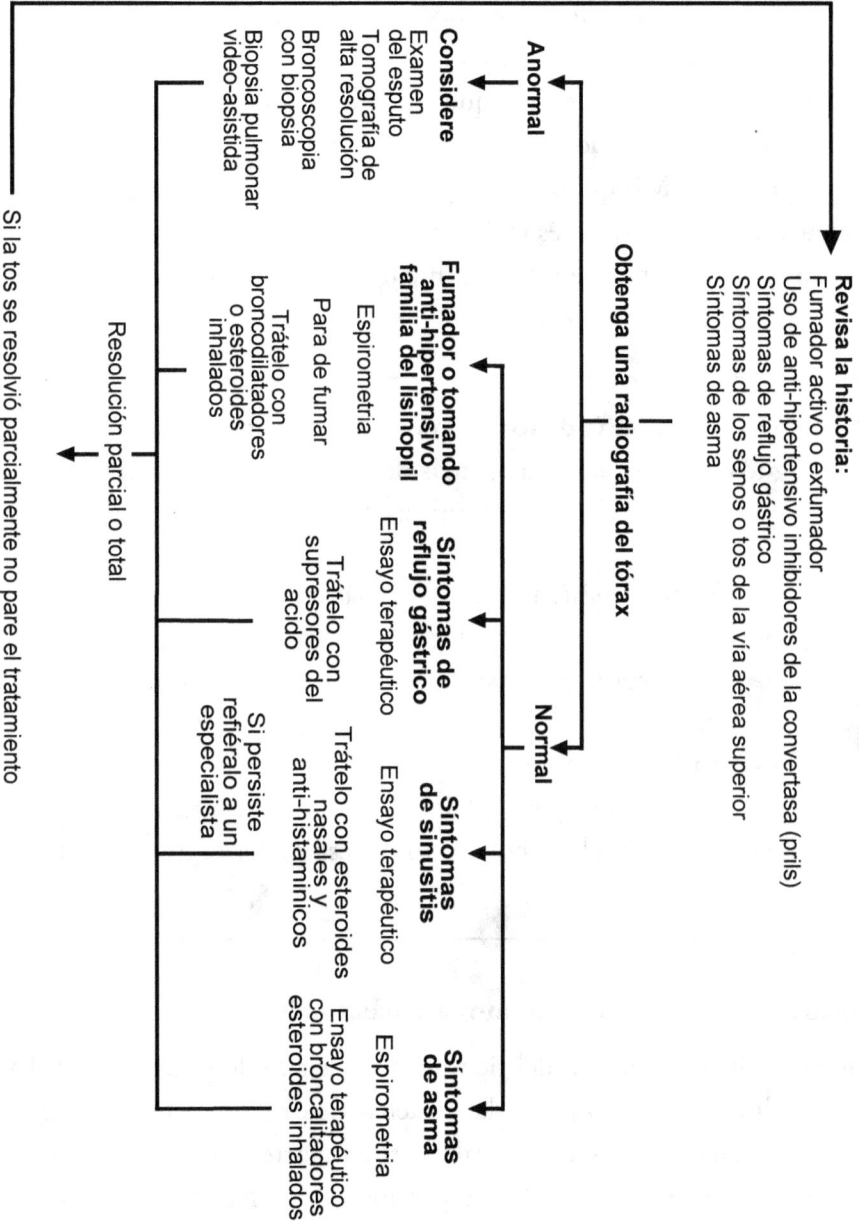

Revisa la historia:
Fumador activo o exfumador
Uso de anti-hipertensivo inhibidores de la convertasa (prils)
Síntomas de reflujo gástrico
Síntomas de los senos o tos de la vía aérea superior
Síntomas de asma

Obtenga una radiografía del tórax

Anormal

Considere
Examen del esputo
Tomografía de alta resolución
Broncoscopia con biopsia
Biopsia pulmonar video-asistida

Normal

Fumador o tomando anti-hipertensivo familia del lisinopril
Espirometría
Para de fumar
Trátelo con broncodilatadores o esteroides inhalados

Síntomas de reflujo gástrico
Ensayo terapéutico
Trátelo con supresores del acido
Si persiste refiéralo a un especialista

Síntomas de sinusitis
Ensayo terapéutico
Trátelo con esteroides nasales y anti-histamínicos

Síntomas de asma
Espirometría
Ensayo terapéutico con broncodilatadores o esteroides inhalados

Resolución parcial o total

Si la tos se resolvió parcialmente no pare el tratamiento

175

circunstancias específicas. Visité recientemente una gran clínica en la que se le indicó a cada paciente una radiografía de tórax antes de ver a un médico. Nuestro juramento como médicos es «primero no hacer daño», pero estamos poniendo en peligro a nuestros pacientes con el uso excesivo de radiación. Los médicos tienen que aprender a no ordenar radiografías innecesarias, a la vez que los pacientes necesitan tomar la responsabilidad de su propia salud. Mis queridos amigos, hay que ser proactivo, pregunte a su médico, con respeto, si es realmente necesario una radiografía. Lleve este libro a mano para que pueda compartir las directrices de la página 187.

Una radiografía de tórax no es necesaria en una tos aguda a menos que uno o más de estos síntomas estén presentes:

- ❧ Fiebre persistente que dura más de cuatro días,
- ❧ Escalofríos con temblores,
- ❧ Cada vez más, las secreciones son de color verde o amarillo,
- ❧ Tosiendo sangre,
- ❧ Silbido al respirar o falta significativa de aliento o
- ❧ Dolor en el pecho con tos o respiraciones profundas.

Nosotros, los médicos necesitamos escuchar más

Los médicos bajo la presión del tiempo, han dejado de hacer una entrevista a fondo, basándose más en las pruebas de diagnóstico en su lugar. Pero no hay nada como escuchar realmente a nuestros pacientes. Cuando fui a la escuela de medicina en Cuba, pasamos todo un año para aprender a extraer información de diagnóstico a partir de entrevistas a nuestros pacientes. (Fue un beneficio indirecto de nuestra falta de equipos de diagnóstico). Yo encontré que el 80 por ciento de un diagnóstico depende de tomar una buena historia clínica del paciente. Yo he sido bendecido con la oportunidad de ayudar a los pacientes donde otros colegas han fallado sólo por ahondar profundamente con mis preguntas.

Historia incompleta –cuando los médicos no logran reunir toda la información que pudieron haber escuchado prestando atención a sus pacientes– es sin duda la mayor pérdida en el arte de la medicina. Una historia incompleta puede costar cantidades significativas de tiempo y dinero gastado en médicos y consultores. Una historia médica incompleta es responsable de pruebas inapropiadas y hospitalizaciones que cuestan millones de dólares a los contribuyentes cada año. Aún más preocupante, es el hecho de que la historia incompleta contribuye a los errores médicos que dan lugar a cientos de miles de muertes de pacientes por año (haciendo de los errores médicos, la tercera causa de muerte en los Estados Unidos).

Es por esta razón que usted debe familiarizarse con las preguntas clave que debe hacer a su médico con el fin de ayudar a obtener un diagnóstico preciso de su tos. Esto, definitivamente, le ahorrará dinero y tiempo.

Hace años un colega mío vino a mi clínica sufriendo de una tos seca durante dos meses. No había otros síntomas. Él estaba sano y en buena forma física y estaba muy preocupado de exponerse a la radiación, por lo que me llevó más de media hora para convencerlo de hacerse una radiografía de tórax. Él sabía que yo estaba muy preocupado con el uso excesivo de radiografías de tórax y tomografías computarizadas también. (Esto fue bien documentado en un estudio de investigación presentado en la conferencia de CHEST en el 2015).

Nos pusimos de acuerdo en una simple radiografía de tórax que reveló una masa en el pulmón derecho. Tuve que sortear las emociones de dar malas noticias a un paciente, más aún, a un amigo. Parecía que tenía cáncer de pulmón, pero para estar absolutamente seguro, decidí realizar una broncoscopia (procedimiento en el que yo uso un tubo delgado y flexible con una cámara en la punta). Se pasa a través de la nariz hasta los pulmones, este increíble procedimiento me permitió tomar muestras para cultivo y una biopsia.

La masa resultó ser un hongo que crecía en sus pulmones. Lo más probable lo obtuvo de sus viajes regulares a Phoenix, Arizona.

¿Arizona? Sí, el hongo Coccidioides immitis adora el calor seco de Arizona. Sus esporas, parecidas a diminutas semillas, viajan con el viento y se introducen en los pulmones. Afortunadamente, más del 60 por ciento de las personas expuestas a este «Cocci» no van a desarrollar una infección. De los que lo hacen, la mayoría no tienen síntomas, aunque tienen cambios que aparecen en una radiografía. Sólo un pequeño porcentaje desarrollar una infección activa, que llamamos Cocci Fiebre del Valle con todos los síntomas de la neumonía. Por lo tanto, es muy importante mencionar a su médico cualquier posible exposición a los microbios inusuales durante sus viajes.

Búsquelo y va a encontrarlo. Lo que los médicos deben buscar

Además de informar sobre la exposición durante viajes, informe a su médico acerca de los productos químicos en aerosol, alérgenos y otras sustancias que podrían haber llegado a sus pulmones. Informe de cualquier exposición a los humos, gases, vapores o polvo en grandes cantidades o durante un período prolongado de tiempo. El fumar sigue siendo la principal razón para la tos crónica. Informe a su médico si usted está tomando medicamentos, tales como la familia de enzimas convertidoras de angiotensina (IECA) (lisinopril, ramipril y otras drogas cuyos nombres genéricos terminar en «-pril»), ya que pueden causar una tos crónica.

También reporte el uso de aerosoles de venta libre como el Afrin (oximetazolina). El Afrin abre los conductos nasales, pero los cierra tan pronto pasa el efecto. De hecho, el efecto de rebote hace que sus síntomas vayan de mal a peor. Ellos vuelven más fuertes y usted continúa usando Afrin, el lapso de tiempo a la recuperación se hace más y más corto y usted necesita más y más. Tienes que usarlo hasta el punto de quemar sus fosas nasales, creando una condición llamada «rinitis medicamentosa». Este término de lujo, significa simplemente la «irritación de la nariz causado por la medicina», lo que es un motivo frecuente de tos crónica.

Si un irritante potencial está presente, se debe evitar o parar inmediatamente. Si la tos mejora parcial o totalmente cuando se detiene la exposición al irritante, esto apoya el diagnóstico de bronquitis (inflamación en la tráquea).

Zona del Puente, territorio de la tos recalcitrante

Si algo anormal aparece en la radiografía de tórax, esta anormalidad debe guiar la investigación diagnóstica. Pero si la radiografía de tórax es normal, entonces la causa más probable viene del área de nuestro cuerpo que llamo la «Zona del Puente». Este es un territorio no reclamado en la parte posterior de la nariz y la garganta, detrás de la lengua, en el área de las cuerdas vocales, e incluso en la parte superior de la tráquea. Es el área donde la tos crónica recalcitrante a menudo se origina. («Recalcitrante» generalmente se refiere a personas que obstinadamente no cooperan. Es también un término que utilizan los médicos para una condición que se resiste tenazmente al tratamiento. ¡Es como si la tos tuviese una mente propia!)

Los especialistas que tocan esta zona de nuestro cuerpo, generalmente son cirujanos. Una tos procedente de esta zona es huérfana, ignorada por los dentistas, por los otorrinolaringólogos, neumólogos y gastroenterólogos. Piense en el nombre de estas especialidades: el dentista es responsable de los dientes; el otorrinolaringólogo es sólo para oídos, nariz y garganta; el neumólogo para los pulmones y el gastroenterólogo para el estómago. Entonces, ¿quién trabaja en las enfermedades provenientes de la Zona del Puente? Algunas personas quieren llamarle «enfermedades» aerodigestivas y dicen se debe crear otra nueva especialidad. Yo pienso que necesitamos oponernos a la excesiva super-especialización de la medicina. Creo que solo es necesario ser mejor clínico, dicho de otra manera, son necesarios médicos con pensamiento crítico.

La tos crónica recalcitrante, que provienen de la Zona del Puente, incluyen enfermedades como el síndrome de tos de la vía aérea superior, goteo nasal posterior, tos variante del asma, asma inducida por el ejercicio, enfermedad gastroesofágica (RGE) y la tos neurogénica.

Es importante saber que la tos de la Zona del Puente se solapa la mayor parte del tiempo. Estos son algunos ejemplos:

- Asma verdadera agravada por el reflujo gástrico,
- Goteo retro nasal agravado por el reflujo gástrico,

- Reflujo imitando al asma y
- Goteo retro nasal que imita la falta de aliento o dolor en el pecho.

Así, el médico que está tratando a un paciente con tos crónica debe diferenciar, por ejemplo, entre una tos causada por goteo retro nasal que empeora por el goteo versus la tos que luce como asma, pero es causada por el reflujo. En el primer caso el tratamiento primario está dirigido a detener el goteo nasal posterior, mientras que en el segundo caso, el tratamiento primario está dirigido a detener el reflujo.

Esto es lo que quiero evidenciar cuando hablo de pensamiento crítico y el arte de la medicina. No importa cuántas radiografías de tórax o tomografías se le indiquen al paciente, el médico tendrá que usar su pensamiento crítico para diferenciar entre las posibles causas. De esta manera, en este proceso, será el pensamiento y no la colección de imágenes, lo que determinará el curso del tratamiento que en realidad va a detener la tos.

Probando, probando, 1, 2, 3

La investigación de la tos crónica recalcitrante en la mayoría de los casos requerirá un laringoscopio, utilizando un tubo flexible muy delgado con una cámara en la punta. Es este el procedimiento que permite la visualización de exploración de la Zona del Puente. Otros procedimientos para explorar el esófago pueden ser necesarios, al igual que pruebas de respiración para examinar la capacidad pulmonar y una prueba simple de aliento que nos ayudara a definir asma o una inflamación de la tráquea.

Tos neurogénica: el diagnóstico de último recurso

Si todas estas pruebas son normales y no apuntan a ninguna causa específica, tos neurogénica es la causa más probable. Es una tos seca persistente, por lo general durante años sin que haya pruebas claras de casos de reflujo o rinositis (nariz y los senos nasales). Este tipo de tos ha recibido varios nombres –tos neurogénica, síndrome de hipersensibilidad, tos crónica recalcitrante– pero todos significan lo mismo. El ácido proveniente del reflujo puede desencadenar esta tos, pero no es el principal factor desencadenante. Algunas personas la desarrollan después de una infección viral, otros lo obtienen de irritantes del medio ambiente –humos, gases, fragancias, productos de limpieza–.

Se llama tos neurogénica (es decir, a partir de los nervios) debido a que el problema surge de los nervios irritados en los receptores de la tos, las áreas de la garganta y la tráquea que detectan el moco o alérgenos y le indican al cuerpo que debe toser. Estos receptores de la tos están ahí para protegerle a usted, pero a veces no identifican apropiadamente el problema. Por ejemplo, el reflujo de ácido puede irritar los nervios, pero la tos no ayudará a despejar el nivel de ácido. Tampoco actuará o resolverá la tos causada por los vapores de las fragancias, gas y productos de limpieza.

Hay muchas razones para este tipo de tos, una de las toses más comúnmente referidas a un experto en la tos. Se trata generalmente con medicamentos para problemas nerviosos tales como la gabapentina, amitriptilina y otros. (Si usted está bajo estos medicamentos, informe a su médico cuando la tos haya cesado de manera que el medicamento puede ser descontinuado). En muchas ocasiones el reflujo debe ser tratado. (Ver nuestras recomendaciones en la página 181).

Volver a la respiración Buteyko para la tos crónica

El método Buteyko descrito en la página 96 fue diseñado para ayudar a los asmáticos y otras personas con graves problemas respiratorios crónicos. Comienza con un simple ejercicio de medición que se llama «control de la pausa» que cualquiera puede hacer en casa. Es una estimación de cuanto usted respira, o cuál es su nivel de CO_2. Simplemente significa probar cuántos segundos, cómodamente, usted puede mantener su respiración luego de una exhalación normal. Para hacerlo con precisión, debes seguir las instrucciones específicas, iniciando con un descanso durante varios minutos (hasta que su respiración sea considerada como normal) para empezar la medición..

- Tomar una pequeña respiración, por la nariz, y permita una pequeña exhalación por la nariz.
- Mantener la boca cerrada y mantener su nariz cerrada con los dedos para evitar que el aire entre en los pulmones.

- Contar el número de segundos hasta que sienta el primer deseo definitivo de respirar.
- Al sentir el primer deseo definitivo de respirar, usted va a sentir los movimientos involuntarios de sus músculos respiratorios. Su abdomen se puede agitar o su garganta puede contraerse.
- Libere su nariz y respire a través de ella.

Su inhalación al final de contener la respiración debe ser tranquila.

Si usted está tratando de tragar aire, usted detuvo la respiración demasiado tiempo. ¡Recuerde que esto no es un concurso para ver cuánto tiempo puede mantener la respiración! Es importante mantener la respiración solamente hasta que sienta los primeros movimientos involuntarios de los músculos respiratorios, o la primera indicación de estrés de su cuerpo que le dice «respira».

El número de segundos del «control de la pausa» indica qué tan saludable es su respiración (40 a 60 segundos o más se considera saludable) o qué tan poco saludable (menos de 10, ello indica que está en problemas). La disfunción leve se puede corregir mediante el aprendizaje sobre el método Buteyko en un libro o a través del Internet, con ayuda de ejemplos de los libros (específicos para el asma, ansiedad, los atletas y así sucesivamente) y con los vídeos de Patrick McKeown, un prominente maestro internacional del método Buteyko. En YouTube, puede encontrar videos cortos que le ayudarán. Una extensa entrevista en video está disponible en www.drmercola.com.

Sin embargo, aquellos con disfunción más grave y, especialmente, aquellos que toman medicamentos necesitan instrucción individualizada de un calificado instructor de Buteyko (www.buteykoeducators.org). Hadas Golan, la educadora Buteyko del Centro Médico de Boston a quien conocimos en la página 96, ayuda con frecuencia a los pacientes que han intentado sin éxito este tipo de ejercicio a través de un libro o en Internet. El problema más común, dice, es que la gente trata de esforzarse a contener la respiración demasiado tiempo, o desarrollan demasiada tensión y sus síntomas empeoran debido a que han estado tratando de restringir su respiración demasiado.

Si su tos es leve, es posible que con esta información, usted pueda resolver su problema. En la medida que su historia clínica es más complicada, que sus síntomas son más severos, es más probable que usted requiera de la ayuda de un instructor experto.

Todo el mundo puede beneficiarse de la respiración nasal tranquila, suave (si puede hacerlo de manera cómoda adoptándola como su forma normal de la respiración). Sin embargo, muchas personas lo encuentran estresante y necesitan más orientación. Esto es especialmente cierto, para personas con ansiedad debido a que usted se sentirá más ansioso al sentir que usted está respirando menos.

Las personas con un largo historial de asma y otras enfermedades graves normalmente desarrollan un patrón de respiración disfuncional que necesitará una mayor orientación y práctica de este simple consejo. En general, si usted tiene acceso a un educador Buteyko (uno que trabaja de forma local o por Skype), esta es la mejor manera de aprender. Otra buena opción, es un libro o DVD, al igual que con el aprendizaje del yoga. Debemos tener en cuenta los consejos del Golán en cuanto a no restringir la respiración demasiado y no forzarse a contener la respiración por demasiado tiempo.

¡Ácido! Tos del reflujo

El reflujo ácido es probablemente una de las razones más comunes para la tos, irritación de la garganta e incluso daños en los pulmones (fibrosis pulmonar o tejido cicatricial en los pulmones), ya que llega a los pulmones a través de las cuerdas vocales. La mayoría de las personas (y la mayoría de los médicos) piensan que la solución son antiácidos como Tums, o inhibidores de la bomba de protones como Prilosec o Nexium.

El reflujo gástrico en realidad tiene varias causas y diferentes posibles soluciones.

Los síntomas provienen de ácido en el estómago que fluye en dirección opuesta, hacia el esófago. Por lo tanto, podemos estar de acuerdo, en que es un problema grave. El estómago secreta ácido, en parte, para digerir las proteínas, pero el estómago y los músculos del esófago están hechos de proteínas. El estómago está protegido por una capa de moco por lo que no se digiere a sí mismo, pero el esófago carece de esta capa. Así que ¿por qué el esófago no es digerido como parte de la digestión normal?

La respuesta está en un anillo de músculos, como un cordón, entre el estómago y el esófago. Se afloja cuando usted ingiere y permitir que el alimento pase al estómago. Luego de esto, el anillo debe estar apretado pero muchos factores en nuestro estilo de vida afectan su relajación, incluyendo:

- Fumar y beber alcohol;
- Menta, chocolate, y cafeína;
- Aumento de la presión abdominal debido a la obesidad o el embarazo;
- Las hormonas del embarazo; y
- Una larga lista de fármacos, incluyendo antihistamínicos, relajantes musculares,
- Medicamentos para el asma, presión arterial alta, condiciones del corazón, ansiedad, la depresión, migrañas, y diarrea.

El estrés puede causar ardor de estómago; técnicas de reducción de estrés, como la meditación pueden ser capaces de aliviar sin drogas. Muchas personas informan tener síntomas de reflujo ácido a pesar de que las pruebas muestran no tienen ácido en el esófago. Las investigaciones muestran que el estrés puede incrementar la percepción de reflujo sin tener reflujo gástrico.

Adicionalmente, los médicos holísticos encontramos que muchos de nosotros a medida que envejecemos tenemos menos enzimas digestivas, incluyendo ácido del estómago. Cuando no hay suficiente ácido gástrico, la comida no se digiere; en su lugar se fermenta en el estómago, y el «cordón» no recibe la señal para cerrar como lo haría normalmente. Con el cordón abierto, el ácido puede levantarse hacia el esófago, incluso si no hay suficiente ácido para el proceso de digestión.

Las alergias alimentarias pueden ser un problema; si tiene motivos para sospechar de alergias a los alimentos, trabaje con un médico de medicina integral o un naturópata (véase el Apéndice B). Estos profesionales también pueden ayudar a reducir o incluso eliminar con seguridad los medicamentos que causan reflujo ácido mediante el uso de suplementos naturales y los cambios de estilo de vida. La acupuntura puede ser útil; en un estudio, funcionó mejor que duplicar los IBP de los pacientes. Por último, los músculos del estómago y del «cordón» esófago pueden llegar a ser lentos, por muchas razones, incluyendo la diabetes, tan extendida en nuestra sociedad, que puede ser un contribuyente significativo para el reflujo gástrico.

Muchos de estos factores, como la diabetes, son difícil de tratar, pero el nivel de ácido, alto o bajo, es relativamente fácil de tratar. ¿Cómo puede saber cuál es la que lo está afectando? El enfoque más sencillo y más seguro es que se trate usted mismo para el nivel bajo de ácido del estómago y ver si sus síntomas mejoran. Pruebe con una cucharadita de vinagre de sidra de manzana en un poco de agua antes de cada comida que contenga proteínas (le sabrá a jugo de manzana). El vinagre de manzana es uno de los remedios herbales más ampliamente utilizados, con usos para la artritis, pérdida de peso, siempre y cuando se obtenga la clase natural filtrada de color marrón.

Otra forma es tomar una cápsula de clorhidrato de betaína (básicamente, la misma sustancia que el estómago utiliza para la digestión, en una cápsula que hace que sea seguro para tragar). Mi coautora en este libro, ha encontrado que muchos de sus clientes con síntomas de reflujo gástrico mejoran el nivel de ácido del estómago con uno de estos métodos.

Se podría intentar al revés –utilizando un antiácido para tratarse por exceso de ácido estomacal– pero aquí está la razón por la que no lo recomiendo (a menos que su médico le haya diagnosticado esófago de Barrett u otra enfermedad grave causada por el exceso de ácido estomacal). Su estómago segrega ácido por varias razones, y la investigación muestra que el bloqueo de su ácido estomacal natural puede tener graves consecuencias para su salud:

El ácido del estómago ayuda a digerir las proteínas; su supresión puede contribuir a la pérdida de masa muscular y debilidad en las personas mayores.

Esto ayuda al cuerpo a absorber los minerales; la supresión puede contribuir a la osteoporosis, fracturas óseas, y una peligrosa falta de magnesio, que es esencial para la función del corazón sano.

Es una primera línea de defensa de su cuerpo para combatir a los parásitos, virus y otros patógenos que entran en su cuerpo y por lo tanto a prevenir enfermedades transmitidas por los alimentos y otros como «C-di» (patógeno que causa una diarrea terrible). En un estudio en animales, incluso trabajó contra los priones, como los que causan la «enfermedad de las vacas locas».

El ácido del estómago es una de las formas cómo el cuerpo normalmente mata al Helicobacter que causa úlceras en el estómago, por lo tanto, limitar el ácido estomacal permite al Helicobacter florecer.

Se necesita para liberar vitamina B12 de los alimentos, por lo que la limitación de ácido del estómago puede conducir a una deficiencia de vitamina B12.

Se necesita para mejorar la biodisponibilidad (eficacia) de la vitamina C que se obtiene de los alimentos.

Por último, si usted decide dejar los antiácidos como Prilosec o Nexium (conocidos como inhibidores de la bomba de protones o IBP), el rebote ácido resultante puede ser peor que lo que usted comenzó. Es mucho más seguro y más inteligente iniciar su auto-prueba con vinagre de sidra de manzana o el clorhidrato de betaína. El hidrocloruro de betaína (HCl) puede causar una sensación de ardor si usted tiene, en efecto, una concentración muy alta de ácido en el estómago, por lo que antes de tomarlo prepare la mitad de una cucharadita de bicarbonato de sodio mezclado en un vaso de agua en caso de que usted note ardor después de haber iniciado el suplemento de HCl.

Si usted concluye, que realmente no tiene exceso de ácido estomacal, hay una solución simple e inofensiva: beber más agua, lo que diluye el ácido. En un estudio de investigación que comparó el efecto de la acidez del estómago tratada con agua potable vs. con cinco anti-ácidos, el agua redujo la acidez del estómago en sólo un minuto, mientras que las drogas tomaron hasta 175 minutos para tener el mismo efecto. Tenga en cuenta que las personas con baja cantidad de ácido estomacal, deben evitar beber agua con las comidas ya que diluyen los jugos digestivos con las consecuencias conocidas.

He aquí un consejo poco conocido para la tos provocada ardor de estómago: Heartburn Free from Enzymatic Therapy, una de las mejores compañías de suplementos de calidad. Una caja puede ayudar a mantenerle libre de acidez estomacal durante varios meses. Es asombroso que por 10 dosis de una hierba (extracto de piel de naranja) reduce el reflujo ácido sin reducir el ácido que el estómago necesita para digerir los alimentos. También de Enzymatic Therapy: DGL Licorice, es una forma segura de regaliz que no sólo funciona contra la acidez estomacal, sino que a la vez que ayuda con las úlceras. Mastique un par de tabletas media hora antes de las comidas. El regaliz es también uno de los ingredientes activos en Gutsy Chewy, que también contiene la papaya, vinagre de manzana y el xilitol, todos ellos suplementos bien estudiados para la administración oral y salud digestiva.

Aquí hay otra opción natural: una espuma a base de algas que forma una tipo de «balsa» flotante en la parte superior de los jugos digestivos del estómago. Esta «balsa» forma una barrera en la parte superior del estómago que impide que el ácido suba hacia el esófago, manteniéndolo en su estómago para digerir los alimentos. Life Extension's Esophageal Guardian, le provee el alga en tabletas masticables con sabor a bayas; ¡no se preocupe, que no saben a algas! Les voy a dar varias opciones porque diferentes cosas funcionan para personas diferentes.

Simples ejercicios de respiración pueden proporcionar otra manera no farmacológica de resolver el reflujo ácido. ¿Recuerda el anillo de músculos en la parte superior de su estómago, que se supone debe mantener el ácido en el estómago? Y ¿recuerda que el daño puede ser causado porque estos músculos se tornan débiles y blandos? El anillo de músculos (llamado esfínter) está rodeado por el diafragma, la gran poderosa hoja de músculo, que le hace respirar y toser. La investigación muestra que los músculos del diafragma pueden ser entrenados para que su fuerza ayude a contraer los músculos del esfínter.

Bajo una expectativa más amplia, ¿cómo podemos cambiar nuestra imagen digestiva para no tener que tratarla día a día? El reflujo ha sido un problema en los últimos 200 años y el problema continúa creciendo. No es la falta de Tums o la «píldora morada». Es un problema que tiene que ver con nuestro estilo de vida.

Cómo prevenir y tratar el Reflujo Gástrico

Trate de no comer después de las 6 p.m.

Trate de tener un período de digestión de más de tres horas antes de ir a dormir.

Apoye su cabeza sobre una almohada en lugar de acostarse plano en la cama.

Dieta: Modifique la dieta añadiendo gradualmente más verdes y frutas, y cocine como su abuela lo hacía con la comida saludable con la que creció, excepto ...

Elimine las sabrosísimas especies mexicanas como el jalapeño, cebolla, ajo y tomates, además de los cítricos y los alimentos grasos.

Evite las cosas que pueden relajar el esfínter que mantiene el ácido fuera de su esófago (menta, chocolate, alcohol, tabaco).

Baje la cantidad de café a una taza al día.

Elimine los refrescos. Sí, todos ellos, incluso los que parecen ser buenísimos en los comerciales de televisión.

Aprenda a mantener su boca cerrada a las tentaciones de granos refinados, en particular los productos elaborados a partir de harina blanca. Cuando sea posible sustituya los por alimentos de grano entero: por ejemplo, el arroz integral en lugar de arroz blanco, pan de trigo integral en lugar de pan blanco y así sucesivamente. En mi práctica, encontramos que los pacientes que dejan de consumir harina blanqueada eliminan el goteo nasal posterior, la rinosinusitis alérgica y el asma, debido a que la harina blanqueada es un fuerte «proinflamatorio».

Si todavía tiene reflujo ácido, trate con vinagre de manzana (una cucharilla diluida en un poco de agua) o una cápsula de clorhidrato de betaína antes de las comidas.

Si eso no funciona, trate de Life Extension's Esophageal Guardian; Gusty Chewy or Enzymatic Therapy's Heartburn Free or DGL Licorice (diferentes productos para gente diferente)

Antes de la revolución industrial, la mayoría de la gente ingería dos comidas al día, comenzando con un gran desayuno. Luego la gente pasaba todo el día en los campos, trabajando afanosamente y al final del día hacían la cena. Desde la revolución industrial y la invención de la electricidad, la mayoría de las personas trabajan en oficinas, de forma sedentaria. Se inventó la televisión y más tarde el Internet, nació la «propaganda» en forma de publicidad, y nos dijeron que teníamos que comer tres o cuatro o seis veces al día. Como resultado, ¡Estados Unidos es el país con el mayor número de dietas publicadas en el mundo!

Volver a los años 1700 para resolver el reflujo

Si usted sufre de reflujo, haga lo indicado en el cuadro de la página anterior.

Esto no significa que no se puede disfrutar de la comida original de sus antepasados. ¡No, no, no! esa es una de las razones por la que la mayoría de las dietas fallan. Ellas le alejan de las comidas que a usted le agradan, aquellas que su abuela hacía para ustedes, aquellas hechas con amor y que usted lleva «grabadas en su corazón». Yo recomiendo la dieta mediterránea, es maravillosa. Siempre limite sus porciones y evite las frituras, añada frutas saludables y verduras, ensaladas y jugos sin azúcar añadido. Elija productos locales y orgánicos siempre que sea posible y trate de no utilizar el microondas para calentar sus comidas si es posible. Prepare las comidas a partir de cero, evite los alimentos pre-envasados y procesados y por supuesto los ingredientes artificiales. Disminuya el consumo de alimentos y bebidas que aumentan el ácido y coma un par de veces al día.

Sí, de vuelta a los años 1700 para dar tiempo a la digestión. Su cuerpo necesita tiempo para procesar todos los nutrientes y para disfrutar de la empresa laboriosa del proceso químico que tiene lugar después de comer. No sea rígido. Si necesita más que eso, beba un té de hierbas, coma una fruta, tome agua, camine, estírese, tome un par de respiraciones profundas y disfrute de la vida.

Goteo, goteo, goteo. La nariz, la garganta y la tos

El goteo retro nasal puede ser el único responsable de la tos, o podría ser un complemento o un solapamiento del asma, reflujo y la bronquitis. El diagnóstico y tratamiento de estos grupos de condiciones requieren los ojos de un médico capacitado. Sin embargo, modificaciones dietéticas

Guía rápida para el cuidado de la tos crónica

❧ Practicar nuestros ejercicios de respiración recomendadas en páginas 98 y 175.

❧ Sigua nuestras recomendaciones para el reflujo en la pág. 181

❧ Detenga todos los posibles irritantes: cigarrillos, polvo, humos, vapores.

❧ Si usted hace esto durante cuatro a seis semanas y todavía tiene una (que ahora es una tos crónica), es necesario consultar a un médico (neumólogo o alergólogo) que entiende los principios de este libro

❧ Si usted no consigue sentirse mejor después de seis semanas, no dude en acudir a un experto de la tos para una segunda opinión.

❧ Mantenga una copia de todos sus radiografías y tomografías. Si estas son normales, no permita le practiquen una nueva «solo por si acaso».

❧ Hay una cura para la tos en el 98% de los casos. Piense en ello. Los médicos no pueden curar la diabetes, la hipertensión o el cáncer avanzado, pero la tos tiene solución.

❧ La causa número uno para el fallo del tratamiento es la negligencia del paciente en cumplir fielmente con el tratamiento. Si eso le sucede a usted, no lo abandone. Simplemente hágalo de nuevo.

❧ Comparta este libro con su médico.

siempre ayudan. Recuerde: reflujo y goteo retro nasal solapan cualquier otra condición. Sólo tiene que seguir las instrucciones de la dieta citada anteriormente y mientras espera su cita con el médico, puede frenar el goteo retro nasal con uno de los antihistamínicos que he recomendado (Claritin, Allegra, Zyrtec, Benadryl) o un suplemento de mucosidad disuelta (NAC, Mucostop o Wobenzym, consulte página 62).

Prepárese para su cita con el médico de la tos

Si usted tiene una tos crónica, puede ayudar al médico a encontrar el diagnóstico correcto mediante la incorporación de una copia del formulario en la página 184.

Y sea cual sea su condición, puede ayudar al médico a hacer el mejor trabajo posible para que en el corto período de tiempo asignado, escribiendo un párrafo claro y conciso acerca de sus síntomas actuales, de las razones posibles,

---

Dele esta información a su médico si usted tiene una tos crónica

Revise cualquiera de estos factores que apliquen a su persona. Le ahorrará tiempo en su cita con el medico e incrementará los chances que su doctor pueda conseguir la causa de su tos.

____ ¿Fumador? ____ Actual ____ Pasado (desde ____ hasta ____)

____ Tos después de una infección viral

____ El uso de Afrin (oximetazolina)

____ El uso de inhibidores de la ECA
(Lisinopril, ramipril, otras drogas «-pril»)

____ La exposición a productos químicos en aerosol

____ La exposición a humos, gases, vapores o polvos

____ La exposición al moho

____ Viajes, exposición a microbios desconocidos o factores ambientales

____ La exposición a hongos tales como Coccidioides a través de los viajes a California o Arizona

____ Alergias a los alimentos

____ Los síntomas de reflujo de ácido, incluyendo ardor en la parte posterior de la garganta, eructos, náuseas, ronquera, y un sabor amargo o agrio que sube desde el estómago. (Considere la posibilidad de usar nuestros remedios para curar su reflujo antes de usar cualquier otro. Si mejora y su tos desaparece, usted no necesita ir al médico).

---

los medicamentos que está tomando y los exámenes que se ha practicado con sus resultados. Su médico necesita saber si se hizo una prueba y volvió normal («DLN» o «dentro de los límites normales»), ya que significa que un posible diagnóstico ha sido descartado y la prueba no necesita ser repetida.

Si su condición es crónica, brevemente resuma el curso de la enfermedad. (cuándo / por qué empezó, las pruebas que le han ordenado, medicamentos que ha probado). Una lista de todos sus medicamentos actuales es especialmente importante, ya que cada médico puede no ser consciente de los medicamentos prescritos por otros.

❧ ONCE ❧

Mantenga limpio el filtro de aire. Prevención

Vamos a hablar de prevención. Una forma natural de impedir, en primer lugar, que la tos se inicie. Recuerde que la tos se origina por la presencia de irritantes como la contaminación ambiental, humo de cigarrillos, por una infección o por reflujo gástrico. También, la tos tiende a durar más y con mayores daños a la vía respiratoria cuando los pulmones no están físicamente ejercitados.

Si usted vive en los Estados Unidos o Canadá

Use un filtro HEPA. Este tipo de filtro es capaz de filtrar las partículas más pequeñas del aire, incluyendo polvo, el humo y los alérgenos. Usted puede obtener un filtro HEPA para una habitación individual, tal como el dormitorio de un niño alérgico; o incorporado en una aspiradora; o incluso añadido al sistema de calefacción y aire acondicionado central de la casa. También puede obtener un pequeño filtro de aire ionizante para llevar en el cuello cuando el aire exterior este contaminado y le ¡haga cosquillas en la garganta disparando su tos! Visite www. allergyasthmatech. com, un gran recurso para estos y otros productos que pueden ayudar a quienes sufren de alergias.

    Compruebe si hay moho. Si usted tiende a empezar a toser cuando la unidad de aire acondicionado o calefacción trabajan, o si tose en su casa, pero no en cualquier otro lugar, es posible que tenga moho en los conductos de su sistema de ventilación. O quizá en sus paredes o debajo de las alfombras que van de pared a pared si acaso ha sufrido una inundación. El moho debe tomarse muy en serio como una fuente de enfermedad de transmisión aérea y necesita ser eliminado profesionalmente por una empresa de eliminación de moho. Para obtener más información acerca de los peligros del moho y cómo eliminarlo, ver el documental *Mohoso: El Moho Toxico* (Https://moldymovie.com)

Si usted vive en Latinoamérica

Abra sus ventanas todos los días, preferentemente en las mañanas y permita que sople el aire. Si usted vive en un país con alta contaminación ambiental considere no barrer o sacudir sus muebles. Preferentemente limpie con agua y recoja el polvo con toallas o paños húmedas. De igual manera, recuerde no poner los ventiladores directamente a su cara. Si es posible permita que su ventilador rote de los pies a la cabeza. Digo «si es posible» porque durante mi carrera de medicina y residencia cargué con un ventilador plástico ruso que se le partió la cabeza justamente en la unión con el base, la solución fue enyesarlo de los pies a la cabeza. Lo use sin girar, soplando aire directo a mi cara por más de diez años. Hoy sé que ese aire directo a la cara reseca la nariz y garganta, eliminando la capa protectora húmeda de la nariz y garganta. Generando una causa común de tos en las mañanas. Si su ventilador no gira, póngalo apuntando a la zona donde se genera la mayor cantidad de calor; el pecho y tronco. Por otro lado, el moho crece en lugares húmedos. No es común en nuestros hogares latinos construidos de cemento y ladrillo. El moho tiende a ser más común en los EEUU donde se construye con planchas de yeso. Elimine las zonas húmedas en su hogar para evitar el crecimiento de moho.

Mantenga húmedas su nariz y garganta. El mantener su nariz y garganta húmedos actúa como una barrera a la entrada de microbios; es la primera línea mecánica de defensa de su sistema inmune en estas áreas. En el invierno, el sistema de calefacción mantiene una baja humedad por lo que el aire es más seco y las barreras protectoras disminuyen. En los aviones es aún peor: el aire en los aviones es seco y frío, además que usted permanece en estrecho contacto con un grupo de gérmenes internacionales. Es por eso que las personas tienden a enfermarse después de un largo vuelo internacional. En el avión, es recomendable mantenerse hidratado tomando agua y chupar pastillas para la garganta, como: Two Trees, Ricola, Olbas o Vogel (ver páginas 81-82). En casa, use un humificador para mantener los niveles de humedad entre el 40 a 50 por ciento. (Esto es complicado porque el moho puede crecer si la humedad es muy elevada).

No fume en absoluto. Si usted no ha sido capaz de detener dicho hábito, por favor no fume en la misma habitación o en coche con otras personas, especialmente niños. El humo de segunda mano es muy peligroso para ellos.

Hay muchas maneras para dejar de fumar mediante métodos holísticos. Acupuntura e hipnosis pueden ser especialmente eficaces. Al poner en práctica nuestra recomendación anterior de acupresión para la tos, puede darse masajes a sus manos y orejas para disminuir las ansias de fumar. La meditación consciente puede trabajar también al igual que la actividad física, ¡recomendación favorita del Dr. Gus!

St. John's wort (Raíz de San Juan), hierba bien conocida y utilizada para la depresión, puede trabajar para ayudar a dejar de fumar, a pesar de que interactúa con ciertos medicamentos, por lo que debe consultar con su médico si usted está tomando medicamentos indicados por él. Rhodiola, es otra hierba que se usa para la depresión, y puede ayudar a dejar de fumar –por cierto, la investigación muestra que también ayuda con la ansiedad, trastorno obsesivo compulsivo y la fatiga (¡y esos son beneficios laterales!). La tintura de avena integral (*Avena sativa*) a base de hierbas, es un complemento útil para superar cualquier adicción: un gotero lleno en un vaso de agua, varias veces al día le ayudará.

La eficacia para dejar de fumar de los cigarrillos electrónicos aún no está claro al momento de escribir estas líneas. Otro tipo de vapor puede ser inhalado en su lugar: ¡son los humos de pimienta negra! Estamos Hablando de la especie común de cocina que incluso protege contra el cáncer de pulmón de acuerdo a varios estudios de investigación. Las investigaciones muestran que el aceite de pimienta negro reduce la necesidad de nicotina, alivia la ansiedad, y proporciona estímulos sensoriales satisfactorias en el pecho que sustituyen a la estimulación que produce la nicotina.

Aceite esencial de pimienta negra está disponible en el Internet y se puede utilizar en un difusor de aromaterapia; puede también ser añadido a un recipiente de agua hervida para la inhalación de vapor; o añadida al líquido para el vapor de los cigarrillos electrónicos. (Al parecer sólo unas gotas en 10 ml de líquido trabajarán bien sin dañar su atomizador).

La homeopatía puede ser un apoyo maravilloso para cualquiera de estos métodos y también puede funcionar bien por sí misma. La forma más rápida y sencilla de obtener los beneficios de la homeopatía es a través de un remedio de combinación, una mezcla de esos remedios homeopáticos ayuda con el síndrome de abstinencia. Natra-Bio tiene un botiquín de dos partes para dejar de fumar, con pastillas y tabletas; «Libre de la Nicotina» de Liddel viene en forma de aerosol; ambas marcas funcionan bien. Como he explicado en capítulos previos sobre la combinación de remedios, si una marca no funciona para usted, significa que no contiene el recurso de mejor uso para usted, así que en vez de renunciar a la homeopatía, sólo trate otra marca.

Para obtener el beneficio completo de la homeopatía para ayudar a dejar de fumar, visite un homeópata profesional que podrá ayudarle a encontrar la causa más íntima de su adicción. Como el Dr. Gus explicó sobre encontrar la causa subyacente de su tos crónica a objeto de tratarla correctamente, en estos casos encontrar el estado emocional subyacente es importante para tratarlo y resolver satisfactoriamente su deseo de dejar el hábito de fumar.

Los clientes en mi práctica (de Burke Lennihan) que tienen dificultad para dejar de fumar conocen muy bien los peligros del tabaco, pero no son capaces de parar porque la están utilizando como automedicación. De mis clientes, los que han tenido la mayor dificultad son los que tienen el peor trauma subyacente.

La homeopatía es una forma poderosa y ligera para liberar el pasado emocional de traumas sin tener que revivirlos. Una vez que esto sucede, mis clientes son capaces de dejar de fumar, utilizando las mismas técnicas que no habían funcionado para ellos en el pasado. (Debo añadir que mis clientes son todas mujeres, con un alto nivel de educación en la comunidad de Harvard, por lo que esta observación puede no ser relevante en otras prácticas).

Mientras tanto, los profesionales de salud pueden tener en cuenta que un paciente puede estar fumando para calmar su ansiedad por un trauma emocional subyacente. Entonces, podemos mostrarnos comprensivos en vez de juzgarles a aquellos que sincera y continuamente han tratado de para de fumar sin lograrlo. Podemos animarles a explorar la posibilidad de un trauma o ansiedad subyacente en su vida, y liberarlo con una terapia apropiada.

Evitar las toxinas en su entorno. Hoy en día no escapamos de este mal. Todas las esquinas del planeta los humanos estamos rodeados por miles de sustancias químicas, principalmente en los productos de limpieza, pesticidas, productos para el cuidado corporal, cosméticos, productos de cuidado de mascotas y otras sustancias que usamos todos los días. Suponemos, erróneamente, que el gobierno ha comprobado los ingredientes para la seguridad, al igual que suponemos que se ha comprobado el exceso de medicamentos de venta libre. De hecho, muchos de nuestros productos domésticos comunes contienen químicos que pueden producir cáncer o defectos congénitos. Otros productos químicos pueden causar estornudos, secreción nasal y tos, como si el cuerpo supiera que son tóxicos y quiere deshacerse de ellos.

El Dr. Gus ha visto estilistas en su clínica de la tos con daño pulmonar por la inhalación de los productos químicos utilizados para el cabello. Un dueño del salón que sufre de EPOC (enfermedad pulmonar obstructiva crónica) encontró un gran alivio cuando vendió el salón y solo trabajaba dos días a la semana.

Esto es suficiente evidencia para demostrar cómo los productos químicos en los productos domésticos ordinarios pueden afectar nuestros pulmones. Por supuesto, usted no quiere llegar al punto de daño a sus pulmones, por lo que puede empezar ahora eliminando de su casa productos químicos tóxicos. Un excelente recurso para conocer sobre los ingredientes de los productos que utiliza diariamente es el sitio web del Grupo de Trabajo Ambiental, (www.ewg.org). El mismo contiene secciones en su sitio web para conocer la seguridad de los alimentos y productos para el cuidado de su cuerpo, para conocer del agua y aire limpio, de los limpiadores no tóxicos, y como criar niños sanos.

Si usted es el tipo de persona que tose o le da dolor de cabeza u otros síntomas a causa de gases, pruebe el medicamento homeopático Phosphorus descrito en la página 78.

Cultive hábitos saludables de ejercicio y reducción de estrés diariamente como caminar entre los árboles, trotar, meditación, la respiración tranquila, al igual que los métodos Buteyko descritas en las páginas 96 y 175. Los ejercicios respiratorios publicados por los yogas pueden ser muy efectivo para las personas con problemas respiratorios, un estudio de investigación reciente mostró que funcionó tanto como las técnicas de rehabilitación pulmonar comunes para pacientes con enfermedad pulmonar obstructiva crónica (EPOC). También los ejercicios «Pilates». Hoy en día contamos con una gran cantidad de estudios científicos bien diseñados que muestran el beneficio de esta modalidad de terapia física. Pilates es un sistema de ejercicios diseñados para fortalecer grupos musculares, combinado con estiramientos y un gran énfasis en la buena postura. La mala postura es una epidemia. Hoy en día pasamos mucho tiempo encorvados frente a las computadoras, esto lo lleva a adoptar el hábito de los hombros caídos hacia delante. Esta postura no solo saca su cuerpo del centro de gravedad, sino que limita inspiración, obligándolo a mantener una respiración superficial. Se dice que el estar sentado y encorvado hacia delante es tan dañino como el hábito de fumar.

Recomiendo con frecuencias a mis pacientes con hombros caídos usar una banda elástica para fortalecer el pecho y mejorar su postura: mantenga los brazos en alto en forma de Y, y llévelos hacia atrás suavemente para abrir su tórax.

Evitar el azúcar refinado y el jarabe de maíz de alto contenido de fructosa, (lea las etiquetas, están en todas partes), el azúcar tiene una acción negativa inmediata en su sistema inmune. Edulcorantes artificiales son peores. Evite el aspartamo (Equal) y la sucralosa (Splenda). Usted y sus hijos podrán disfrutar de los edulcorantes naturales como la stevia, xilitol, y pequeñas cantidades de miel de manuka o miel cruda. También puede endulzar con zumo de frutas o frutos secos. Usted estará gratamente sorprendido y sus hijos nunca lo sabrán. Mi edulcorante natural favorito (más costoso pero maravilloso, especialmente para aquellos que son pre diabéticos) es Planetary Formulas; EarthSweet (stevia con hierbas). Stevia incluso ha demostrado que ayuda a controlar los niveles de azúcar en la sangre para los diabéticos. También el Agave crudo es excelente con un bajo índice glicémico. Finalmente, aun cuando la azúcar morena es mejor que la refinada, pero inferior a los sustitutos mencionados.

Sugerencias del Dr. Gus para una vida saludable

El Dr. Gus tiene muchos años de experiencia en el asesoramiento a sus pacientes con tos de cómo tener un estilo de vida más saludable. Se ha encontrado que la gente tiene que empezar con algo muy simple que disfruten, el resto es más fácil. Sus sugerencias, para los pacientes están en la página siguiente.

Sugerencias del Dr. Gus para una vida saludable

- Haga ejercicio todos los días; 20 a 25 minutos de caminar es suficiente para empezar. Poco a poco aumente su ritmo y corra en lugar de caminar, si puede.
- Si usted tiene un problema con su rodilla y no puede caminar, ejercite sus brazos usando una bicicleta de mano. Haga Pilates.[10]
- Salga a la calle, respire profundamente, respire aire fresco.
- Use una banda elástica para fortalecer el pecho y mejorar su postura: mantenga los brazos en alto en forma de Y, y llévelos hacia atrás suavemente para abrir su tórax.
- Mantener una buena postura al estar sentado: sentarse en posición
- vertical, la espalda recta, colocando los hombros hacia atrás.
- Para una buena postura mientras camina, deje sus brazos caer a sus lados con las palmas hacia delante y gire los pulgares hacia afuera. Una buena postura le abrirá sus pulmones hacia arriba y hará su respiración más cómoda.

Su guía rápida para lineamientos de prevención

- Deje de fumar; mientras que deja el hábito, evite fumar dentro o cerca de los niños.
- Haga ejercicios de respiración o Buteyko diariamente. Considere practicar yoga.
- Use un filtro HEPA para eliminar los alérgenos del aire.
- Compruebe si hay moho en su casa después de una inundación; utilice propóleos en un vaporizador hasta que hayan removido todo el hongo (moho).
- Evite las toxinas en sus alimentos, en productos de cuidado corporal, limpieza y otros productos para el hogar: revise la lista de Enviromental Working Group's Skin Deep and Dirty Dozen en la página Web: www.ewg.org.
- Evite los azúcares y edulcorantes artificiales; utilizar agave crudo, Jugos de fruta naturales, stevia o xilitol en su lugar.

---

10 Para recomendaciones en Latinoamérica chequee con frecuencia nuestra página web www.gustavoferrermd.com.

⊰ DOCE ⊱

Vamos a ayudarnos unos a otros: El Club Compartámoslo

En una tarde reciente de primavera, dos hermanas adolescentes se encontraban en práctica de baile, luego de la escuela, ensayando para el acto de fin de año. A lo largo de la práctica se dieron cuenta de que su amiga Julie no podía dejar de toser y sonarse la nariz. Avergonzada por su tos constante y el goteo obvio, ella se fue temprano y no asistió al siguiente ensayo.

Al día siguiente, la hermana mayor llamo a Julie para asegurarse de que estaba bien. Julie todavía no se sentía bien, a pesar de innumerables intentos con diferentes medicamentos. Preocupada por la salud de su compañera de clase (además Julie era la primera bailarina), la adolescente recordó que su madre sabía mucho sobre curaciones naturales para la tos y sugirió que la madre de Julie llamara a su mama para hablar sobre ello.

Esa noche, su madre le dijo a la mama de Julie, Marsha, todo sobre remedios naturales y le explicó por qué los medicamentos no habían funcionado. Marsha aprendió muchas formas de ayudar a su hija a sentirse mejor preguntando a Julie sobre todos sus síntomas y ofreciendo su té caliente de hierbas, un masaje con aceites esenciales, y una pequeña píldora homeopática de sabor agradable.

Julie siempre gustaba que su mami le diera un masaje en la espalda, por lo que disfrutó especialmente el masaje con una mezcla de aceites olorosas. Su madre también coloco unas gotas en un difusor

cerca de la cama de Julie. A la mañana siguiente Julie ya se sentía
mejor. Dos días después Julie estaba de vuelta en la práctica de baile,
y para el fin de semana estaba lista para el gran evento.

Julie estaba feliz de regresar a sus ensayos. Cuando se le preguntó
cómo se sentía, ella compartió la maravillosa experiencia de su ma-
dre quien encontró ayuda en la guía proveniente de otra mamá del
colegio.

Este incidente y otros como este, fue lo que inicio «El Club Compartámoslo». Las niñas de esta historia son mis hijas, Amanda y Lauren. Las conociste en el comienzo de este libro. Ellas son mayores ahora –con la edad suficiente para decirle a sus amigos sobre la curación natural para la tos. ¡Sí, incluso los niños pueden participar! El Club Pasémoslo, fue creado para ser un lugar donde quienes lo integran pueden compartir, así como conseguir remedios, ideas y recursos para un estilo de vida mejor y más saludable.

Julie, su amiga, es real a pesar que su nombre y detalles de su historia han sido modificados para proteger su identidad. Hoy en día la madre de Julie espera ser un miembro del Club, no sólo para buscar nuevas ideas que otros miembros traigan, sino también para compartir sus propios nuevos descubrimientos sobre el uso de aceites esenciales –que es su mejor experiencia madre-hija.

Es mi sueño que todos pasemos nuestro conocimiento a la siguiente generación. Mi familia ha devenido en ser apasionadas por compartir las cosas que hemos aprendido con todos los que entramos en contacto, al punto que mis hijas buscan oportunidades para compartir la efectividad de los remedios homeopáticos con sus amigos.

Deseo que mi abuela Juana hubiese compartido conmigo todo su conocimiento sobre las hierbas curativas de su patio trasero. Me arrepiento no haber aprendido más de ella. Me hubiera gustado haber hecho más preguntas, como por ejemplo cómo sabía cuándo utilizar hojas de tamarindo, salvia o romerillo. Ella se ha ido ahora, pero creo que está sonriendo viendo los esfuerzos que estamos realizando. Espero que, de ahora en adelante, cada generación comparta sus conocimientos con la siguiente.

¡Vamos a pasarlo! Únanse a nosotros en nuestra nueva página web: www. coughcuresbook.com.

Espero que usted retenga información valiosa de este libro que podamos dar respuesta a las interrogantes que ustedes puedan tener y originar preguntas que ustedes no se imaginan estarán haciéndose. Por favor, utilice y comparta este sitio web, así como la información y los recursos que ha recibido aquí con sus amigos, familiares y colegas. Les animo a tomar ventaja de las pruebas, la investigación y las herramientas que hemos proporcionado aquí y tomar un papel activo en todos los aspectos de su salud.

Recuerde lo que sugerí al principio de este libro. Vamos todos a abrazar el objetivo de reducir los antibióticos innecesarios mediante el aprendizaje y la aplicación de los principios en este libro. Conmine a sus amigos a hacer lo mismo. Comparta este libro con sus amigos y ofrézcalo a su médico de atención primaria, su pediatra, su pulmonólogo. Delo a su empleado, especialmente a la persona que está encargada de controlar los gastos en cuidados de la salud y enséñele los ahorros del Apéndice C.

Una nota a mis colegas médicos:

Como dije en el comienzo de este libro, el peligro de las enfermedades resistentes a los antibióticos es muy real y nos estamos matando con el abuso de algo que fue diseñado para ayudarnos. Tenemos que ser honestos en relación a lo que funciona y las limitaciones de muchos de los tratamientos y medicinas comúnmente prescritas. Si los médicos quieren recetar un placebo porque no tienen nada que ofrecer para enfermedades virales, los antibióticos no deben ser el placebo. Incluso si mis colegas médicos creen que nuestros métodos naturales trabajan sólo por el efecto placebo, es mejor usar un placebo natural que no causará daños a largo plazo en forma de numerosos efectos colaterales, así como anticuerpos a los antibióticos.

No podemos descartar las formas en que se han transmitido de generación en generación o ignorar el lugar que los recursos naturales deben tener en nuestra búsqueda de la salud. Para que quede claro, yo no estoy en forma alguna, desestimando el valor de la medicina moderna. Como un intensivista (especialista en cuidados intensivos), veo pacientes que se benefician todos los días de los grandes avances científicos y de las increíbles mentes de nuestros tiempos. Soy consciente de que la unidad de cuidados intensivos no es el lugar para un té de hierbas.

Pero donde podemos, debemos absolutamente aprovechar el poder de lo que la naturaleza nos ha dado y los métodos que están disponibles para todo aquel que este abierto, receptivo a esta realidad. He pasado la mayor parte de mi carrera médica negado a reconocer el valor de los remedios homeopáticos y prácticas a base de hierbas. Fui entrenado por profesores que no creían en su eficacia y eficiencia debido a la falta de pruebas. Pero en honor a la verdad, hay muchos tratamientos no probados, controvertidos de la medicina occidental, que son culturalmente aceptados por nuestros profesores y utilizamos hoy en día simplemente porque no hay otras alternativas en nuestro sistema médico convencional.

Me he convencido que los remedios confiables que han demostrado efectividad durante cientos e incluso miles de años son dignos de nuestra atención y respeto. Nuestro objetivo debe ser siempre el proporcionar a cada paciente con el mejor, más efectivo y bien informado cuidado que nos sea posible brindar.

Vamos a adoptar estos métodos y proporcionar la mejor atención a nuestros pacientes, familias y nosotros mismos. Usted puede sugerir este libro a sus pacientes, ya que sabe que puede confiar en la solidez de sus métodos. Animo a mis colegas médicos a contactarme para brindar Cursos CME sobre la base de este libro en: www.coughcuresbook.com.

Siento que he sido bendecido con este conocimiento y estoy agradecido por la oportunidad de poder compartirlo con los pacientes y médicos de todo el país.

Dr. Ferrer

Su guía directa para los remedios naturales

Si usted no está familiarizado con la curación natural y se siente más cómodo en una farmacia que en una tienda de productos naturales, la mejor forma de empezar el cambio es consumiendo el sirope homeopático para la tos, en combinación con los remedios de la farmacia. Cada uno de ellos tienen diferentes remedios o componentes en la fórmula y cada uno tiene sus simpatizantes. Si un remedio no le funciona, puede probar otro que si le provea los efectos deseados. Usted necesitará escoger entre un sirope homeopático para la tos (el sirope le ayudara a aliviar su garganta) y una pastillita (que es fácil de llevar fuera de la casa):

- ॐ Chestal de Boiron,
- ॐ Sirope para la tos de Niños, Hyland's
- ॐ Sirope para resfriado y tos para la noche para Niños, Hyland's
- ॐ Sirope para tos y bronquios de (B&T) Boeriche & Tafel

Los remedios homeopáticos generalmente dan resultados más rápidos que las hierbas, pero tal vez usted prefiera una tasa caliente de té de hierbas o un sirope de hierbas con sabor a frutas para la tos. Usted puede adquirir éstos en el supermercado o también los puede obtener por internet. Un establecimiento de productos para la salud tendrá mejores soluciones y además puede recibir guía de parte del personal calificado de la tienda. Algunos ejemplos para empezar:

- ॐ Té para la garganta de Medicina Tradicional para gargantas irritadas
- ॐ Té para mejorar la respiración

- Sirope de sauco antiviral de Gaia (u otra marca buena), o
- Sirope de fórmulas respiratorias de níspero

Si usted prefiere empezar con lo que ya tiene en su cocina:
    Jugo de limón fresco en agua caliente
    Miel
    Ajo o jengibre
    Vinagre de sidra de manzana (diluida en un poco de agua)
    Agua salina para gárgaras o limpieza nasal
    Chocolate oscuro
    Sopa de pollo, preferiblemente hecho en casa
    Vicks Vaporub para frotamiento de los pies

Y si se sintiera más seguro comprando en la farmacia, el único artículo que el Dr. Gus le recomienda son los antihistamínicos (Claritin, Allegra, Zyrtec, Benadryl) y una pequeña dosis de Tylenol (menos de 1500 mg por día como máximo y solamente cuando es necesario)

Para congestión nasal:
    Xlear Aerosol Nasal con alcohol
    NeilMed enjuague salino nasal
    Un recipiente para enjuague o como último recurso cualquier
        aerosol salino nasal

Para reflujo ácido:
    Considere vinagre de sidra de manzana (1 cucharita diluida en poca agua) o una cápsula de clorhidrato de betaina antes de la primera comida. Y si no dan resultado, usar Life Extension's Esophageal Guardian (Protector Esofágico) o Enzymatic Therapy's Heartburn Free or DLG Licorice (Encimas para la terapia del ardor del estómago)

❧ APÉNDICE B ❧

Tratamiento profesional para su tos

Si usted tiene una tos persistente que no responde a un tratamiento convencional o natural después de cuatro o seis semanas, o si tiende a mejorar, pero luego vuelve a presentarse, usted necesita ver a su doctor para un diagnóstico completo.

Hay una posibilidad de que una tos persistente pueda ser causado por un cáncer del pulmón, aún si no es un fumador. Hay otras condiciones potenciales que pueden ser detectadas únicamente con técnicas de diagnóstico avanzadas de medicina convencional.

Una vez que se tiene un diagnóstico exacto, lleve sus resultados a un doctor neumólogo, o de alergias o ENT (especialista en oídos, nariz y garganta), quien respalda los principios de este libro o quien está dispuesto a leerlo y seguir sus principios. Ofrezca a su médico una copia de este libro con respeto y apreciación por sus conocimientos médicos.

Si la medicina convencional no tiene tratamiento para su condición, o si usted prefiere un enfoque natural, usted puede escoger ser atendido por un médico integral o holístico, naturalista u homeópata. ¿Cómo escoger? Esta sección es extraída del libro de Burke Lennihan's Su Gabinete de Medicina Natural.

Doctores Integrales o Holísticos: son doctores convencionales completamente entrenados y autorizados que prefieren trabajar con suplementos y medicina natural más que con drogas. Ellos pueden llamarse a sí mismos doctores de medicina integral o de medicina funcional o medicina holística. Sus ventajas incluyen sus conocimientos de medicina convencional y su habilidad para controlar cualquier prescripción de medicamentos.

Por otro lado, estos doctores son muy solicitados. En su comunidad puede que no tenga ninguno, o ellos no estén atendiendo nuevos pacientes. Ellos generalmente no atienden personas aseguradas, porque ellos dedican más tiempo a los pacientes que lo que el seguro cubriría. Ellos pueden prescribir demasiados suplementos, que son probablemente muy costosos y no cubiertos por el seguro médico. Sus servicios son totalmente valiosos si usted tiene la posibilidad económica de adquirirlos. Usted probablemente ahorraría gastos en medicinas y deducibles de seguros.

Aún si usted tiene una enfermedad potencialmente seria de amenaza de vida, estos médicos son muy recomendables, aún si requiere viajar a otra ciudad pagando por su cuenta. En conclusión: estos médicos puede que no sean fáciles de encontrar, pero vale la pena buscarlos. Localice estas direcciones:

www.abihm.org
www.aihm.org
www.functionalmedicine.org

Doctores Naturalistas (NDs en vez de MDs): son usualmente más fácil de encontrar y menos costosos que los doctores integrales, sin embargo, ellos son comparables en su entrenamiento integral que recibieron cuando se graduaron de la escuela acreditada.[11] Usted podría escoger en base a la cobertura del seguro, proximidad o recomendación. Algunos estados dan licencia a naturalistas otros no; en los estados con licencia el tratamiento naturalista puede estar cubierto por el seguro. Chequear estados con licencia aquí: www.naturopathic.org

---

11 Las escuelas naturalistas licenciadas son: Bastyr, Boucher Institute, Colegio Canadiense de Medicina Natural, National College, the National, Universidad Nacional de Ciencias de la Salud Southwest College, y la Universidad de Bridgeport. Tenga cuidado de gente que se llama así mismos naturalistas basados en entrenamiento en línea.

Para buscar un doctor naturista cerca de usted, investigue la Academia Americana de Doctores Naturalistas: www.naturopathic.org

En cuanto a un profesional en homeopatía: la homeopatía funciona cuando hay un componente mente-cuerpo en la condición crónica, o cuando éste empezó después de un evento específico o exposición. La homeopatía llama a esto «Nunca bien desde que…» queriendo decir «Yo nunca he sido el mismo desde (un episodio o trauma en mi vida)». Aquí hay varias formas en las que usted puede decir si la homeopatía es probablemente su mejor opción.

Si su tos es peor cuando usted se encuentra bajo presión o experimentando una emoción fuerte como enojo o dolor,

Si su tos crónica empezó al mismo tiempo que usted estaba atravesando su mayor trauma o estrés, o

Si su tos crónica empezó cuando usted fue expuesto a un alérgeno o toxina particular.

Homeópatas profesionales pueden o no tener licencia en otra modalidad del cuidado de la salud. Si su condición es seria, usted necesita buscar un homeópata que es médicamente licenciado o escoger estar bajo el cuidado de un doctor que está dispuesto a controlar su condición mientras consigue un enfoque natural.

Homeópatas que también son doctores en medicina están en la lista de este directorio:

www.homeopathyusa.org

Ellos generalmente no atienden con seguro porque el proceso homeopático toma mucho más tiempo que el que cubriría el seguro por una cita. En caso de que usted no pueda encontrar un homeópata que es doctor en medicina cerca de usted (hay menos de 100 en todo el país), aquí hay otras opciones para buscar un profesional homeópata:

www.homeopathicdirectory.org (homeópatas certificados nacionalmente)

www.homeopathic.org

Ambos directorios incluyen cualquier licenciado en otras modalidades del cuidado de la salud en adición a las credenciales de homeopatía.

Algunas veces los mejores homeópatas no se encuentran en la lista de directorios. Homeópatas con una larga trayectoria y homeópatas que son doctores en medicina, pueden no estar en la lista de directorios porque tienen una gran lista de espera. De ahí que recomendaciones personales son una buena opción para buscar un homeópata.

☙ APÉNDICE C ❧

Ahorrando dinero
con lo mejor de ambos mundos

Para las personas que leen este libro, les puede ayudar a ahorrar en el pago complementario de las citas con los doctores y medicamentos como antibióticos, tylenol e ibuprofeno. Medicamentos para problemas respiratorios fue la categoría más grande de los $40 billones que los americanos gastaron en medicinas sin prescripción en el 2015, contabilizando $7.7 billones en ventas, mientras que los analgésicos fueron la cuarta categoría (cerca de $4 billones).

Usted puede ahorrar en medicinas en ambas categorías después de leer este libro, porque usted puede perfectamente tratarse en su casa y no necesitara ni un antibiótico, ni un analgésico. Usted aprenderá como entender esas etiquetas confusas de los medicamentos sin receta médica, así usted puede escoger la versión genérica menos costosa (típicamente costando menos de $10) y evitando combinaciones de medicinas potencialmente peligrosas, que incluyen drogas que usted no necesita. Luego usted puede escoger el medicamento correcto para su problema de una sola vez, evitando los regresos a la farmacia para tratar uno diferente. Esto le ahorrara tanto tiempo como dinero.

Si usted quiere ir por la ruta natural, la medicina homeopática es especialmente menos costosa y trabaja más rápido; una botella típicamente cuesta menos de $10 y probablemente le dura para su familia por un año o más.

Un recordatorio de que documentos de investigación para esto y otras declaraciones de este libro pueden ser encontradas en las notas finales. Las notas finales para esta sección empiezan en la página 256.

Usted probablemente no lo usará para una simple tos, resfriado o gripe. Por tanto, el ahorro de costo comparado contra antibióticos viene a ser más grande

Usted también tiene que considerar el tiempo que pierde visitando al doctor o llevando al niño al pediatra. Dependiendo de su trabajo, usted necesite utilizar parte de su permiso de enfermedad o perder su pago.

Hay aún ahorros mayores con el método natural. Cuando usted toma antibióticos, eso puede hacer que se haga más propenso a enfermarse de nuevo, debido a que debilita su sistema inmunológico, destruyendo la flora amigable en su intestino. Luego usted cae dentro de un ciclo vicioso que muchos padres ven con sus niños pequeños: el niño se enferma y necesita un antibiótico, se vuelve a enfermar, y de nuevo al doctor por otro antibiótico y así sucesivamente. Cuando usted usa hierbas o medicina homeopática, le mejora la salud en general y fortalece el sistema inmunológico.

Yo (Burke Lennihan) puedo decirles esto de mi practica en Cambridge, Massachusetts, en donde Harvard y MIT atraen familias de todas partes del mundo. Una familia de Alemania o India o Sur America podrían típicamente traer sus niños a verme porque ellos quieren establecer relaciones con un homeópata para sus niños, y luego regresar a casa.

Yo veo estos robustos niños, con ojos brillantes y mejillas rosadas, sentados quietamente a través de una cita de una hora, contestando clara y respetuosamente mis preguntas, bastante diferentes de los niños típicos americanos en mis prácticas. Las mamás me dirán, por ejemplo, «Mi niño es el único en su clase de segundo grado que nunca ha faltado a clases por enfermedad y que nunca ha tomado antibióticos, porque yo lo trato a él en casa con remedios homeopáticos». Nosotros podemos enseñar a los padres americanos a que hagan lo mismo con sus niños, proporcionando por un largo tiempo ahorro de costos y más importante, una salud para sus hijos con un fuerte fundamento de larga vida.

Para corporaciones, tratar enfermedades agudas rápidamente puede proveer ahorro de costos inmediatos, más allá de lo puedan ser posible con los programas corporativos de bienestar de la salud. Estos programas han tenido un gran éxito en términos de satisfacción de los empleados, pero de alguna manera decepcionantes en términos de retorno de la inversión (ROI), por un par de razones:

Los típicos programas (clases de yoga, grupos de caminar en tiempo de almuerzo, miembros del gimnasio, y los mejores alimentos de la cafetería) son dirigidos a reducir las enfermedades crónicas, pero la recompensa probablemente es años después en vez de ser en el mismo año fiscal que se hizo la inversión.

Un programa como Dean Ornish's que puede actualmente revertir las enfermedades del corazón, implica total inmersión en ejercicios, reducción del estrés, yoga y un cambio extremo en la dieta, los programas de bienestar de muchas corporaciones están capacitados para ofrecer únicamente parte de ese cambio radical.

Dando incentivos a los empleados para usar el enfoque de este libro podría mostrar un cambio inmediato en ausentismo, puntualidad (empleados que llegan al trabajo demasiado enfermos para ser productivos), y la propagación de enfermedades contagiosas por empleados que deberían permanecer en sus casas, por estar enfermos. Si las compañías cambian la medición de la evaluación comparativa del costo del ausentismo y puntualidad, agregando a los costos de seguro médicos, verían un incremento inmediato en ahorros y retorno de la inversión de los programas de bienestar de la salud.

Hay beneficios adicionales a los empleados cuando les fomentamos el propio cuidado médico personal con nuestros seguro y métodos efectivos:

- Reducido reclamo de seguro por los cuidados primarios y visitas de emergencia y recetas para antibióticos.
- Mayor motivación para los empleados a participar en cambios de estilo de vida de más largo plazo, notando beneficios inmediatos de nuestras recomendaciones basados en estudios de investigación), y
- Reducida rotación de personal resultando en reducciones de costo de reemplazo. Por ejemplo, en un hospital, programas de bienestar de salud enfocados en cuidados personales, prácticas de

auto-curación y cambios del estilo de vida, redujo el costo de rotación de personal por $1.5 millones en el primer año.

El bienestar actual corporativo ofrecido (típicamente ejercicios, meriendas saludables en las máquinas automáticas) aún serían importantes. Los métodos en este libro pueden ser adicionados, con almuerzo y clases como acupresión, ejercicios de respiración, y métodos naturales para ayudar a dejar de fumar.

Para el sistema del cuidado de salud, el mismo tipo de ahorros aplicará como al mundo corporativo.

Tal vez en el futuro el estándar del cuidado de cada enfermedad incluirá opciones tanto naturales, así como farmacéuticas. El Consorcio del Cuidado Integral de la Salud (IHCP) ha documentado el valor del Orden Terapéutico[12] de la medicina integral logrando el Triple Objetivo:[13]

Mejorando la experiencia del cuidado del paciente (incluyendo calidad y satisfacción)

Mejorando la salud de la población

Reduciendo el costo por persona del cuidado.

El estado de Washington es como un laboratorio para este modelo de cuidado de la salud, porque por más de 20 años ha ordenado cobertura

---

12 Orden Terapéutico. Un término originalmente usado por los médicos naturalistas y ahora reconocido en general con referencia a las modalidades de la cura integral y tradicional. Se refiere a la práctica de usar primero el tratamiento de menos fuerza, menos tóxico, menos riesgoso e invasivo. Solo si el primer tratamiento falla, se procede con los tratamientos con drogas, que son más riesgosos o invasivos, y luego el tratamiento de cirugía en última instancia.

13 El concepto de Triple Objetivo fue introducido por primera vez por el Instituto de Mejoramiento del Cuidado de la Salud por el entonces Presidente y CEO Donald Berwick, MD en un artículo que escribió en 2008. Vino a ser parte de la política nacional del cuidado de la salud dos años después cuando Berwick dejó IHI para dirigir el Centro de Servicios de Medicare y Medicaid y anunció el Triple Objetivo como «nuestro más alto enfoque». El siguiente año La Agencia para la Investigación y Calidad del Cuidado de la Salud, incorporó el Triple Objetivo dentro de su Estrategia Nacional para el Mejoramiento de la Calidad del Cuidado de la Salud. No obstante, ninguna de esas agencias específicamente incluyó las modalidades integrales en sus estrategias, las profesiones integrativas del cuidado de la salud resultaron ser «naturales» para alcanzar la meta del Triple Objetivo.

para todo proveedor licenciado en cuidado de la salud, ya sea convencional o CAM (medicina complementaria y alternativa) profesionales. Pacientes que usaron CAM en adición a cuidado de salud convencional, ahorraron al sistema $367 por año (de acuerdo con los datos de reclamos de seguro, después de ajustarlo con variables demográficas y de salud). En otras palabras, a pesar de que los aseguradores y gobiernos bloquean la cobertura del cuidado de la salud integral debido al así llamado «costo adicional» de hecho ahorran una suma sustancial de dinero.

Tanto médicos como pacientes se beneficiarán usando nuestras recomendaciones para las enfermedades crónicas virales, como parte un Orden Terapéutico.

La Iniciativa del Triple Objetivo. Médicos y pediatras de cuidados primarios hoy encuentran dificultades cada vez más grandes para tratar efectivamente a los pacientes, porque las citas son de poco tiempo y por los pacientes que regresan una y otra vez con el mismo reclamo. Si a estos doctores corrientemente le son asignados únicamente 15 minutos más o menos por paciente; la mayoría de los reclamos diarios podrían ser resueltos en la casa con medicina natural; luego estos doctores podrían gastar una hora por paciente en los casos difíciles que realmente lo necesiten, teniendo ellos mayor satisfacción por su trabajo, mientras el sistema de cuidado de la salud proveería mejores resultados.

Regresando a un concepto desde el principio de este libro: otras naciones industrializadas tienen mejor resultados en el cuidado de la salud a menor costo que en los Estados Unidos, y parte de la diferencia es la inclusión de uno o más modalidades de curación natural.

Para una visión de cómo la curación natural puede jugar un mejor papel en el cuidado de salud de los Estados Unidos, nosotros recomendamos del Dr. Len Saputoo

Un Retorno a la Curación y de Robert Duggan's *Quebrando el Triángulo de Hierro*. Ambos libros incluyen extensiva documentación de los ahorros involucrados. Para una dramática, colorida, y concisa introducción a las modalidades integrales y a los ahorros potenciales involucrados –respaldados por docenas de estudios de investigación– ver la página de internet de la Política del Consorcio del Cuidado de la Salud Integrativa. **www.ihpc.org**

La medicina moderna ha provisto de una fuerte disponibilidad de drogas salva vidas, y los americanos se benefician de mayor acceso a estas drogas que las gentes en países en desarrollo como Cuba. Sin embargo, la falta de conocimiento acerca de estas drogas puede guiar a un mal uso y disminuir su efectividad. Nosotros queremos enseñar una medicina segura, efectiva y de buen costo, en medicamentos de libre venta y naturales, mientras animamos a la gente a tomar un rol más activo asociándose con profesionales del cuidado de la salud y en conseguir buena salud.

~ APÉNDICE D ~

Investigación y evidencia para hierbas y suplementos

Casi todas las hierbas y suplementos recomendados en este libro son respaldados por al menos un estudio de investigación. Otros tienen docenas y aun cientos de estudios; sólo se mencionaron unos tres o cuatro aquí. Donde era posible, las investigaciones sobre la tos y el asma fueron citadas, de otra forma utilizamos al menos un estudio indicando la acción medicinal. La investigación sobre la homeopatía la cubrimos en el Apéndice E y la investigación eficacia de métodos naturales (ejercicios de respiración, acupresión) los cubrimos en el Apéndice F.

Ginseng americano

McElhaney JE, Goel V et al. Efficacy of COLD-fX [American ginseng extract] in the prevention of respiratory symptoms in community-dwelling adults: a randomized, double-blinded, placebo controlled trial». J Altern Complement Med.2006 Mar;12(2):153-7. PMID: 16566675. «Ingestión de COLD-fX por personas de la tercera edad inmunocompetentes... reduce el riesgo relativo y la duración de síntomas respiratorios en un 48% y un 55% respectivamente».

McElhaney JE, Gravenstein S et al. A placebo-controlled trial of ... American ginseng to prevent acute respiratory illness [ARI] in institutionalized older adults. J Am Geriatr Soc. 2004 Jan;52(1):13-9. PMID: 14687309. «[Extracto de Ginseng Americano] fue demostrado que es seguro, bien tolerado, y potencialmente efectivo para prevenir enfermedades respiratorias agudas debido a la influenza por el virus respiratorio sincitial…. 89% de reducción del riesgo relativo».

Andografis

Gabrielian ES, Shukarian AK et al. A double blind, placebo-controlled study of Andrographis paniculata fixed combination Kan Jang in the treatment of acute upper respiratory tract infections including sinusitis. Phytomedicine 2002 Oct; 9(7):589-97. PMID: 12487322. «[Andografis] tiene un efecto positivo en el tratamiento de las infecciones de las vías respiratorias superiores y también alivia los síntomas inflamatorios de la sinusitis».

Saxena RC, Singh R et al. A randomized double blind placebo controlled clinical evaluation of extract of Andrographis paniculata (Kalm-Cold) in patients with uncomplicated upper respiratory tract infection. Phytomedicine 2010 Mar;17(3-4):178-85.

PMID: 20092985. «Entre los días 3 al 5 la mayoría de los síntomas en los grupos tratado con placebo no presentaron cambios (tos, dolor de cabeza y dolor de oídos) o se empeoraron (dolor de garganta, dificultad para dormir) pero a los grupos tratados con KalmCold mostraron un decremento de las tendencias. El extracto de andografis fue el doble de efectivo que el placebo.

Vinagre de sidra de manzana

Abe K, Kushibiki T et al. Generation of antitumor active neutral medium-sized alpha glycan in apple cider vinegar fermentation. Biosci Biotechnol Biochem 2007 Sep;71(9):2124-9. PMID 17827702. «El constituyente neutral mediano alfaglican, funciona como un agente anti-tumores durante los experimentos contra los tumores en ratones.

Balsamero

Hedayat KM. Essential oil diffusion for the treatment of persistent oxygen dependence in a three-year-old child with restrictive lung disease with respiratory syncytial virus pneumonia. Explore. 2008;4(4):264-266. PMID: 18602620. El niño [de tres años] tenía un historial de 18 días necesitando oxígeno por sus episodios de desaturación aguda, aun recibiendo altos flujos de oxígeno y terapia mucolítica [por 10 días en el hospital]… Balsamero es conocido por tener una poderosa acción antimicrobial, especialmente en infecciones pulmonares... En menos de 12 horas, el oxígeno requerido fue reducido, la saturación de oxígeno en la sangre incrementó y los episodios de desaturación decrecieron. En el segundo día de utilizar el aceite... al niño se le desconectó del oxígeno y se le envío a su casa.

Bayas

Adams LS, Kanaya N et al. Whole blueberry powder modulates the growth and metastasis of MDA-MB-231 triple negative breast tumors in nude mice. J Nutr. 2011 Oct;141(10):1805-12. PMID: 21880954. «El volumen del tumor fue de 75% menos en ratones que comían 5% de arándanos azules en su dieta y de 60% menos en ratones que comían 10% de arándanos azules en comparación con ratones en control (P≤0.05)

Krauze-Baranowska M, Majdan M et al. The antimicrobial activity of fruits from some cultivar varieties of Rubus idaeus and Rubus occidentalis. Food Funct. 2014 Oct; 5(10):2536-41. PMID 25131001. «Dos patógenos humanos Corynebacterrium diphtheriae y Moraxella catarrhalis fueron los mas sensitivos a los extractos de frambuesa».

McAnulty LS, Nieman DC et al. Effect of blueberry ingestion on natural killer cell counts, oxidative stress, and inflammation prior to and after 2.5 h of running. ApplPhysiol Nutr Metab. 2011 Dec ;36(6):976-84. PMID: 22111516. «Consumo diario de arándanos azules por 6 semanas incrementa el conteo de las células NK, un mayor consumo reduce el estrés oxidativo, e incrementa las citoquinas anti-inflamataorias».

Rossi R, Serraino I et al. Protective effects of anthocyanins from blackberry in a rat model of acute lung inflammation. Free Radic Res. 2003 Aug;37(8):891-900. PMID: 14567449. «Las antiocianinas contenidas en el extracto de arándano azul produce múltiples efectos protectivos en la pleuresía producida por la carragenina».

Pimienta Negra (ingrediente activo piperina) Lin Y, Xu J et al. Piperine induces apoptosis of lung cancer A549 cells via p53-dependent mitochondrial signaling pathway. Tumour Biol. 2014 Apr;35(4):3305-10. PMID: 24272201. «Piperina puede ser desarrollado en un efectivo agente anti-tumores en la prevención y el tratamiento de cancer de pulmones sin intoxicar al paciente.

Rose JE, Behm FM. Inhalation of vapor from black pepper extract reduces smoking withdrawal symptoms. Drug Alcohol Depend. 1994 Feb;34(3):225-9. PMID: 8033760. Se reportó que las ansias por los cigarrillos se redujeron significativamente con la pimiento. Estos resultados respaldan la posición de que las sensaciones de las vías respiratorias son importantes para aliviar los síntomas al dejar de fumar».

Selvendiran K, Thirunavukkarasu C et al. Chemopreventive effect of piperine on mitochondrial TCA cycle and phase-I and glutathione-metabolizing enzymes in benzo(a)pyrene induced lung carcinogenesis in Swiss albino mice. Mol Chem Biochem.

2005 Mar;271(1-2):101-6. PMID: 15881660. «La suplementación de Piperina ... indicando un efecto anti-tumor y anti-cancer».

Selvendiran K, Prince Vijeya Singh J, et al. In vivo effect of piperine on serum and tissue glycoprotein levels in benzo(a)pyrene induced lung carcinogenesis in Swiss albino mice. Pulm Pharmacol Ther. 2006;19(2):107-11. PMID 15975841. «Se ha encontrado que la piperina suprime al benzo(a)pyrene(B(a)p) en ratones albinos suizos a quienes se les indujo cáncer de pulmón».

Té negro. Ver té, verde o negro
Boswellia
Abdel-Tawab M, Werz O, Schubert-Zsilavecz M. Boswellia serrata: an overall assessment of in vitro, preclinical, pharmacokinetic and clinical data. Clin Pharmacokinet.

2011 Jun;50(6):349-69. PMID: 21553931. «Estudios en animales y ensayos clínicos pilotos respaldan el potencial del extracto de resina de B. serrata gum (BSE) para el tratamiento de una variedad de enfermedades inflamatorias como la inflamación del intestino, artritis reumatoide, osteoarthritis y asma... En vista de estos resultados de ensayos clínicos y los datos experimentales de los estudios BSE in vitro, y los datos farmacocinéticos y metabólicos de ácidos boswellicos, esta revisión ... define al BSE como una prometedora alternativa a los antiinflamatorios no esteroideos (NSAID por sus siglas en inglés)».

Ferrara T, De Vincentiis G, Di Pierro F. Functional study on Boswellia phytosome as complementary intervention in asthmatic patients. Eur Rev Med Pharmacol Sci.

2015 Oct;19(19):3757-62. PMID: 26502867. «Pacientes [asmáticos] recibiendo [extracto purificado de Boswellia] 500mg/día agregado al tratamiento estándar [inhalación de corticosteroides y beta-agonistas de larga duración] demostró un incremento en el número de inhalaciones necesitadas comparado con pacientes que no recibieron terapia [Boswellia]. El tratamiento fue bien tolerado y sólo eventos adversos moderados fueron registrados».

Gupta I, Gupta V et al. Effects of Boswellia serrata gum resin in patients with bronchial asthma: results of a double-blind, placebo-controlled, 6-week clinical study. Eur J Med Res. 1998 Nov 17;3(11):511-4. PMID: 9810030. «70% de los pacientes [tratados con Boswellia] mostraron mejoras en la enfermedad por la evidencia de que desaparecieron síntomas físicos como disnea, roncus, tipos de ataques, incremento de FEV1, FVC y PEFR como también decremento en el conteo de esinofílica y ESR ... Solo 27% de pacientes en grupo de control mostraron mejorías».

Danesch UC. Petasites hybridus (Butterbur root) extract in the treatment of asthma an open trial. Altern Med Rev. 2004 Mar;9(1):54-62. PMID: 15005644. «El número, duración y severidad de los ataques de asma decreció [en el extracto Petalodex Petasites hybridus], mientras el flujo, volumen respiratorio forzado (FEV1), y todos los síntomas medidos mejoraron durante la terapia. Además, más de un 40% de pacientes usando medicamentos para el asma los redujeron para el final de este estudio».

Lee DK, Gray RD et al. A placebo-controlled evaluation of butterbur and fexofenadine [Allegra] on objective and subjective outcomes in perennial allergic rhinitis. Clin Exp Allergy 2004 Apr;34(4):646-9. PMID: 15080820. «Dosificación crónica con BB [butterbur]recibieron actividad anti-inflamatoria complementaria en pacientes asmáticos atópicos que se mantuvieron con sus inhaladores de corticosteroides. Son necesarios más estudios para definir el rol potencial de BB como monoterapia en pacientes con asma leve o como una adición al tratamiento en pacientes con asma severa».

Schapowal A. Randomised controlled trial of butterbur and cetirizine [a non-sedating antihistamine] for treating seasonal allergic rhinitis. British Medical Journal 2002 Jan 19;324(7330):144-6. «Mejoras en SF-36 y CGI (la escala de impresión clínica global) fueron similares en ambos grupos».

Alcanfor

Edris AE. Pharmaceutical and therapeutic potentials of essential oils and their individual volatile constituents: a review. Phytother Res. 2007 Apr;21(4):308-23. PMID: 17199238. «El posible role y modo de acción de estos productos naturales es discutida en consideración a la prevención y tratamiento del cáncer, enfermedades cardiovasculares incluyendo aterosclerosis y trombosis, y también su bioactividad como agentes antibacteriales, antivirales, antioxidantes y antidiabéticos».

Hamidpour R, Hamidpour S et al. Camphor (Cinnamonum camphora), a traditional remedy with a history of treating several diseases. Int J Case Reports Images 2013;4(2):86-89. Esta crítica de literatura provee citaciones para estudios de investigación en la efectividad del alcanfor contra una gran variedad de enfermedades incluido el cáncer.

Cardamomo

Majdalawieh AF, Carr RI. In vitro investigation of the potential immunomodulatory and anti-cancer activities of black pepper (Piper nigrum) and cardamom (Elettaria cardamomum). J Med Food. 2010 Apr;13(2):371-81. PMID: 20210607. «Nuestros hallazgos proveen una fuerte prueba de que la pimienta negra y el cardamomo roles inmunomodulatorios y actividades anti-tumores... Anticipamos que la pimienta negra y constituyentes de cardamomo puedan utilizarse como potenciales herramientas terapéuticas para regular reacciones inflamatorias y prevenir/diminuir carcinogénesis».

Hierba de Gatera

Gilani AH, Shah AJ et al. Chemical composition and mechanisms underlying the spasmolytic and bronchodilatory properties of the essential oil of Nepeta cataria L. J Ethnopharmacol. 2009 Jan 30;121(3):405-

11. PMID: 19041706. «la nepeta cataria posee actividades espasmolíticas y miorrelajantes medidas posiblemente a través de la inhibición dual de los conductores de calcio y PDE, lo que podría explicar su uso tradicional para el cólico, diarrea, tos y asma».

Nostro A, Cannatelli MA et al. The effect of Nepeta cataria extract on adherence and enzyme production of Staphylococcus aureus. Int J Antimicrob Agents. 2001 Dec;18(6):583-5. PMID: 11738350. «La DNasa, la termonucleasa y la lipasa fueron inhibidas… una reducción de adherencia fue también observada».

Pimienta de Cayena

Baudoiin T, Kalogjera L, Hat J. Capsaicin significantly reduces sinonasal polyps. Acta Otolaryngol. 2000 Mar;120(2):307-11. PMID: 11603795. Tratamiento tópico con capsaicina incrmentó considerablemente la cantidad de aire en los senos y mejoró significativamente la endoscopia, pero no alteró significativamente los niveles de proteína catiónica de esoinófilos en los lavados nasales».

Zhen C, Wang Z, Lacroix JS. Effect of intranasal treatment with capsaicin on the recurrence of polyps after polypectomy and ethmoidectomy. Acta Otolaryngol. 2000 Jan; 120(1):62-6. PMID: 10779188. «Estas observaciones sugieren que la cirugía endoscópica seguida de aplicaciones nasales de capsaicina, reduce pólipos y recurrencia de obstrucciones nasales y podría ser un tratamiento alternativo a los costosos coricosteroides en países en vías de desarrollo».

Cedro

Naser B, Bodinet C et al. Thuja occidentalis (Arbor vitae): a review of its pharmacological and clinical properties. Evid Based Complement Altern Med. 2005;2(1):69-78.

PMID: 15841280. «El extracto de cedro blanco estimula e incrementa las tasas de proliferación de células de bazo, la inducción de citoquinas, un incremento en la producción de óxido nítrico, un incremento en el número linfocitos que producen anticuerpos, … proliferación de células T y un incremento en la diferenciación de ayudantes de células T… resultados de estudios en vivo también demuestran que el potencial inmunofarmacológico del cedro, incluyendo incremento del conteo de células blancas de la sangre e inducción de citoquina, un incremento en la respuesta de anticuerpos en ratones, incremento en las reacciones de corto y largo plazo del sistema inmune de los ratones, e inhibición del virus influenza A en ratones».

Hauke W, Köhler G et al. Esberitox® N [a blend of white cedar, echinacea and wild indigo] as supportive therapy when providing standard antibiotic treatment in subjects with a severe bacterial infection (acute exacerbation of chronic bronchitis). A multicentric, prospective, double-blind, placebo-controlled study. Chemotherapy 2002;48(5):259-66. PMID: 12476043. «Los pacientes recibieron una nueva generación de antibióticos macrólidos… junto con Esberitox N … o placebo…. el grupo con Esberitox mostró mejorías en FEV1 más rápidamente que el grupo con placebo».

Manzanilla

Srivastava JK, Pandey M, Gupta S. Chamomile, a novel and selective COX-2 inhibitor with anti-inflammatory activity. Life Sci. 2009 Nov 4;85(19-20):663-9. PMID: 19788894. «Nuestros datos sugieren que la manzanilla funciona por un mecanismo de acción similar al atribuido las medicinas anti-inflamatorias sin esteroides».

Wustrow TP et al. Alternative versus conventional treatment strategy in uncomplicated acute otitis media in children: a prospective, open, controlled, parallel-group comparison.

Int J Clin Pharmacol Ther. 2004 Feb;42(2):110-9. PMID 15180172. «El tratamiento con Otovowen (una medicina natural patentada que incluye tintura y homeopatía de manzanilla) cuando comparada a antibióticos resultó en menos analgésicos, y menos días de recuperación, menos días sin ir a la escuela, y fue mejor tolerado por los niños.

Semillas de Chia

Mohdi Ali N, Yeap KS et al. The promising future of chia, Salvia hispanica L. J Biomed Biotechnol. 2012; 171956. PMID: 23251075. «Este documento cubre las investigaciones más avanzadas identificando los ingredientes activos, métodos para extracción de aceites, ensayos humanos sobre los beneficios de la salud de las semillas de chia». incluyendo (en estudios de seres humanos) cardioprotectivos, pérdida de peso, reducción de triglicéridos, y niveles de glucosa en la sangre».

Sopa de pollo

Rennard BO, Ertl RF, et al. Chicken soup inhibits neutrophil chemotaxis in vitro.

Chest 2000 Oct;118(4):1150-7. PMID: 11035691. «El estudio actual… sugiere que la sopa de pollo puede contener una serie de sustancias con producen beneficios médicos. Un leve efecto anti-inflamatorio puede ser el mecanismo en el que la sopa puede resultar como mitigante de síntomas de infecciones de las vías respiratorias superiores».

Chocolate (research on theobromine, the active ingredient in chocolate; theobromine is an isomer of theophylline; both are xanthine derivatives) Mokry J, Nosalova G, Mokra D. Influence of xanthine derivatives on cough and airway reactivity in guinea pigs. J Physiol Pharmacol 2009 Nov;60 Suppl; 5:87-91. PMID: 20134046. «Ambas [theophylline y theobromine] efectivamente reprimen la tos y funcionan como un broncodilatador con mejores efectos en animales con sensibilidad a la ovoalbúmina (con vías respiratorias hiperactivas).

Usmani OS, Belvisi MG et al. Theobromine inhibits sensory nerve activation and cough. FASEB J. 2005 Feb;19(2):231-3. PMID: 15548587. «En un estudio aleatorio y controlado y con placebo, el theobromine suprime la tos producida por capsaicina sin efectos secundarios… theobromine directamente inhibe la depolarización sensorial producida por la capsaicina en conejillos de indias y en el nervio vago humano sugiriendo un efecto de inhibición en la activación del nervio aferente».

Canela

Hayashi K, Imanishi N et al. Inhibitory effect of cinnamaldehyde, derived from Cinnamomi cortex, on the growth of influenza A/PR/8 virus in vitro and in vivo.

Antiviral Res. 2007 Apr;74(1):1-8. PMID: 17303260. «CA [uno de los principales constituyentes del aceite esencial de canela] inhibe el crecimiento [del virus influenza A/PR/I in vitro] en una dosis dependiente (20 a 200 microM), y a 200 micro M, el virus producido fue reducido a un nivel no detectable».

Ibrahim YK, Ogunmodede MS. Growth and survival of Pseudomonas aeruginosa in some aromatic waters. Pharm Acta Helv. 1991;66(9-

10):286-8. PMID: 1758905. «Los resultados muestran que el agua de canela posee profunda y útil actividad preservante contra Ps. aeruginosa».

Zhuang M, Jiang H et al. Procyanidins and butanol extract of Cinnamomi Cortex [cinnamon bark] inhibit SARS-CoV infection. Antiviral Res. 2009 Apr;82(1):73-81.

Epub 2009 Feb 11. PMID: 19428598. «Encontramos que la fracción de butanol encontrada en Cinnamomi Cortex (CC/Fr.2) modera la actividad inhibitoria en un tipo severo del síndrome coronavirus respiratorio agudo (wrSARS-Co V) y HIV/SARS-Co V S infecciones pseudo virales».

Clavos de Olor

Pawar VC, Thaker VS. In vitro efficacy of 75 essential oils against Aspergillus niger.

Mycoses. 2006 Jul;49(4):316-23. PMID: 16784447. «[Cuatro fórmulas de canela y clavos de olor] donde los cinco primeros aceites esenciales que demostraron un efecto de inhibición marcada contra el crecimiento de las hifas y la formación de esporas de A. niger».

Saini A, Sharma S, Chhibber S. Induction of resistance to respiratory tract infection with Klebsiella pneumoniae in mice fed on a diet supplemented with tulsi (Ocimum sanctum) and clove (Syzgium aromaticum) oils. J Microbiol Immunol Infect. 2009 Apr; 42(2):107-13. PMID: 19597641. «Los resultados muestran que hubo un significativo decremento en la colonización bacterial después de un corto tiempo de alimentación con aceite de clavo de olor comparados con los controles (p<0.05)».

Café

Horiuchi Y, Toda M et al. Protective activity of tea and catechins against Bordetella pertussis. Kansenshogaku Zasshi. 1992 May;66(5):599-605. PMID: 1402092. «Té verde, té negro y café mostraron una marcada actividad bacteriacida [contra Bordetella pertussis] en la concentración de bebidas».

Nettleton JA, Follis JL, Schabath MB. Coffee intake, smoking, and pulmonary function in the Atherosclerosis Risk in Communities Study. Am J Epidemiol. 2009 Jun 15;169(12):1445-53. PMID: 19372215. «Los valores de la función pulmonar incrementaron a través de categorías que incrementaron el consumo de café en personas que habían fumado antes o nunca había fumado, pero no en fumadores actuales». Raeessi MA, Aslani J et al. Honey plus coffee versus systemic steroid in the treatment of persistent post-infectious cough: a randomised controlled trial. Primary Care Respiratory J, 2013 Sept;22(3) 325-30. PMID: 23966217. «La miel de abeja con café se demostró que es la modalidad de tratamiento más efectivo para PPC [comparado con prednisolone or guaifenesin]».

Plata coloidal

Abdel Rahim KA, Ali Mohamed AM. Bactericidal and antibiotic synergistic effect of nanosilver against methicillin-resistant Staphylococcus aureus. Jundishapur J Micro biol. 2015 Nov 21;8(11): e25867. PMID: 26862383. «celulas Methicillin-Resistant Staphylococcus aureus fueron tratadas con 50, 100 and 200 µg/mL of Ag-NPs e inhibieron el crecimiento de bacteria y después de cuatro horas, casi todas las células MRSA tratadas habían muerto. Todas las combinaciones mostraron efectividad contra MRSA. Fue observado que MRSA no mostró zonas de inhibición con solamente ampicilina».

Rai M, Yadav A, Gade A. Silver nanoparticles as a new generation of antimicrobials. Biotechnol Adv. 2009 Jan-Feb;27(1):76-83. PMID: 18854209. «Plata metálica en forma de nanopartículas de plata ha tenido una notable recuperación como un agente antibacterial potencial. El uso de nanopartículas de plata es también importante, como varias bacterias patogénicas han desarrollado resistencia contra varios antibióticos».

Shahverdi AR, Fakhimi A et al. Synthesis and effect of silver nanoparticles on the antibacterial activity of different antibiotics against Staphylococcus aureus and E. coli. Nanomedicine. 2007 Jun;3(2):168-71. PMID: 17468052. «La actividad antibacterial de penicillina G, amoxicillina, erithromicina, clindamicina, y vancomicina fueron incrementados en la presencia de Ag-NPs [monopartículas de plata] contra ambas pruebas de tensión. Los efectos de mejora más altos se observaron en vancomicina, amoxicillina y penicilina G contra S. aureus».

CoQ10 (Coenzima Q10)

Papas KA, Sontag MK et al. A pilot study on the safety and efficacy of a novel antioxidant rich formulation in patients with cystic fibrosis.

J Cyst Fibros. 2008 Jan; 7(1):60-7. PMID: 17569601. «LA nueva formulación CF-1 incrementa los niveles de plasta de una forma segura y efectiva de importantes nutrientes solubles en grasa y antioxidántes. Además, mejoras en los niveles de plasma antioxidante fueron asociados con la reducción de la inflamación de las vías respiratorias en pacientes CF».

Schmelzer C, Lindner I et al. Functions of coenzyme Q10 in inflammation and gene expression. Biofactors. 2008;32(1-4):179-83. PMID: 19096114. «El análisis insílico como los experimentos de cultivos celulares sugieren que CoQ10 produce propiedades anti-inflamatorias por medio del gen de expresión dependiente NFkappaBi.

Schmelzer C, Lorenz G et al. In vitro effects of the reduced form of coenzyme Q (10) on secretion levels of TNF-alpha and chemokines in response to LPS in the human monocytic cell line THP-1. J Clin Biochem Nutr. 2009 Jan;44(1):62-6. PMID: 19177190. «Nuestros resultados indican efectos anti-inflamatorios de la forma reducida de CoQ10 en varios cotikines pro inflamatorios y chemokines in vitro».

Tochucaso

Lin XX, Xie QM et al. Effects of fermented Cordyceps powder on pulmonary function in sensitized guinea pigs and airway inflammation in sensitized rats. Zhongguo Zhong Yao Za Zhi. 2001 Sep;26(9):622-5. PMID: 12776432. «Tochucaso... inhibe significativamente el reto bronquial de cambios producidos por ovalbumin de RL y Cdyn (P < 0.05) ... Tochucaso puede ser aplicado para la prevención y cura del asma».

Ohta Y, Lee JB et al. In vivo anti-influenza virus activity of an immunomodulatory acidic polysaccharide [APS] isolated from Cordyceps militaris grown on germinated soybeans. J Agric Food Chem. 2007 Dec 12;55(25):10194-9. PMID: 17988090. «APS puede tener efectos terapéuticos medicinales contra el virus de influenza A al menos parcialmente por modulación de la función inmune de los macrófagos».

Wang NQ, Jiang LD et al. Effect of dongchong xiacao [cordyceps] capsule on airway inflammation of asthmatic patients. Zhongguo Zhong Yao Za Zhi. 2007 Aug; 32(15):1566-8. PMID: 17972591. «[Tochucaso] puede reducir los marcadores séricos de la inflamación de las vías respiratorias, lo que sugiere que esta terapia trae efectos anti-inflamatorios probablemente a través de la regulación del balance de TH1/TH2, inhibiendo la actividad de adherencia molecular y reduciendo la producción de IgE. Puede también tener el efecto de reversar la reestructuración de las vías respiratorias, que necesita más investigación para ser determinado».

Curcumina

Kuptniratsaikul V, Dajpratham P et al. Efficacy and safety of Curcuma domestica extracts compared with ibuprofen in patients with knee osteoarthritis: a multicenter study. Clin Interv Aging. 2014 Mar 20; 9:451-8. PMID: 24672232. «Los extractos [de curcumina] son tan efectivos como el ibuprofeno para el tratamiento de osteoartritis de la rodilla. Los efectos secundarios son similares, pero con menores reportes de malestares gastrointestinales en el grupo de la curcumina».

Chandran B, Goel A. A randomized, pilot study to assess the efficacy and safety of curcumin in patients with active rheumatoid arthritis. Phytother Res. 2012 Nov; 26(11):1719-25. PMID: 22407780. «El grupo de curcumin demostró el mayor porcentaje de mejora en las puntuaciones de DAS y ACR (ACR 20, 50 y 70) y estas puntuaciones fueron significativamente mejores que en pacientes del grupo con sodio diclofenaco. Más importante, el tratamiento con curcumina fue más seguro y no produjo ningún efecto adverso».

Equinácea

Cohen HA, Varsano I et al. Effectiveness of an herbal preparation containing echinacea, propolis, and vitamin C in preventing respiratory tract infections in children: a randomized, double-blind, placebo-controlled, multicenter study. Arch Pediatr Adolesc Med. 2004 Mar;158(3):217-21. PMID: 14993078. «Reducciones significantes de las enfermedades se vieron en el grupo herbal, número de episodios por niño, número de días con fiebre por niño. El número total de días de enfermedad y duración de episodios individuales fueron también significativamente menores en el grupo herbal. Reacciones adversas a la medicina fueron raras, leves y transitorias».

Melchart D, Linde K et al. Echinacea for preventing and treating the common cold. Cochrane Database Syst Rev. 2000(2):CD000530. PMID: 10796553. «Dieciséis pruebas (ocho pruebas de prevención, y ocho pruebas del tratamiento de infecciones de las vías respiratorias) con un total de 3396 participantes … la mayoría de los estudios disponibles proveen resultados positivos».

Schapowal A, Berger D et al. Echinacea/sage or chlorhexidine/lidocaine for treating acute sore throats: a randomized double-blind trial. Eur J Med Res. 2009 Sep 1;14(9):406-12. PMID: 19748859. «El tratamiento de equinácea/salvia exhibió eficiencia similar al del tratamiento de chlorhexidine/lidocaine para reducir los síntomas de dolor de garganta durante los primeros 3 días (P(x<Y)=.5083). La proporción de respuesta después de 3 días fueron 63.8% en el grupo de equinácea/salvia y 57.8% en el grupo de chlorhexidine/lidocaine».

Shah SA, Sander S et al. Evaluation of echinacea for the prevention and treatment of the common cold: a meta-analysis. Lancet Infect Dis. 2007 Jul;7(7):473-80. PMID: 17597571. «La equinácea disminuye las posibilidades del desarrollo del resfrío común en un 58% (OR 0.42; 95% CI 0.25-0.71; Q statistic p<0.01)». Al menos dos de los 14 estudios revisados incluían niños».

Saúco

Roschek B, Fink RC et al. Elderberry flavonoids bind to and prevent H1N1 infection in vitro. Phytochemistry. 2009 Jul;70(10):1255-61. PMID: 19682714. «LA inhibición de actividad del H1N1 con los flavonoides del saúco compara favorablemente con el conocido Oseltamivir (0.32 microM) y Amantadine (27 microM)».

Wustrow TP et al. Alternative versus conventional treatment strategy in uncomplicated acute otitis media in children: a prospective, open, controlled-parallel group comparison. Int J Clin Pharmacol Ther. 2004 Feb;42(2):110-9. PMID 15180172. El tratamiento con Otovowen (una medicina natural patentada que incluye homeopáticos y saúco) cuando es comparada con antibióticos resulto con menos analgésicos, menos días para recuperarse, menos días de pérdida de escuela, y fue mejor tolerada por los niños.

Zakay-Rones Z, Thom E et al. Randomized study of the efficacy and safety of oral elderberry extract in the treatment of influenza A and B virus infections. J Int Med Res. 2004 Mar-Apr;32(2):132-40. PMID:

15080016. «Los síntomas se desvanecieron en un promedio de menos de 4 días y el uso de otro medicamento fue significativamente menor en aquellos que recibieron saúco que en los que recibieron placebo».

Zakay-Rones Z, Varsano N et al. Inhibition of several strains of influenza virus in vitro and reduction of symptoms by an elderberry extract (Sambucus nigra L.) during an outbreak of influenza B Panama. J Altern Complement Med. 1995 Winter;1(4):361-9. PMID: 9395631. «Se alcanzó una cura completa entre 2 y 3 días en casi 90% del grupo tratado con Sambucol y en menos de 6 días en el grupo con placebo (p<0.001)».

Enzimas

Lanchava N, Nemsadze K et al. Wobenzym in treatment of recurrent obstructive bronchitis in children. Georgian Med News. 2005 Oct;(127):50-3. PMID: 16308444. «El análisis de datos obtenido después del tratamiento, demostró la disminucion de la Puntuación Diaria de Síntomas y un incremento de los Días Libres de Síntomas, como también una mejora en los índices espirométricos (FVC, FEV, PEF)».

Ácidos grasos esenciales, ver **Aceite de pescado**

Eucalipto

Ben-Arye E, Dudai N et al. Treatment of upper respiratory tract infections in primary care: a randomized study using aromatic herbs. Evid Based Complement Alternat Med. 2011; 2011:690346. PMID: 21052500. «En conclusión, una aplicación atomizador de [una mezcla de aceites de eucalipto, menta, orégano y romero]... trae una significativa e inmediata mejora a los síntomas de enfermedades de las vías respiratorias superiores».

Salari MH, Amine G et al. Antibacterial effects of Eucalyptus globulus leaf extract on pathogenic bacteria isolated from specimens of patients with respiratory tract disorders. Clin Microbiol Infect. 2006 Feb;12(2):194-6. PMID: 16441463. «La actividad antibacterial del extracto de hoja de Eucalyptus globules fue determinado por 56 isolates de Staphylococcus aureus, 25 aislamientos de Streptococcus pyogenes, 12 aislamientos de Streptococcus neumoníae y 7 aislamientos de Haemophilus influenzae obtenidos de 200 clinical especímenes de pacientes con desordenes de las vías respiratorias. MIC50s de estas especies fueron 64,

32, 16 and 16 mg/L, respectivamente; MIC90s fueron 128, 64, 32 and 32 mg/L, respectivamente; y MBCs fueron 512, 128, 64 and 64 mg/L, respectivamente».

Matricaria

Diener HC, Pfaffenrath V et al. Efficacy and safety of 6.25 mg t.i.d. feverfew CO2-extract (MIG-99) in migraine prevention-a randomized, double-blind, multicentre, placebo-controlled study. Cephalalgia. 2005 Nov;25(11):1031-41. PMID:16232154. «La frecuencia de migrañas disminuyó de 4.76 a 1.9 ataques al mes en el grupo MIG-99 y de 1.3 ataques en el grupo placebo (P = 0.0456) … con ventaja de 3.4 a favor de MIG-99 (P = 0.0049). Posibles eventos adversos relacionados al estudio médico fueron 9/107 (8.4%) con MIG-99 y 11/108 (10.2%) con placebo (P = 0.654)».

Shrivastava R, Pechadre JC, John GW. Tanacetum parthenium [feverfew] and Salix alba [white willow] (Mig-RL) combination in migraine prophylaxis: a prospective, open-label study. Clin Drug Investig. 2006;26(5):287-96. Shrivastava R, Pechadre JC, John GW. Tanacetum parthenium [feverfew] and Salix alba [white willow] (Mig-RL) combination in migraine prophylaxis: a prospective, open-label study. «La remarkable eficiencia de Mig-RL no es solamente en reducir la frecuencia de los ataques de migraña, sino también su nivel de la intensidad del dolor y duración en este ensayo. Se necesita más investigación».

Aceite de pescado/Ácidos grasos esenciales

Biltagi MA, Baset AA et al. Omega-3 fatty acids, vitamin C and Zn supplementation in asthmatic children: a randomized self-controlled study. Acta Paediatr. 2009 Apr;98(4):737-42. PMID: 19154523. «Hubo in incremento significativo de CACT, pruebas de función pulmonar, y marcadores de inflamatoria de esputo con dieta suplementada con ácidos grasos de omega-3, vitamina C y Zn (p < 0.001*)».

Calder PC. N-3 polyunsaturated fatty acids and inflammation: from molecular biology to the clinic. Lipids. 2003 Apr;38(4):343-52. PMID: 12848278 «Estudios Clínicos han reportado que el suplemento oral de aceite de pescado tiene efectos beneficiosos para la artritis reumatoide y en algunos asmáticos, apoyando la idea de que el n-3 FA del aceite de pescado es un anti-inflamatorio».

Nagakura T, Matsuda S et al. Dietary supplementation with fish oil rich in omega-3 polyunsaturated fatty acids in children with bronchial asthma. Eur Respir J. 2000 Nov;16(5):861-5. PMID:11153584». Los síntomas de asma disminuyeron y la sensibilidad a la aceticolina disminuyó en el group que utilizó aceite de pescado, pero no en el grupo de control».

Tecklenburg-Lund S, Mickleborough TD et al. Randomized controlled trial of fish oil and montelukast and their combination on airway inflammation and hyperpnea induced bronchoconstriction. PLoS One. 2010 Oct 18;5(10): e13487. PMID: 20976161. «Aceite de pescado y montelukast [Singulair] son efectivos en disminuir la inflamación de las vías respiratorias y broncoespasmo inducido por hipernea…El suplemento de aceite de pescado debería ser considerado como un tratamiento alternativo para broncoespasmo inducido por ejercicios.

Fritillary

Li SY, Li JS et al. Effects of comprehensive therapy based on traditional Chinese medicine patterns in stable chronic obstructive pulmonary disease: a four-center, open-label, randomized, controlled study. BMC Complement Altern Med. 2012 Oct 29; 12:197. PMID: 23107470. Fritillary was a component of one of the three Traditional Chinese Medicine [TCM] blends used according to TCM diagnosis. «Tanto los resultados preliminares de este estudio [exacerbación aguda de COPD y la función pulmonar medida por FEV1 y la puntuación de disnea] incrementaron significativamente con TCM».

Ajo

Arzanlou M, Bohlooli S et al. Allicin from garlic neutralizes the hemolytic activity of intra and extra-cellular pneumolysin O in vitro. Toxicon. 2011 Mar 15;57(4):540-5. PMID: 21184771 «La exposición de células intactas a allicin (1.8 µM) inhibieron completamente la actividad hemolítica de neumolisima dentro de células bacteriales. El efecto de inhibición del allicin fue restaurado reduciendo el agente DTT a 5mM, proponiendo que allicin probablemente inhibe la neumolisina al unirse con residuo de by binding to cisteinil. El valor de MIC fue determinado en 512 µg/mL (3.15 µM/ mL). Estos resultados indican que PLY es un blanco perfecto para allicin y pueden proveer una nueva línea de investigación en el área de enfermedades pneumococcales en un futuro».

Hannan A, Ikram Ullah M et al. Anti-mycobacterial activity of garlic (Allium sativum) against multi-drug resistant and non-multi-drug resistant mycobacterium tuberculosis. Pak J Pharm Sci. 2011 Jan;24(1):81-5. PMID: 21190924. «La Concentración Inhibitoria Mínima (MIC) del extracto de ajo oscila entre 1 a 3 mg/ml, mostrando efectos inhibitorios contra tuberculosis aislada no-MDR y MDR M».

Karuppia P, Rajaram S. Antibacterial effect of Allium sativum cloves and Zingiber officinale rhizomes against multiple-drug resistant clinical pathogens. Asian Pac J Trop Biomed. 2012 Aug;2(8):597-601. PMID: 23569978. «La mayor zona de inhibición fue observada con ajo (19.45 mm) contra aeruginosa Pseudomonas».

Jengibre

Chang JS, Wang KC et al. Fresh ginger (Zingiber officinale) has anti-viral activity against human respiratory syncytial virus in human respiratory tract cell lines. J Ethnopharmacol. 2013 Jan 9;145(1):146-51. PMID: 23123794. «La dosis El jengibre fresco inhibe el ataque viral (p<0.0001) e internalización (p<0.0001). ... Es efectivo contra la placa inducida por HRSVen vías respiratorias epitelio al bloquear la adhesión viral e internalización».

Denyer CV, Jackson P et al. Isolation of antirhinoviral sesquiterpenes from ginger (Zingiber officinale). J Nat Prod. 1994 May;57(5):658-62. PMID: 8064299. «El más activo [jengibre sesquiterpenes] fue beta-sesquiphellandrene [2] con IC50 de 0.44 microM vs. rhinovirus IB in vitro».

Shariatpanahi ZV, Taleban FA et al. Ginger extract reduces delayed gastric emptying and nosocomial pneumonia in adult respiratory distress syndrome patients hospitalized in an intensive care unit. J Crit Care. 2010 Dec;25(4):647-50. PMID: 20149584. «Hubo una tendencia, en el grupo de jengibre, a disminuir la neumonía (P=0.07) ... suplementos de alimentación gástrica con extracto de ajo pueden reducir Gastric feed supplementation with ginger extract might reduce el retraso del vaciamiento gástrico y ayudar a reducir la incidencia de neumonía asociada al ventilador en ARDS».

Ginseng ver **Ginseng americano**

Goldenseal

Cech NB, Junio HA. Quorum quenching and antimicrobial activity of goldenseal (Hydrastis canadensis) against methicillin-resistant Staphylococcus aureus (MRSA). Planta Med. 2012 Sep;78(14):1556-61. PMID: 22814821. «El extracto de hoja de H. canadensis (pero no el alcaloide aislado berberine, hydrastine, y canadine) demostraron actividad templada de quórum contra varios ailantes MRSA clínicos relevantes (USA300 strains). Nuestros datos sugieren que esto ocurre por la atenuación de la transducción de señal del sistema AgrCA. Consistente con esta observación, el extracto inhibió la producción de toxinas de MRSA y previno el daño de MRSA a las células queratinocitas in vitro».

Té verde vea **Té, verde o negro**

Grindelia (herbal; vwe Apéndice E para la investigación de su uso homeopático) Brinker F. Herbs and drugs in the treatment of respiratory allergies. British Naturopathic

Journal 17(3):50-53, 2000. Various species of Grindelia «contiene los flavonoids quercitin y luteolin que son utilizados como expectorante y leves anti-espamódicos que inhiben la liberación de la histamina».

Remedios Homeopáticos, ver **Apéndice E**

Miel

Henriques AF, Jenkins RE et al. The effect of manuka honey on the structure of Pseudomonas aeruginosa. Eur J Clin Microbiol Infect Dis. 2011 Feb ;30(2):167-71. PMID: 20936493 «Los valores MIC y MBC de miel de abeja manuka contra P. aeruginosa fueron 9.5% (w/v) y 12% (w/v) respectivamente; una curva de letalidad demostró un efecto bactericidal en vez de bacterioestático, con una reducción logarítmica de 5 estimada en 257 min. ... miel de abeja manuka tiene el potencial de ser un inhibidor efectivo de P. aeruginosa».

Paul IM, Beiler J et al. Effect of honey, dextromethorphan, and no treatment on nocturnal cough and sleep quality for coughing children and their parents. Arch Pediatr Adolesc Med. 2007 Dec ;161(12):1140-6. PMID: 18056558. «En una comparación de miel [alforfón], DM [dextromethorphan], y sin tratamiento, los padres calificaron la miel más favorablemente para aliviar los síntomas de tos nocturna y dificultad para dormir en sus hijos debido a infecciones de las vías respiratorias superiores».

Raeessi MA, Aslani J et al. Honey plus coffee versus systemic steroid in the treatment of persistent post-infectious cough: a randomised controlled trial. Primary Care Respiratory Journal, 2013 Sept;22(3):325-30. PMID: 23966217. «La media (+/- SD) puntuaciones de tos pre and post-tratamiento fueron: grupo HC 2.9 (0.3) pre-tratamiento y 0.2 (0.5) post-tratamiento (p<0.001); steroid ('S') grupo 3.0 (0.0) pre-tratamiento y 2.4 (0.6) post-tratamiento (p<0.05); control ('C') grupo 2.8 (0.4) pre-tratamiento y 2.7 (0.5) post-tratamiento (p>0.05). … Se encontró que miel y café son lo más eficientes para el tratamiento de PPC».

Watanabe K, Rahmasari R et al. Anti-influenza viral effects of honey in vitro: potent high activity of manuka honey. Arch Med Res. 2014 Jul;45(5):359-65. PMID: 24880005. «La miel de Manuka inhibió eficientemente la reaplicación del virus de influenza. … En presencia de miel manuka, el IC50 de zanamir o oseltamivir fue reducido a casi 1/1000th en una sola dosis».

Rábano picante

Esanu V, Prahoveanu E. The effect of an aqueous horse-radish extract, applied as such or in association with caffeine, on experimental influenza in mice. Virologie. 1985 Apr-Jun;36(2):95-8. PMID: 4036004. «El efecto anti-viral del extracto [en el virus influenza A/PR8/34 (H1N1)] –también demonstrado in vitro– fue reflejado por una disminución significativa en los títulos de hemaglutinación grabados en los pulmones de ratones homogenizados, y por un pequeño incremento en la media del tiempo de supervivencia de ratones tratados vs. los no tratados».

Yano Y, Satomi M, Oikawa H. Antimicrobial effect of spices and herbs on Vibrio parahaemolyticus. Int J Food Microbiol. 2006 Aug 15;111(1):6-11. PMID: 16797760. «Albahaca, clavos, ajo, rábano picante, orégano, romero y tomillo exhiben actividades antibacteriales [contra Vibrio parahaemolyticus] en incubación a 30º C».

Hiedra

Kemmerich B, Eberhardt R, Stammer H. Efficacy and tolerability of a fluid extract combination of thyme herb and ivy leaves and matched placebo in adults suffering from acute bronchitis with productive cough. A prospective, double-blind, placebo-controlled clinical trial. Arzneimittelforschung. 2006;56(9):652-60. PMID 17063641. «Los síntomas de bronquitis aguda (BSS) mejoraron rápidamente en ambos grupos, pero el regreso de los síntomas fue más rápido y la respuesta (p<0.0001) comparado con placebo fueron más altos en la segunda visita (83.0% vs 53.9%) y en la tercera visita (96.2% vs. 74.7%) bajo el tratamiento combinado de hiedra y tomillo».

Lavanda

Roller S, Ernest N, Buckle J. The antimicrobial activity of high-necrodane and other lavender oils on methicillin-sensitive and resistant Staphylococcus aureus (MSSA and MRSA). J Altern Complement Med. 2009 Mar;15(3):275-9. PMID: 19249919. «Cada uno de los cuatro aceites de lavanda inhibieron el crecimiento de MSSA y MRSA por el contacto directo, pero no en la fase de vaor. Las zonas de inhibición fueron de 8 a 30 mm en diámetro … demostrando respuesta a la dosis».

Limón

de Castillo MC, de Allori CG et al. Bactericidal activity of lemon juice and lemon derivatives against Vibrio cholerae. Biol Pharm Bull. 2000 Oct;23(10):1235-8. PMID: 11041258. «Jugo de limón concerted y aceites escenciales inhiben el V. cholerae completamente en todas las diluciones estudiadas y tiempos de exposición… Jugo recién exprimido de limón, diluido a 10(-2), mostró completa inhibición de 10(8) CFU ml (-1) después de 5 min. … Se puede concluir que el limón, un producto natural fácil de obtener, actúa como un biocida contra V. cholerae, y es, por lo tanto, un eficiente descontaminante, e inofensivo a los humanos».

Grassmann J, Schneider D et al. Antioxidative effects of lemon oil and its components on copper induced oxidation of low density lipoprotein. Arzneimittelforschung. 2001 Oct;51(10):799-805. PMID: 11715632 «Para seguir la cinética de la oxidación LDL producida por el cobre, la formación de dienos conjugados y la pérdida de fluorescencia triptófana fueron medidos …. el aceite de limón y uno de sus componentes gamma-terpinene, eficientemente retardan la oxidación de LDL».

Regaliz

Cinatl J, Morgenstern B, et al. Glycyrrhizin, an active component of liquorice roots, and replication of SARS-associated coronavirus. Lancet

2003 Jun 14;361(9374):2045-6. PMID: 12814717. «Medimos el potencial anti-viral de ribavirin, 6-azauridine, pyrazofurin, mycophenolic acid, y glycyrrhizin contra dos aislados clínicos de coronavirus (FFM-1 and FFM-2) de pacientes con SARS admitidos al centro clínico de la Universidad de Frankfurt en Alemania. De todos los componentes, glycyrrhizin fue el más activo en inhibir la reaplicación del virus asociado con SARS».

Karimov MM. Use of extracts of Glycerrhiza glabra [licorice] in the correction of some indices of local nonspecific defense in patients with protracted pulmonary pneumonia. Lik Sprava. 2001 Sep-Dec;(5-6):123-5. PMID: 11881346. «[El extracto de regaliz] fue superior a T-activin para disminuir el conteo de granulocitos neutrófilos e incrementar el contenido de BALF de macrophages, lysozyme, s IgA; probó ser dotado con actividad antifosfolipasea en [indicando efectividad en] pacientes con pneumonía prolongada».

Long DR, Mead J et al. 18beta-Glycyrrhetinic acid inhibits MRSA survival and attenuates virulence gene expression. Antimicrob Agents Chemother. 2013 Jan;57(1):241-7. PMID 23114775». El extracto de regaliz es bactericidal a MRSA y al sublethal reduciendo el gen de expresión en S. aureus tanto in vitro como en vivo».

Xie Y-C, Dong X-W et al. Inhibitory effects of flavonoids extracted from licorice on lipopolysaccharide-induced acute pulmonary inflammation in mice. Int Immunopharmacol. 2009 Feb;9(2):194-200. PMID: 19071231. «Sugerimos que los flovonoides de regaliz diminuyen efectivamente la inflamación pulmonaria inducida por LPS a través de la inhibición de células inflamatorias y la liberación de un mediador inflamatorio que subsecuentemente reduce el reclutamiento de neutrófilos en el pulmón y lesiones de neutrófilos mediante oxidativos».

Lima

Rahman S, Parvez AK et al. Antibacterial activity of natural spices on multiple drug resistant Escherichia coli isolated from drinking water, Bangladesh. Ann Clin Microbiol Antimicrob. 2011 Mar 15;10:10. PMID: 21406097 «Todo el aislamiento bacterial fue susceptible a jugo de lima no diluido. La mayor zona de inhibición se observó con lima (11 mm). [Lima] puede ser utilizada como prevención de enfermedades de diarrea».

Níspero

Ge JF, Wang TY et al. Anti-inflammatory effect of triterpenoic acids of Eriobotrya japonica (Thunb.) Lindl. leaf on rat model of chronic bronchitis. Am J Chin Med. 2009;37(2):309-21. PMID: 19507274.

Mentol

Eccles, R. Menthol: from folklore to pharmacology. International Pharmacy Journal, Vol. 6, 1995, pp. 23-24. «Un estudio demostró que Vicks VapoRub [una mezcla de mentol, alcanfor y eucalipto] funciona mejor que pseudoefedrina para aliviar la congestión nasal».

Hamoud R, Sporer F et al. Antimicrobial activity of a traditionally used complex essential oil distillate (Olbas(®) Tropfen) in comparison to its individual essential oil ingredients. Phytomedicine . 2012 Aug 15;19(11):969-76. PMID: 22739414. «La actividad anti-microbial de [Olbas] fue comparable a la del aceite de menta, que fue la más fuerte de todos los aceites esenciales probados. Basado en sus grandes propiedades anti-microbiales Olbas puede ser utilizado como un agente para el tratamiento de infecciones no complicadas de la piel y vías respiratorias».

Klyachkina IL. [The new possibility for the treatment of acute cough] Vestn Otorinolaringol. 2015;80(5):85-90. PMID: 26525480 «Los metabolitos volátiles del ambroxol [incluyen] mentol y cineol sin mucolítico, acciones de antiséptico, y antibacterial, cuando llegan a la traquea y bronquios. La irrigación de los receptores presente en las membranas mucosas inflamadas de la laringe, faringe y la cavidad nasal, con estas sustancias volátiles produce un efecto de supresión de la tos inmediato y la secreción de moco bronquial viscoso y difícil de sacar.

N-acetilcstaína (NAC)

Rochat T, Lacroix JS, Jornot L. N-acetylcysteine inhibits Na+ absorption across human nasal epithelial cells. J Cell Physiol 2004 Oct;201(1)106-16. PMID 15281093. «N-acetilcisteína (NAC) es utilizada ampliamente como medicina mucolítica en pacientes con una variedad de desordenes respiratorios. El mecanismo de acción es basado en la ruptura de puentes de disulfuro en las glicoproteínas de alto peso molecular presentes en la mucosidad, resultando en subunidades más pequeñas de licoproteínas y reduciendo la viscosidad de la mucosa [causando un] incremento en la fluides del moco en las vías respiratorias».

Aceite de orégano

Dahiya P, Purkayastha S. Phytochemical screening and antimicrobial activity of some medicinal plants against multi-drug resistant bacteria from clinical isolates. Indian J Pharm Sci. 2012 Sep;74(5):443-50. PMID: 23716873 «Extractos de metanol y etanol del tulsi, oregano, romero, hierba de limón, aloe vera and tomillo presentan actividad anti-microbial contra S. aureus MRSA. Reportes previos también revelan la eficacia antibacterial de los extractos de estas plantas y aceites esenciales contra el S. aureus MRSA».

Eng W, Norman R. Development of an oregano-based ointment with anti-microbial activity including activity against methicillin-resistant Staphlococcus aureus. J Drugs Dermatol. 2010 Apr;9(4):377-80. PMID: 20514796. «LA disfución de disco en estudios mostró que el oregano es bacterioestático contra el Staphylococcus aureus (S. aureus) y contra el S. aureus, (MRSA) resistente a la meticilina, pero bacteriocidal para otros siete microorganismos».

Preuss HG1, Echard B et al. Minimum inhibitory concentrations of herbal essential oils and monolaurin for gram-positive and gram-negative bacteria. Mol Cell Biochem. 2005 Apr;272(1-2):29-34. PMID: 16010969. «Origanum provó cidal en todos los organismos examinados [Staphylococcus aureus, Bacillus anthracis Sterne, Escherichia coli, Klebsi- ella pneumoniae, Helicobacter pylori, and Mycobacterium terrae] con excepción de B.anthracis Sterne donde fue estático. ... Por su antiguo registro de seguridad, origanum y/o monolaurin, solo o combinado con antibióticos, ha probado útil en la prevención y tratamiento de infecciones bactenianas severas, especialemente aquellas que son difíciles de tratar y/o resistentes a antibióticos».

Extracto de hoja de oliva

Pereira AP, Ferreira IC et al. Phenolic compounds and antimicrobial activity of olive (Olea europaea L. Cv. Cobrançosa) leaves. Molecules. 2007 May 26;12(5):1153-62. PMID: 17873849. «Reportamos ... su actividad in vitro contra ... gram positivo (Bacillus cereus, B. subtilis y Staphylococcus aureus), bacteria gram negativo (Pseudomonas aeruginosa, Escherichia coli y Klebsiella pneumoniae) y hongos (Candida albicans y Cryptococcus neoformans)… En concentraciones bajas el extrato de hoja de oliva muestra una acción en la combinación inusual antibacterial y anti-hongos, lo que sugiere su gran potencial como, which suggest their great potential as mutracéuticos, particularmente como una fuente de compuestos fenólicos».

Pelargonium

Matthys H, Funk P. EPs 7630 improves acute bronchitic symptoms and shortens time to remission. Results of a randomised, double-blind, placebo-controlled, multicentre trial. Planta Med. 2008 May;74(6):686-92. PMID: 18449849. «Comparada con placebo, una marcada mejora se ha mostrado para EPs 7630 [extracto estándar de Pelargonium] para todos los síntomas de enfermedades (tos, esputo, estertores, disnea, dolor al toser, ronquera, dolor de cabeza, fatiga, fiebre, dolor de las extremidades) categorizadas en diferentes severidades por los pacientes. Especialmente con efectos fuertes como anti-tusivo y anti-fatiga y se observó un inicio temprano de los efectos».

Matthys H, Heger M. Treatment of acute bronchitis with a liquid herbal drug preparation from Pelargonium sidoides (EPs 7630): a randomized, double-blind, placebocontrolled, multicentre study. Curr Med Res Opin. 2007 Feb;23(2):323-31. PMID: 17288687 «La solución EPs 7630 es un tratamiento bien tolerado y efectivo para bronquitis aguda en adultos con restricción de terapia antibiótica».

Michaelis M, Doerr WH, Cinatl J Jr. Investigation of the influence of EPs® 7630, a herbal drug preparation from Pelargonium sidoides, on replication of a broad panel of respiratory viruses. Phytomedicine. 2011 Mar 15;18(5):384-6. PMID: 21036571. «Efectos anti-virales pueden contribuir a los efectos benéficos ejercidos por EPs(®) 7630 en pacientes con bronquitis aguda».

Menta ver **Mentol** (su ingrediente activo, encontrado en la hierbabuena y otras mentas).

Pino

Vigo E, Cepeda A et al. In-vitro anti-inflammatory activity of Pinus sylvestris and Plantago lanceolata extracts: effect on inducible NOS, COX-1, COX-2 and their products in J774A.1 murine macrophages.

J Pharm Pharmacol. 2005 Mar;57(3):383-91. PMID: 15807995. «Las propiedades anti-inflamatorias de los extractos de Pinus sylvestris y Plantago lanceolata [plátano] pueden reflejar decremento de la producción de NO [óxido nítrico] possiblemente debido a los efectos inhibitorios en la expresión del gen iNOS o de actividad NOscavenging».

Platycodon (oleanane triterpenes son los ingredientes activos, también el aceite de oliva y ginseng) Liu J. Pharmacology of oleanolic acid and ursolic acid. J Ethnopharmacol. 1995 Dec 1;49(2):57-68. PMID: 8847885. «Ácido Oleanolico y ácido ursolic han sido largamente reconocidos por tener propiedades anti-inflamatorias y anti antihiperlipidemicos con animales de laboratorio. … Recientemente ambos compuestos han sido notados por los efectos de antitumorpromoción… [ellos] son relativamente no-tóxicos».

Probióticos

Agüero G, Villena J et al. Beneficial immunomodulatory activity of Lactobacillus casei in malnourished mice pneumonia: effect on inflammation and coagulation. Nutrition. 2006 Jul-Aug;22(7-8):810-9. PMID: 16815495. «Repleción con L. casei suplemental acelera la recuperación de los mecanismos de defensa contra pneumococci induciendo diferentes perfiles de citoquina. Estas citoquinas estarían involucradas en la mejora de la respuesta inmune y de la inducción de una más eficiente regulación del proceso inflamatorio, limitando las lesiones causadas por infección».

Ivory K, Chambers SJ et al. Oral delivery of Lactobacillus casei Shirota modifies allergen-induced immune responses in allergic rhinitis. Clin Exp Allergy. 2008 Aug;38(8):1282-9. PMID: 18510694. «Cambios en la producción de citoquinas producidos por antigen se observaron en pacientes tratado con probióticos. Estos datos muestran que suplementos de probióticos modulan la respuesta inmune en rinitis alérgica y pueden aliviar potencialmente la severidad de los síntomas.

Leyer GJ, Li S et al. Probiotic effects on cold and influenza-like symptom incidence and duration in children. Pediatrics. 2009 Aug;124(2): e172-9. PMID: 19651563. «Suplementación de probioticos diaria por 6 meses fue una forma segura y efectiva de reducir fiebre, rinorrea, y la incidencia y duración de la tos y la incidencia de prescripción de antibióticos, como también el número de días que se faltó a la escuela debido a enfermedades en niños de 3 a 5 años».

Shepeleva IB, Zakharova NS et al. Effect of blastolysin on the development of specific immunity to whooping cough. Zh Mikrobiol Epidemiol Immunobiol. 1986 Jan; (1):62-5. PMID: 3705806. «El uso de blastolysin, la pared celular de glycopeptide de Lactobacillus bulgaricus, introducida como un agente estimulante en dosis definidas y siguiendo un horario de administración, ha demostrado que permite lograr no sólo el incremento de inmunogenicidad del la vacuna corpuscular pertussis, pero también una considerable disminución en su toxicidad y actividad sensible a la histamina».

Shimizu K, Ogura H et al. Synbiotics decrease the incidence of septic complications in patients with severe SIRS [systemic inflammatory response syndrome]: a preliminary report. Dig Dis Sci. 2009 May;54(5):1071-8. PMID: 18726154. «La incidencia de infecciones complicadas como enteritis, neumonía, y bacteremia fue significativamente más baja en el grupo [simbiótico] que en el grupo [control de placebo] El simbiótico mantuvo la flora intestinal y el ambiente y disminuyó la incidencia de complicaciones sépticas en pacientes con SIRS severo».

de Vrese M, Winkler P et al. Effect of [specific probiotics] on common cold episodes: a double blind, randomized, controlled trial. Clin Nutr. 2005 Aug;24(4):481-91. PMID: 16054520. «Tomar bacteria probiótica durante al menos 3 meses reduce significativamente los episodios de resfrío por al menos 2 días y reduce la severidad de los síntomas».

Propóleos

Sforcin JM, Orsi RO, Bankova V. Effect of propolis, some isolated compounds and its source plant on antibody production. J Ethnopharmacol. 2005 Apr 26;98(3):301-5. PMID: 15814263. «Concluimos que los propóleos estimulan la producción de anticuerpos».

Sforcin JM. Propolis and the immune system: a review. J Ethnopharmacol. 2007 Aug 15;113(1):1-14. PMID: 17580109. «Los ensayos in vitro y en vivo demostraron la acción modulatoria de popóleos en macrófagos peritoneales murinos, incrementando su actividad microbicidal. Su acción estimulante en la acción lítica en las células asesinas naturales contra las células de tumores, y en la producción de anticuerpos fue demostrada».

Reishi

Kashimoto N, Hayama M et al. Inhibitory effect of a water-soluble extract from the culture medium of Ganoderma lucidum (Reishi) mycelia on the development of pulmonary adenocarcinoma … in Wistar rats. Oncol Rep. 2006 Dec;16(6):1181-7. PMID: 17089035. «Suplementación dietética con MAK [extracto de reishi] inhibe el desarrollo de tumores en los pulmones, sugiriendo que MAK puede ser un potente agente quimiopreventivo contra la carcinogénesis de pulmón».

Sadava D, Still DW et al. Effect of Ganoderma [reishi] on drug-sensitive and multidrugresistant small-cell lung carcinoma cells. Cancer Lett. 2009 May 18;277(2):182-9. PMID: 19188016. «Extractos de varias especies de Ganoderma son citotóxicas para las células SCLC sensitivas a la medicina y resistentes a la medicina, son pro-apoptóticas, producen induce patrones de expresión del gen similares a las de células SCLC tratadas con medicinas quimioterápicas, y pueden reversar la resistencia a medicinas quimioterápicas».

Romerillo

Onga PL, Weng BC et al. The anticancer effect of protein-extract from Bidens alba in human colorectal carcinoma SW480 cells via the reactive oxidative species and glutathione depletion-dependent apoptosis. Food and Chemical Toxicology 2008 (May);46(5):1535-47. PMID: 18226850. «Bidens alba [romerillo] ha sido utilizada para sanar cortadas, lesiones, hinchazón, hipertensión, ictericia, y diabetes en algunos países … Demostramos …. que el extracto de proteína de B. alba puede inducir apptosis relacionada a la producción de ROS y reducción de GSH en cancer humano colorectal».

Romero

Ben-Arye E, Dudai N et al. Treatment of upper respiratory tract infections in primary care: a randomized study using aromatic herbs. Evid Based Complement Alternat Med. 2011; 2011:690346. PMID: 21052500. «La aplicación de cinco plantas aromáticas [incluída el romero] reportada en este estudio, provee significante e inmediata mejora en los síntomas de enfermedades de las vías respiratorias superiores».

Sage

Hubbert M, Sievers H et al. Efficacy and tolerability of a spray with Salvia officinalis in the treatment of acute pharyngitis a randomised, double-blind, placebo-controlled study with adaptive design and interim analysis. Eur J Med Res. 2006 Jan 31;11(1):20-6. PMID: 16504956. «El perfil de eficacia y tolerabilidad del 15% en atomizador de salvia indicó que provee un tratamiento conveniente y seguro para pacientes con faringitis agurda. Un alivio sintomático occurrió durante las primeras dos horas despise de la primera administración y fue estadísticamente más significativo que el placebo».

Schapowal A, Berger D et al. Echinacea/sage or chlorhexidine/lidocaine for treating acute sore throats: a randomized double-blind trial. Eur J Med Res. 2009 Sep 1;14(9):406-12. PMID: 19748859. «El tratamiento de equinácea/salvia exhibió eficiencia similar al del tratamiento de chlorhexidine/lidocaine para reducir los síntomas de dolor de garganta durante los primeros 3 días (P(x<Y)=.5083). La proporción de respuesta después de 3 días fueron 63.8% en el grupo de equinácea/salvia y 57.8% en el grupo de chlorhexidine/lidocaine».

Olmo Resbaladizo

Gill RE, Hirst EL, Jones JK. Constitution of the mucilage from the bark of Ulmus fulva (slippery elm mucilage); the sugars formed in the hydrolysis of the methylated mucilage. J Chem Soc. 1946 Nov:1025-9. PMID: 20282480

Anís de Estrella

Campbell, Emily. How is Tamiflu synthesized? University of Bristol (England) website, http://www.chm.bris.ac.uk/motm/tamiflu/synthesis. htm. Tamiflu es hecho usando ácido shikimic, originalmente extraído del anís de estrella, ahora producido por la fermentación bacterial para crear un mayor volumen a menor costo.

Park SH, Sung YY, et al. Protective activity ethanol extract of the fruits of Illicium verum against atherogenesis in apolipoprotein E knockout mice. BMC Complement Altern Med. 2015 Jul 15;15:232. PMID: 26174316 «Los efectos benéficos del Illicium v. [anís de estrella] son consistentes con una disminución significante en la respuesta de la inflamación mediante iNOS, resultando en la reducción de la inflamación asociada con el gen de expresion. Tratamiento con Illicium v. puede ser la base de una nueva estrategia terapéutica para hiperlipidemia-aterosclerosis».

Wu LD, Xiong CL et al. A new flavane acid from the fruits of Illicium verum [active against A549 lung cancer cells]. Nat Prod Res. 2016 Jan 6:1-6. PMID: 26734839 «La evaluación de citotoxicidad de cuatro componentes mostró que el ácido illiciumflavane y (E)-1,2-bis(4-methoxyphenyl) ethene exhibieron potencial contra las actividades A549 con IC50 valores de 4.63 µM and 9.17 µM, respectivamente».

Estevia

Gregersen S, Jeppesen PB et al. Antihyperglycemic effects of stevioside [stevia extract] in type 2 diabetic subjects. Metabolism. 2004 Jan;53(1):73-6. PMID: 14681845. «Stevioside reduce los niveles de glucosa en la sangre después de los alimentos en pacientes con diabetes tipo 2, indicando los efectos benéficos en el metabolismo de la glucosa. Stevioside puede ser ventajoso en el tratamiento de diabetes tipo 2».

Misra H, Soni M et al. Antidiabetic activity of medium-polar extract from the leaves of Stevia rebaudiana Bert. (Bertoni) on alloxan-induced diabetic rats. J Pharm Bioallied Sci. 2011 Apr;3(2):242-8. PMID: 21687353. «Se encontró que el extracto de Estevia antagoniza la acción necrótica de alloxan y por lo tanto da un efecto revitalizador en celulas beta del pancreas».

Ozbayer C, Kurt H et al. Effects of Stevia rebaudiana (Bertoni) extract and N-nitro-Larginine on renal function and ultrastructure of kidney cells in experimental type 2 Diabetes. J Med Food. 2011 Oct;14(10):1215-22. PMID: 21663490. «Ratas tratadas con [Estevia] tuvieron menos hinchazón mitocondrial y vacuolización en secciones delgadas del riñón que otros grupos diabéticos. … Nuestros resultados apoyan la validez de [estevia] para el manejo de la diabetes como también los desordenes renales ocasionados por la diabetes».

Tamarindo

Paula FS, Kabeya LM et al. Modulation of human neutrophil oxidative metabolism and degranulation by extract of Tamarindus indica L. fruit pulp. Food Chem Toxi-] col. 2009 Jan;47(1):163-70. PMID: 19022329. «La regeneración de especies de oxígeno reactivo en neutrófilos, desencadenada por opsonized zymosan (OZ), n-formyl-methionyl- leucylphenylalanine (fMLP) o phorbol myristate acetate (PMA) … fue inhibida por ExT [extracto de tamarindo] en una concentración dependiente. ExT fue un inhibidor más efectivo de la función neutrofila estimulada por PMA … que el OZ … o células fMLP. The ExT también inhibió la actividad de oxidación de neutrofilo NADPH (evaluado por el consumo de O_2), degranulación y actividad elastasa (evaluada por métodos espectrofotométricos) en concentraciones mayores a los 200 microg/10(6) células, sin ser tóxicos a las células, bajo las condiciones adjudicadas».

World Health Organization. Cough and Cold Remedies for the Treatment of Acute Respiratory Infection in Young Children. 2001. WHO website: http://www.who. int/ maternal_child_adolescent/documents/ fch_cah_01_02/en/. «Tratamiento antibiótico, … no tiene ningún papel en el manejo de niños con resfrío común porque los antibióticos no acortan la duración de la enfermedad y no previenen complicaciones o el desarrollo de neumonía».

Té (verde o negro)

Horiuchi Y, Toda M et al. Protective activity of tea and catechins against Bordetella pertussis. Kansenshogaku Zasshi. 1992 May;66(5):599-605. PMID: 1402092. «Té verde , té negro y café mostraron una marcada actividad bacteriacida [contral Bordetella pertussis] en la concentración de bebidas».

Lee YL, Cesario T et al. Antibacterial activity of vegetables and juices. Nutrition. 2003 Nov-Dec;19(11-12):994-6. PMID: 14624951. «El té tuvo una actividad significativa, con acción bactericidal en concentraciones que van de 1.6 mg/mL, contra un espectro de patógenos incluidos los resistentes a la meticillina y ciprofloxacina.

Matheson EM, Mainous AG 3rd et al. Tea and coffee consumption and MRSA nasal carriage. Ann Fam Med. 2011 Jul-Aug; 9(4): 299-304. PMID: 21747100. «En un análisis ajustado de regresión logística controlando la edad, raza, sexo, nivel de pobreza, estado actual de salud, hospitalización en los últimos 12 meses, y el uso de antibióticos en el último mes, personas que reportaron el consumo de te caliente fueon 50% más propensas a tener portación nasal MRSA vs. personas que no tomaron te caliente (relación ventajosa = 0.47; 95% intervalo confidencial, 0.31-0.71)».

Aceite de Melaleuca

Buck DS, Nidorf DM, Addino JG. Comparison of two topical preparations for the treatment of onychomycosis [toenail fungus]: Melaleuca alternifolia (tea tree) oil and clotrimazole [Lotrimin]. J Fam Pract. 1994 Jun;38(6):601-5. PMID: 8195735. «Después de 6 meses de terapia, los dos grupos de tratamiento fueron comparados (CL = 11%, TT = 18%) y la evaluación clínica que documentada resolución total o parcial (CL = 61%, TT = 60%). Tres meses después, al menos la mitad de cada grupo reporto mejoras continuas o completa resolución (CL = 55%; TT = 56%)».

Dryden MS, Dailly S, Crouch M. A randomized, controlled trial of tea tree topical preparations versus a standard topical regimen for the clearance of MRSA colonization.

J Hosp Infect. 2004 Apr;56(4):283-6. PMID:15066738. «El tratamiento con melaleuca fue mas efectivo que chlorhexidina o sulfadiazina de plata al limpiar lugares superficilaes en la piel o lesiones de piel. Las preparaciones de melaleuca fueron efectivas, seguras y bien toleradas y puede considerarse en regímenes de eradicación de MRSA».

Tsao N, Kuo CF et al. Inhibition of group A streptococcal infection by Melaleuca alternifolia (tea tree) oil concentrate in the murine model. J Appl Microbiol. 2010 Mar;108(3):936-44. PMID: 1970933 «Estos resultados sugieren el aceite de melaleuca puede inibir el daño en la piel causdao por GAS [Group A Streptococcus] y la muerte de ratones al inhibir directamente el crecimeinto de GAS y engrandeciendo la actividad bactericidal de macrófagos. Nuestros resultados proveyeron datos científicos en el uso de MAC para el tratamiento de fascitis necrotizante causada por GAS en el modelo murino».

Vazquez JA, Zawawi AA. Efficacy of alcohol-based and alcohol-free melaleuca [tea tree oil] oral solution for the treatment of fluconazole-refractory oropharyngeal candidiasis in patients with AIDS. HIV Clin

Trials. 2002 Sep-Oct;3(5):379-85. PMID: 12407487. «Ambas formulaciones de la solución de melaleuca oral parecen ser efectivas como regímenes alternativos para pacientes con SIDA que sufren de candidiasis orofaríngea refractario al fluconazol».

Tomillo

Kemmerich B, Eberhardt R, Stammer H. Efficacy and tolerability of a fluid extract combination of thyme herb and ivy leaves and matched placebo in adults suffering from acute bronchitis with productive cough. A prospective, double-blind, placebo-controlled clinical trial. Arznei-mittelforschung. 2006;56(9):652-60. PMID 17063641. «Los síntomas de bronquitis aguda (BSS) mejoraron rápidamente en ambos grupos, pero la regresión de los síntomas fue más rápida y las tasas de respuesta (p<0.0001) comparado al placebo fueron más altas en la segunda visita (83.0% vs 53.9%) y la tercera visita (96.2% vs. 74.7%) bajo el tratamiento combinado de tomillo-hiedra».

Tohidpour A, Sattari M et al. Antibacterial effect of essential oils from two medicinal plants against Methicillin-resistant Staphylococcus aureus (MRSA). Phytomedicine. 2010 Feb;17(2):142-5. PMID: 19576738. «Los resultados revelaron que ambos aceite de [tomillo y eucalipto] poseen grados de actividad antibacterial contra la bateria Gram (+) y Gram (-). [El aceite esencial de tomillo] mostró mejores efectos inhibitorios que el aceite [de eucalipto)».

Cúrcuma ver **Curcumino**

Valeriana

Lindahl O, Lindwall L. Double blind study of a valerian preparation. Pharmacol Biochem Behav. 1989 Apr;32(4):1065-6. PMID: 2678162. «Cuando comparada con placebo [una preparación de simplemente una fracción de sesquiterpeno de valeriana] mostró un buen y significativo efecto en el mal dormir (p less than 0.001). 44% reportaron sueño perfecto y 89% reportaron mejoría en el dormir por la preparación. No se observaron efectos secundarios».

Ziegler G, Ploch M et al. Efficacy and tolerability of valerian extract LI 156 compared with oxazepam in the treatment of non-organic insomnia a randomized, double-blind, comparative clinical study. Eur J

Med Res. 2002 Nov 25;7(11):480-6. PMID: 12568976. «La maryoría de pacientes valoraron sus respectivos tratamientos como muy buenos (82.8% en el grupo de valeriana, 73.4% en el grupo de oxazepam). Durante las 6 semanas de tratamiento la fase de extracto de valeriana LI 156 (Sedonium) 600 mg/die mostró una comparable eficacia a 10 mg/die de oxazepam [Serax, un benzodiazepino] en la terapia de insomnia no orgánica».

Vitamina A

Elemraid MA, Mackenzie IJ et al. Nutritional factors in the pathogenesis of ear disease in children: a systematic review. Ann Trop Paediatr. 2009 Jun;29(2):85-99. PMID: 19460262. «Estudios suplementarios utilizando micronutrients simples y vitaminas para determinar la eficacia y reducir otitis media aguda o crónica proveyó alguna evidencia para la asociación de la patología del oído medio con deficiencias de zinc y vitamina A».

Hakim F, Kerem E et al. Vitamins A and E and pulmonary exacerbations in patients with cystic fibrosis. J Pediatr Gastroenterol Nutr. 2007 Sep;45(3):347-53. PMID: 17873748 «Niveles reducidos de suero de vitamina A y E, aún en un rango normal, son asociados con un incremento en la velocidad de exacervaciones pulomunares en CF».

Karyadi E, West CE et al. A double-blind, placebo-controlled study of vitamin A and zinc supplementation in persons with tuberculosis [TB] in Indonesia: effects on clinical response and nutritional status. Am J Clin Nutr. 2002 Apr;75(4):720-7.

PMID: 11916759 «Deficiencias de micronutrients son comunes en pacientes con TB. ...Suplementos de vitamina A y zinc mejoraron los efectos de la medicación para TB después de dos meses de tratamiento de antituberculosis y los resultados en la conversión temprana del frotis del esputo».

Vitamina C

Biltagi MA, Baset AA et al. Omega-3 fatty acids, vitamin C and Zn supplementation in asthmatic children: a randomized self-controlled study. Acta Paediatr. 2009 Apr;98(4):737-42. PMID: 19154523. «Hubo una mejora significativa en CACT, los exámenes de la función pulmonar y los marcadores inflamatorios de esputo una suplementación alimenticia con ácido grasos de omega-3, vitamina C y Zn (p < 0.001*)».

Jariwalla RJ, Roomi MW et al. Suppression of influenza A virus nuclear antigen production and neuraminidase activity by a nutrient mixture containing ascorbic acid, green tea extract and amino acids. Biofactors. 2007;31(1):1-15. PMID: 18806304. «La mezcla de nutrientes fuerzan un efecto antiviral contra la influenza A al bajar la produccion de proteína viral en celulas afectadas y disminuir la actividad enzimática viral en partículas libres de células».

McKeever TM, Scrivener S et al. Prospective study of diet and decline in lung function in a general population. Am J Respir Crit Care Med. 2 002 May 1;165(9):1299-303. PMID: 11991883. «Un alto consumo de vitamina C, o de comidas ricas en vitamina C, puede reducir ritmo de pérdida de función pulmonar en adultos y por lo tanto ayudar a prevenir obstrucción crónica pulmonar».

Petrovic N, et al. Plasma phospholipase A2 activity in patients with asthma: association with body mass index and cholesterol concentration. Thorax. 2008 Jan;63(1):21-6. PMID: 17573441. «Fosfolipases secretorios A2 (sPLA2) tienen funciones relevantes a la inflamación asmática. … Vitamina C en plasma fue inversamente correlacionado con actividad sPLA2 en pacientes con asma estable y en sujetos de control».

Valenca SS, Bezerra FS et al. Supplementation with vitamins C and E improves mouse lung repair. J Nutr Biochem . 2008 Sep;19(9):604-11. PMID: 18155509 «Estos resultados indican el posible papel de la vitamina C y E en la reparación pulmonar después de un enfisema inducido por el humo del cigarrillo por largos períodos de tiempo en ratones».

Vitamina D

Clifford RL, Knox AJ. Vitamin D a new treatment for airway remodelling in asthma? Br J Pharmacol. 2009 Nov;158(6):1426-8. PMID: 19906117. «Incrementación de masa de músculo liso en la vías respiratorias (ASM) juega un papel crítico en la re-estructuración de las vías respiratorias de asma crónica. … Este estudio identifica proliferacón de inhibición de ASM como un efecto celular en la vitamina D y apoya la hipótesis de que la vitamina D es un potencial tratamiento para la re-estructuración de las vías respiratorias en asma».

Ehlayel MS, Bener A, Sabbah A. Is high prevalence of vitamin D deficiency evidence for asthma and allergy risks? Eur Ann Allergy Clin Immunol. 2011 Jun;43(3):81-8. PMID: 21789969. «Los niveles de vitamina D en suero fueron menores en asmático que en control. La deficiencia de vitamina D fue mayor en niños con asma, rinitis alérgica, dermatitis atopica, urtricaria aguda, y alergias a las comidas. Adicionalmente, fue asociada con marcadores IgE atopios en niños asmáticos más que en control».

Litonjua AA. Childhood asthma may be a consequence of vitamin D deficiency. Curr Opin Allergy Clin Immunol. 2009 Jun;9(3):202-7. PMID: 19365260. «LA vitamina D puede proteger contra enfermedades con sibilancias a través de su papel regulador antimicrobial en proteínas o a través de sus múltiples efectos inmunes. Además, la vitamina D puede jugar un papel terapéutico en asmáticos resistentes a esteroides, y niveles menores de vitamina D han sido recientemente asociados con un mayor riesgo de exacerbaciones de asma».

Zhao G, Ford ES et al. Low concentrations of serum 25-hydroxyvitamin D associated with increased risk for chronic bronchitis among US adults. Br J Nutr 2012 May;107(9):1386-92. PMID: 21899806. «Por cada 1ng/ml incrementa en 25(OH)D, la probabilidad de tener bronquitis crónica baja a 2.6% (P = 0.016)».

Vitamina E

Peh HY, Ho WE et al. Vitamin E isoform gamma-tocotrienol downregulates house dust mite-induced asthma. J Immunol. 2015 Jul 15;195(2):437-44. PMID: 26041537. «El gamma-tocotrienol mostró una mejor actividad neutralizando libre de radicales in vitro e inhibición total de fluido de labado bronchial, el conteo de eosinófilos, y neutrófilos en HDM en ratones con asma en vivo, comparado con otras isoformas de vitamina E, incluyedo, alfatocoferol.

Corteza de Cerezo Silvestre (ingrediente activo ácido benzoico)

Armani E, Amari G et al. Novel class of benzoic acid ester derivatives as potent PDE4 inhibitors for inhaled administration in the treatment of respiratory diseases. J Med Chem. 2014 Feb 13;57(3):793-816. PMID:

24400806 «Los primeros pasos en el proceso de selección de una nueva medicina anti-inflamatoria para el tratamiento inhalador de asma y enfermedades de obstrucción crónica pulmunar son descritas aquí ... en particular, se exploró extensivamente los ésteres de sustitutos variados de ácido benzoico, ... para maximizar la potencia inhibitoria».

Yang MH, Kim J, et al. Nonsteroidal anti-inflammatory drug activated gene-1 (NAG-1) modulators from natural products as anti-cancer agents. Life Sci. 2014 Apr 1;100(2):75-84. PMID: 24530873 «Los productos naturales son una rica fuente de moduladores de gen que pueden ser útiles en la prevención y tratamiento de cáncer [incluído] extractos de plantas que pertenecen a ... Prunus serotina [cerezo silvestre].

Avena Salvaje (Avena sativa)

Connor J, Connor T et al. The pharmacology of Avena sativa [wild oats]. J Pharm Pharmacol. 1975 Feb;27(2):92-8. PMID: 237083. «La farmacología de Avena Sativa ha sido investigada en animales de laboratorio después de un reporte que indicaba que la Avena sativa redució las ansias de cigarrillos en el hombre. ... La respuesta presora a la administración de nicotina untravenosa en ratas anestesiadas con uretano fue antagonizada por la adminsitración previa de Avena sativa».

Xilitol

Trahan L. Xylitol: a review of its action on mutans streptococci and dental plaque its clinical significance. Int Dent J. 1995 Feb;45(1 Suppl 1):77-92. PMID: 7607748 «Cuando presente en el ambiente oral, el xylitol no sólo previene una variación de la comunidad bacterial hacía una mayor microflora cariogénica, pero tambien selecciona población mutante de [Estreptococcus] que fue demostrado que debilitó factores de virulencia en experimentos preliminares in vitro en ratas».

Weissman JD, Fernandez F, Hwang PH. Xylitol nasal irrigation in the management of chronic rhinosinusitis: a pilot study. Laryngoscope. 2011 Nov;121(11):2468-72. PMID: 21994147. «El xilitol en ago es un agente bien tolerado para la irrigación sinonasal. En el corto plazo, irrigaciones de xilitol resultan en una mayor mejora de los síntomas de rinosinusitis crónica comparado con la irrigación salina».

Zinc

Brooks WA, Yunus M et al. Zinc for severe pneumonia in very young children: double-blind placebo-controlled trial. Lancet. 2004 May 22;363(9422):1683-8. PMID: 15158629. «El tratamiento auxiliar con 20 mg de zinc al día acelera la recuperación de neumonía severa en niños, y puede ayudar a reducir la resistencia anti-microbial al disminuir la exposición a múltiples antibióticos, y disminuir las complicaciones y muertes cuando medicamentos de la segunda línea no están disponibles».

Meydani SN, Barnett JB et al. Serum zinc and pneumonia in nursing home elderly. Am J Clin Nutr. 2007 Oct;86(4):1167-73. PMID: 17921398. «Concentraciones de suero nomal de zinc en casas de ancianos son asociadas con una menor incidencia y duranción de neumonía, una menor prescripción de antibióticos, y una disminución de la cantidad de días utilizando antibióticos. La suplementación de zinc para mantener la concentración normal de suero de zinc en ancianos puede ayudar a reducir la incidencia de neumonía y muertes asociadas».

Mossad SB, Macknin ML et al., Zinc gluconate lozenges for treating the common cold: a randomized, placebo-controlled, double-blind study, Annals in Internal Medicine, 1996 Jul 15;125(2):81-88. PMID: 8678384 «El grupo de zinc tuvo significantemente menos dias con tos … dolor de cabeza … roquera … congestión nasal … drenaje nasal … y dolor de garganta [que el grupo de control]».

Biltagi MA, Baset AA, et al. Omega-3 fatty acids, vitamin C and Zn supplementation in asthmatic children: a randomized self-controlled study. Acta Paediatr. 2009 Apr;98(4):737-42. PMID: 19154523. «Hubo una mejora significativa en CACT, los exámenes de la función pulmonar y los marcadores inflamatorios de esputo una suplementación alimenticia con ácido grasos de omega-3, vitamina C y Zn (p < 0.001*)».

Evidencia investigativa para la homeopatía

Respondiendo preguntas sobre la homeopatía

Cuando usted utiliza homeopatía, probablemente se encuentre cuestionado por otros —lo que es entendible, porque parece que ¡desafía el sentido común! (La homeopatía sigue las leyes de física —una nueva rama llamada física de ultra alta dilución— y estamos llegando a eso). Yo recomiendo esperar a decirle a alguien sobre sus incursiones en la homeopatía hasta que tenga buenos resultados. Después para ayudarlo a responder preguntas, me gustaría presentarle una conversación que tuve con mi padre, tomada de mi (Burke Lennihan) libro anterior «Su Gabinete Natural de Medicinas».

Mi padre fue un distinguido cirujano vascular, quien practicó medicina por casi 60 años. Él estaba muy entusiasmado conmigo, pero confundido con mi elección de profesión, yo crecí y todos pensaban que iba a ser médico, como él, o una investigadora bioquímica como mi madre, que trabajó con el Dr. Papanicolau, inventor de la prueba de Papanicolau.

Mi padre, el doctor, me ayudó mucho a escribir «Su Gabinete Natural de Medicinas» —al argumentar contra casi todo lo que escribí ahí. «¿Dónde están los estudios de investigación?» me decía. «Muéstrame los estudios ciegos, aleatorios, de placebo controlado en esta cosa y entonces yo la trato». Así es que aquí está el asunto, papá, sería ideal que el Instituto Nacional de la Salud nos provea el dinero para investigar la homeopatía, pero mientras tanto, yo recomiendo que los lectores escuchen a sus cuerpos, traten los remedios homeopáticos seguros, noten lo que les funciona, y confíen en sus propias experiencias. Estas medicinas naturales tienen 200 años de experiencia clínica para apoyar su seguridad y efectividad».

«Miremos el caso del fumador», le dije, un tema cercano al corazón de mi padre. Como cirujano vascular (especializado en cirugía de vasos sanguíneos) él fue un pionero en recomendar estilos de vida naturales. Él demandaba que sus pacientes dejaran de fumar, empezaran a hacer ejercicios, y cambiaran su dieta a una baja en grasa, décadas antes de que estas invenciones se hicieran populares.

Él fue un buen ejemplo para sus pacientes. Él dejó de fumar (sólo fumó pipa –¡ah, el aroma!– pero supo que podría causar cáncer de lengua y labios). Él empezó a correr maratones. Se levantaba a las 4:30 a.m., para completar su entrenamiento de maratón y llegar al hospital a las 7 a.m. Si sus pacientes le decían que no tenían tiempo para hacer ejercicios, él contrarrestaba la excusa, «si yo tengo tiempo, usted también», les contestaba.

«Así es que papá, qué hubiera pasado si en los 1960, uno de tus colegas te hubiera dicho que él había notado que sus pacientes que dejaban de fumar tenían una mejor circulación basado en sus informes de menos calambres de piernas, menos falta de aire cuando subían una cuesta, no más manos y pies fríos. ¿Hubieras recomendado inmediatamente que tus pacientes dejaran de fumar, sabiendo que obtendrían otros beneficios, aún si no hubieran podido evitar la cirugía?»

«O, papá, ¿rehusarías recomendar el dejar de fumar hasta que los estudios de investigación fueran completados, lo que tomaría unos 10 años? Y ¿qué si nadie pagaba por los estudios, porque ninguna industria se beneficiaría de ellos? ¿Hubieran aun así impulsado a tus pacientes a dejar de fumar?»

«Seguro», dijo mi papá, «de inmediato. No habría necesidad de esperar a las investigaciones». «Es lo mismo con mis cosas (refiriéndome a la homeopatía)», le dije, «no produce ningún daño. Cuesta menos de $10. Es posible que traiga también otros beneficios de salud. No hay dinero para estudios de investigación. Hay muchas personas diciéndonos que les ha funcionado a ellos. Como una pastillita que se disuelve en tu boa y te puede ayudar con esos calambres de estómago que tienes».

«Está bien», mi padre-cirujano de 85 años de edad me dice, «tratémosla».

La fuerza vital: la energía de sanidad del cuerpo

Traté de explicarle a mi padre uno de los conceptos centrales de la homeopatía, la Fuerza Vital o el mecanismo del cuerpo de sanarse a sí mismo. Lo pensó por un momento, «sabes», me dijo, «tomemos el ejemplo de dos ancianas con úlceras venosas» (las úlceras que son difíciles de sanas en las piernas de ancianos débiles, una de sus especialidades como cirujano vascular). «Una de las ancianas todavía está casada, vive cerca de sus nietos, es activa en su iglesia, y disfruta de mantener su jardín. La otra es una viuda, aislada, deprimida, nunca sale de su casa, nunca ve a nadie. La primera se va a mejorar, la segunda no.

«¡Exacto papá!», le dije, «la primera señora tiene una Fuerza Vital firme, por eso es que su cuerpo es capaz de sanarse. ¿Te enseñaron ese concepto en la escuela de medicina?» «No», me dijo, «pero cualquier doctor que ha estado practicando por algún tiempo está familiarizado con este concepto». Así es que la energía de sanidad del cuerpo está explícitamente direccionada hacía las modalidades de sanidad por energía como la acupuntura y la homeopatía, mientras es un compañero silencioso en la medicina principal occidental.

¿No está probada, no hay nada ahí y es peligrosa?

Frecuentemente escucho dos argumentos contradictorios en contra de la homeopatía: que no hay nada en ella, y que es peligrosa. Ninguna de estas aseveraciones es cierta: los remedios homeopáticos contienen pequeñas cantidades de sustancias medicinales, descritas en la siguiente página, y un estudio alemán de más de 300 millones de dosis de remedios homeopáticos encontró solo unos cientos de reacciones que se atribuyeron a la homeopatía.

Muchos críticos dicen que no es «algo probado», lo que tampoco es cierto —hay muchas investigaciones que la apoyan— pero en todo caso, recuerde que «no probado» no significa «que no funciona», más bien significa, «no se ha comprobado». En el caso de la homeopatía, es debido a la falta de fondos y también a la suposición de que no hay posibilidad de que sea verdad, por lo tanto, no vale la pena probarlo.

La homeopatía se dice que funciona con el efecto placebo, pero eso no es cierto tampoco, porque pruebas a ciegas han demostrado que es efectiva en animales y niños pequeños. La homeopatía veterinaria está bien establecida, ofreciendo –entre otras cosas– alternativas seguras, efectivas y no costosas a antibióticos en animales de finca. Padres de familia, que le han dado remedios homeopáticos a su bebé llorando con dolores por los dientes, han visto como su hijo dejó de llorar en sus brazos, entienda que esto no puede ser un efecto placebo.

El efecto no puede estar simplemente basado en una experiencia agradable con un homeópata profesional, como algunos declaran. Ésta era la teoría de mi padre «Si eres una buena persona, la gente disfruta de hablar contigo. Por eso se sienten mejor», decía él. No importa que tan agradable sea la experiencia, no importa cuánto el cliente disfrute sentirse realmente escuchado, el sentimiento placentero no va a durar y el remedio no va a producir un efecto de sanidad si no concuerdan.

La mejor prueba de la eficiencia de la homeopatía es la experiencia personal. Trate los remedios en este libro. Algunas veces la homeopatía no funciona bien en una persona, pero si lo trata en otros, verá como sí funciona. ¿Funciona en alguien que «no cree en ella»? Puede que sí, pero en mi experiencia estas personas dejan de tratar después de la primera dosis. («¡Ves, esta cosa no funciona!») ¡No harías eso con un producto farmacéutico! Se dará cuenta que funciona dramáticamente bien en niños y mascotas ¡y ellos serán más sumisos!

Las investigaciones en homeopatía: sí existen

Hay muchísimas investigaciones, pero la mayoría han sido hechas en otros países donde la homeopatía es aceptada como parte del sistema de salud. Dana Ullman, MPH ha hecho un trabajo extensivo de mantener un seguimiento de estas investigaciones y describirlas, que simplemente lo voy a referir a los «blogs» del Huffington Post y a su página de internet, www.homeopathic.com. Es bueno tener una copia de su libro electrónico, «Medicina Homeopática para la Familia basada en Evidencia», porque documenta la investigación de docenas de quejas comunes mientras provee una extensa recomendación de remedios mejor que la que yo podría darle aquí. Ullman amablemente nos permitió presentar un extracto de sus capítulos de investigación que presentaré más adelante en este apéndice. El libro referencia más de 200 estudios clínicos que han sido publicados en revistas médicas especializadas, listadas en los capítulos de cada condición.

Un dramático e irresistible libro acerca de la ciencia detrás de la homeopatía es de la Dra. Amy Lansky titulado «Cura Imposible». Lanski era una científica de computación de la NASA, cuyo hijo autista fue curado con homeopatía (por eso el libro se llama «Cura Imposible», porque la medicina convencional considera el autismo incurable). Ella se impresionó tanto, que renunció a la NASA para convertirse en una homeópata profesional. Su libro entrelaza un reporte en la documentación de homeopatía con la irresistible historia de su hijo, quien hoy día es un graduado universitario.

Una nueva evolución desde que se publicó el libro de Lansky: la prueba de la homeopatía basada en investigación de «resultados», que significa medir la efectividad general de una modalidad. El gobierno suizo tardó cinco años examinando la seguridad, efectividad y rentabilidad de la homeopatía (con la típica neutralidad suiza), y ha decidido proveer estos remedios en su seguro médico nacional. El estudio del gobierno también revisó todas las investigaciones disponibles en homeopatía y encontró particularmente irresistibles las investigaciones de la homeopatía en infecciones del trato respiratorio superior. El reporte en sí mismo es un poco seco, pero no tiene que leérselo, porque Dana Ullman ha hecho un excelente trabajo sumarizándolo en su «blog» del Huffington Post.

Homeopatía: la nanofarmacología original

«Cura Imposible» fue escrito también antes de que la nueva investigación acerca de nanopartículas saliera, y ese es el nuevo horizonte más emocionante en las investigaciones homeopáticas. La nanofarmacología es el desarrollo más reciente en medicina convencional –el descubrimiento de que pequeñísimas partículas de una droga, tan solo unas cuantas moléculas de ancho, pueden ser tan efectivas como la versión de tamaño regular, pero minimizando los efectos secundarios– y la homeopatía fue la nanofarmacología original. A menudo se dice, «la homeopatía no funciona porque no hay nada en ella», pero resulta que sí hay algo en ella: la sustancia medicinal original, en forma de nanopartículas. Estas partículas son tan pequeñas que escapan la detección hasta recientemente cuando fueron exploradas con una nueva tecnología llamada Microscopio de Transmisión de Electrones de Alta Resolución. Usando esta técnica, las pequeñas partículas de la sustancia del remedio pueden ser no solamente vistas, pero también medidas, y resulta que esas partículas del ingrediente activo son en realidad más grandes en remedios de alta potencia. Esto tiene sentido en términos de cómo la homeopatía trabaja: sabemos por experiencia que altas potencias son más poderosas. No tiene sentido en términos de química y física convencionales, porque las altas potencias son más diluidas, por lo tanto, debería haber menos de la sustancia inicial.

Pero la efectividad de la homeopatía es basada en las formas en que el agua se comporta cuando una sustancia es altamente diluíble. De acuerdo con una nueva rama de la física llamada física de dilución ultra alta. Las últimas investigaciones demuestran que el agua se comporta diferente cuando una sustancia ha sido altamente diluida, aún después de que la sustancia ha sido completamente removida.

El último trabajo del Premio Nobel Laureate, el Dr. Luc Montagnier, revela que «El ADN produce cambios estructurales en el agua, lo que persiste en altas disoluciones, y lo que lleva a señales electromagnéticas resonantes que podemos medir», mientras que el distinguido físico italiano Emilio del Giudice describió estos cambios estructurales como «dominios coherentes … cavidades resonantes producidas por el campo electromagnético». Eso es más física de la que mi mente puede manejar, pero los científicos encontrarán más estudios en la parte de Notas Finales de este libro.

¿Por qué mi médico dice que la homeopatía no es comprobada?

Las probabilidades son que su médico no está familiarizado con las investigaciones sobra la homeopatía, lo que es entendible, porque no es enseñada en las escuelas de medicina en Estados Unidos. Una vez que están practicando, los médicos deben estar al tanto de los últimos desarrollos en su propia especialidad, dejando poco o nada de tiempo a nuevas investigaciones que salen en otras especialidades como la homeopatía.

Los fabricantes de medicina homeopática no tienen los fondos para hacer investigaciones en la forma en que las compañías farmacéuticas en Estados Unidos los tienen. El gobierno de los Estados Unidos ha subvencionado algunos estudios que han demostrado la efectividad de la homeopatía y han sido publicados en revistas especializadas (como una de homeopatía para la diarrea en la niñez, y otra sobre lesiones cerebrales traumáticas leves). El resto de este apéndice resume las investigaciones sobre la homeopatía para la tos.

Para tranquilizar a los doctores, dígales que la homeopatía es aceptada en el sistema nacional de salud de muchos países alrededor del mundo. El gobierno suizo ha elevado la homeopatía al mismo nivel que la medicina convencional, y en los Estados Unidos la FDA (La Administración de Medicinas y Comida por sus siglas en inglés) categoriza la homeopatía como una medicina de venta libre. Cada producto homeopático tiene un número NDC (un identificador de producto proveído por la FDA) como los otros medicamentos de venta libre.

Por favor respete y aprecie todo lo que los médicos saben mientras usted le comparte sus propios éxitos con la homeopatía. Los doctores se van a sentir más y más cómodos con la medicina natural al escuchar a sus pacientes que la han utilizado.

Investigaciones de homeopatía para la tos

Las investigaciones sobre hierbas y suplementos para la tos son bastante autoexplicativos, desde que estos productos son más sensibles a las pruebas de medicina convencional. Las investigaciones sobre homeopatía requieren de más información de fondo porque la homeopatía, por su naturaleza, reaccionando en una forma muy particular para cada paciente, es difícil de estudiar en una forma aleatoria, o en ensayos de placebo. A continuación, se presenta la mejor explicación que existe hoy día de las investigaciones de homeopatía para la tos, extraído del libro electrónico «Medicina Homeopática para la Familia» y reproducido aquí con su permiso. Ullman es el líder experto en el rastreo de investigaciones sobre homeopatía en el mundo, y su libro electrónico es el mejor recurso recopilado. A continuación, Dana:

Las medicinas homeopáticas pueden ayudar a sanar infecciones respiratorias, aunque una tos persistente y dolorosa puede requerir de atención de un homeópata profesional. Existen varios estudios de pacientes con infecciones respiratorias agudas, que han mostrado resultados positivos con tratamientos de homeopatía, y hubo un ensayo muy bien conducido, de personas con enfermedades pulmonares obstructivas crónicas con resultados muy positivos.

Los libros de fisiología y patología se refieren al reflejo del cuerpo de toser como una función defensiva importante del organismo, y aun así las medicinas convencionales para la tos son hechas para suprimir la tos. Aunque esas medicinas proveen un alivio temporal, tienden a alargar la sanidad, y aún peor, tienden a producir varios efectos secundarios que crean sus propios problemas. El gobierno suizo comisionó una revisión de ensayos científicos y clínicos que probaban las medicinas homeopáticas (Bornhöft, Wolf, von Ammon, 2006). Su reporte noto 29 estudios clínicos en el dominio «Infecciones del Trato Respiratorio Superior/Reacciones Alérgicas» y demostró en su totalidad un resultado positivo en favor a la homeopatía. También encontraron que en 6 de 7 estudios controlados, las medicinas homeopáticas fueron al menos equivalentes a las investigaciones de medicina convencional. También encontraron que 8 de 16 estudios controlados de placebo fueron significativos a favor de la homeopatía.

En una prueba a ciegas, aleatoria y de placebo, 80 pacientes con bronquitis aguda fueron tratando con un sirope homeopático o con placebo por una semana (Zanasi, Mazzolini, Tursi, et al, 2013).

La composición del sirope homeopático fue la siguiente:

Anemone pulsatilla 6 CH

Rumex crispus 6 CH

Bryonia dioica 3 CH

Ipecahuana 3 CH

Spongia tosta 3 CH

Sticta pulmonaria 3 CH

Antimonium tartaricum 6 CH

Myocarde 6 CH

Coccus cacti 3 CH

Drosera MT.

[La mayoría de estos remedios fueron descritos en el capítulo 5; los números que siguen a los nombres indican la fuerza o potencia].

Los sujetos grabaron la severidad de la tos en un diario por medio de puntuación categorizada descriptiva por dos semanas. La viscosidad del esputo fue definida por un viscosímetro antes y después de 4 días de tratamiento; a los pacientes también se les pidió proveer una evaluación subjetiva de la viscosidad. Los 80 pacientes fueron seleccionados aleatoriamente para recibir placebo (n=40) o el sirope homeopático (n=40). Todos los pacientes terminaron el estudio.

En cada grupo la puntuación de tos disminuyó con el tiempo, pero, después de 4 y 7 días de tratamiento, la severidad de la tos fue significativamente menor en el grupo homeopático que en el placebo (P<0.001 y P=0.023, respectivamente). El esputo de 53 pacientes fue recolectado: en ambos grupos la viscosidad disminuyó después de 4 días de tratamiento (P<0.001); pero, la viscosidad fue significativamente menor en el grupo homeopático (P=0.018). Pero, la evaluación subjetiva no difirió significativamente entre los dos grupos (P=0.059). Ningún evento adverso a los tratamientos fue reportado.

Los investigadores concluyeron que el sirope homeopático utilizado en el estudio funcionó efectivamente para reducir la severidad de la tos y la viscosidad del esputo, por lo tanto, representa un remedio válido para el manejo de la tos aguda inducida por infecciones de las vías respiratorias superiores.

Un estudio aleatorio ciego, y de placebo controlado de 175 niños con infecciones respiratorias recurrentes fue conducido en un hospital universitario (de Langede Klerk, Bloomers, Kuik, et al, 1994). A los niños se les prescribió una medicina homeopática o placebo. A los niños que se les dio la medicina mostraron 18% menos síntomas diarios que aquellos a quienes se les dio el placebo. El grupo homeopático redujo el uso de antibióticos en un 55%, mientras que el grupo placebo los redujo en un 38%. El grupo homeopático también experimentó 24% menos adenoidectomías que el grupo placebo. A pesar de que pareciera que estos fueron resultados impresionantes, ninguno alcanzó significancia estadística (la puntuación de síntomas diaria fue de P=.06). Un ensayo paralelo, aleatorio, abierto y pragmático con lista de espera como grupo de control, fue conducido en Noruega ((Steinsbekk, Fønnebø, Lewith, et al, 2005). Ciento sesenta y nueve niños bajo la edad de 10 años, fueron reclutados por medio del correo postal, eran niños previamente diagnosticados con URTI, fueron aleatoriamente asignados a recibir atención homeopática pragmática de uno de cinco homeópatas por 12 semanas o fueron puestos en una lista de espera para utilizar medicina convencional de su elección.

Hubo una diferencia significativa en la puntuación de la mediana total de síntomas en favor de los cuidados homeopáticos (24 puntos) comparada con el grupo de control (44 puntos) (p=0.026). La diferencia en la mediana del número de días con síntomas de URTI fue estadísticamente significativo con 8 días en el grupo homeopático y 13 días en el grupo de control (p=0.006). No hubo diferencias estadísticas en el uso de medicina convencional o cuidado entre los dos grupos. A raíz de estos resultados, los investigadores concluyeron que hubo un efecto de relevancia clínica en los cuidados homeopáticos individualizados para la prevención de URTI en niños.

Se realizó un estudio relativamente pequeño de 30 niños bajo los 5 años de edad, quienes había sufrido de infecciones de las vías respiratorias superiores (Ramchandani, 2010). Este estudio comparó el número de infecciones de las vías respiratorias por 6 meses antes del tratamiento y 6 meses después del tratamiento. Este estudio utilizó tratamientos homeopáticos determinados individualmente y no fue ciego o aleatorio. Los resultados demostraron resultados muy significativos en favor de los tratamientos homeopáticos. Ahora, es generalmente conocido que entra más el niño crezca, menos infecciones de las vías respiratorias va a tener. Aun así, pareciera que la diferencia entre los tratamientos antes y después sugiere que la medicina homeopática tuvo un efecto beneficial, aunque no se hizo un ajuste de edad para el análisis estadístico.

La efectividad del remedio homeopático combinado, llamado Gripp-Heel, fue comparado con tratamientos convencionales en un estudio prospectivo, de observación de cohorte en 485 pacientes con infecciones virales leves y con síntomas como fiebre, dolor de cabeza, dolor muscular, tos y dolor de garganta (Rabe, Weiser, and Klein, 2004). Los practicantes eran especializados en tratamientos de homeopatía o convencionales o practicaban ambos. El tratamiento homeopático, evaluado por los practicantes, fue más efectivo en un nivel similar o mayor al de terapias convencionales: 68% de los pacientes fueron considerados sin síntomas al final de la terapia con Gripp-Heel vs. 48% de los pacientes en el grupo del control. Los practicantes juzgaron los tratamientos homeopáticos como «exitosos» en un 78% de los casos vs. 52% en las terapias convencionales. La tolerancia y la conformidad fueron buenas en ambos grupos, con el veredicto de «muy bueno» dado al 89% de los pacientes en el grupo homeopático vs. 39% en el grupo de tratamiento convencional.

Ingredientes de Gripp=Heel:

Aconitum napellus 4x 120 mg

Bryonia alba 4x

Lachesis mutus 12x 60 mg

Eupatorium perfoliatum 3x

Phosphorus 5x.

En un estudio abierto, multi centro, prospectivo, de control activo y cohorte en pacientes con procesos inflamatorios y enfermedades del tracto respiratorio superior fue conducido (Ammerschlager, Klein, Weiser, Oberbaum, 2005). A los pacientes se les dio gotas nasales Euphorbium compositum o xylometazolina (Otrivine, un descongestionante convencional) y la eficacia y tolerancia fueron evaluadas. Este estudio de cohorte indica un perfil de eficacia y tolerancia comparables del remedio complejo homeopático gotas nasales Euphorbium compositum y la sustancia referencia xylometazolina en pacientes con procesos inflamatorios y enfermedades del trato respiratorio superior. No hubo forma de probar una inferioridad del complejo homeopático contra xylometazolina porque todas las variables estudiadas en ningún caso pasaron el límite de 0.5 de puntuación.

Un estudio in vitro que probó que la fórmula homeopática Euphorbium compositum, de Heel) mostró actividad antiviral contra el virus respiratorio sincitial (RSV) (Glatthaar-Saalmuller, 2001). El análisis de dos de los tres ingredientes de plantas de esta fórmula (Euphorbium resomofera y Pulsatilla pratensis) revelan acción antiviral contral RSV.A acción antiviral mínima contra el virus influenza A y el rinovirus humano fue también notado.

Adicional a los estudios de enfermedades respiratorias agudas mencionados anteriormente, hay un estudio importante de pacientes con enfermedades crónicas respiratorias más serias.

Un estudio prospectivo, aleatorio, ciego, de placebo controlado con un paralelo fue hecho para definir la influencia de Kali bichromicum (potassium dichromate) 30C administrado por vía sublingual en la cantidad de secreciones traqueales tenaces y dolorosas en pacientes críticos con historia de uso de tabaco y COPD (enfermedad crónica de obstrucción pulmonar) (Frass, Dielacher, Linkesch, et al, 2005). En este estudio, 50 pacientes recibieron glóbulos de Kali bichromicum 30C (grupo 1) o placebo (grupo 2). Cinco glóbulos fueron administrados dos veces al día en intervalos de 12 horas. La cantidad de secreciones traqueales a partir del segundo día después de haber comenzado el estudio, como también el tiempo para sacar el tubo, y el tiempo de espera en la sala de cuidados intensivos fueron registrados.

La cantidad de secreciones traqueales disminuyó significativamente en el grupo 1 ($p<0.0001$). El extraer el tubo pudo hacerse significativamente antes en el grupo 1 (podían respirar por sí mismos sin el ventilador mecánico, $p<0.0001$). Similarmente, el número de días de hospitalización se acortó significativamente en el grupo 1 (4.20 +/- 1.61 días vs 7.68 +/- 3.60 días, $p < 0.0001$ [media +/- SD]) Estos datos sugieren que el Kali bichromicum potente (diluido y vigorosamente agitado) puede ayudar a diminuir la cantidad de secreciones traqueales dolorosas en pacientes con COPD.

En este estudio, todos los pacientes fueron sometidos a extraerles el tubo, pero ninguno de los pacientes en el grupo 1 tuvo que volver a entubarse o necesitó ventilación no invasiva para ayudarle a respirar. La cantidad de secreciones se mantuvo estable y no incrementó en pacientes del grupo 1. También, los análisis de gas en la sangre después de sacar el tubo continuaron estables en el grupo 1. En contraste, cuatro pacientes del grupo 2 tuvieron que volver a ser entubados debido a la deteriorización del gas en la sangre causada por las secreciones traqueales de grados 2 y 3.

Ammerschlager H, Klein P, Weiser M, Oberbaum M., Treatment of inflammatory diseases of the upper respiratory tract comparison of a homeopathic complex remedy with xylometazoline [Article in German]. Forsch Komplementarmed Klass Naturheilkd. 2005 Feb;12(1):24-31.

Bornhöft G, von Ammon K, Maxion-Bergemann S, et al. Effectiveness, safety and cost-effectiveness of homeopathy in general practice summarized health technology assessment. Forsch Komplementmed. 2006;13 Suppl 2:19-29.

de Lange de Klerk ESM, Blommers J, Kuik DJ, et al., Effect of homoeopathic medicines on daily burden of symptoms in children with recurrent upper respiratory tract infections, BMJ, November 19, 1994;309:1329-1332.

Frass M, Dielacher C, Linkesch M, et al. Influence of potassium dichromate on tracheal secretions in critically ill patients, Chest, March, 2005; 127:936-941.

Glatthaar-Saalmuller B, Fallier-Becker P. Antiviral action of Euphorbium compositum and its components. Forsch Komplementarmed Klass Naturheilkd, 2001;8:207-212.

Linde K, Clausius N, Ramírez G, et al., Are the clinical effects of homoeopathy placebo effects? a meta-analysis of placebo-controlled trials, Lancet, September 20, 1997, 350:834-843.

Rabe M. Weiser P. Klein, Effectiveness and tolerability of a homoeopathic remedy compared with conventional therapy for mild viral infections. Int J Clin Pract. 2004 Sep;58(9):827-32.

Ramchandani NM. Homoeopathic treatment of upper respiratory tract infections in children: Evaluation of thirty case series. Complementary Therapies in Clinical Practice 16 (2010):101-108.

Steinsbekk A, Fønnebø V, Lewith G, Bentzen N. a pragmatic, rando-mised, controlled trial comparing individualised homeopathic care and waiting-list controls. Complementary Therapies in Medicine, December 2005;13(4):231-238. PMID: 16338192.

Zanasi A, Mazzolini M, Tursi F, et al. Homeopathic medicine for acute cough in upper respiratory tract infections and acute bronchitis: a randomized, double-blind, placebo-controlled trial, Pulmonary Pharmacology & Therapeutics (2013), doi: 10.1016/j.pupt.2013.05.007. PMID: 23714686.

Investigaciones de Remedios Homeopáticos Individuales

Estudios de remedios homeopáticos individuales son raramente con-ducidos (y poco probable de ser efectivos) porque la homeopatía es basada en el tratamiento individual de cada persona con la medicina homeopáti-ca mayormente relacionada con sus síntomas. Una queja común como la tos puede ser potencialmente tratada con varias docenas de remedios. Esto hace difícil el aislar un remedio particular, por lo tanto, el uso de combina-ciones es sugerido como lo veremos en otro estudio más adelante.

Arsénico

Riveron-Garrotte M. Ensayo clínico aleatorizado controlado del trata-miento homeopático de asma bronquial. Boletín Mexicano 1998,31:54-61. El arsénico fue la segunda medicina homeopática más prescrita en este estudio de control aleatorio en pacientes con asma bronquial en Cuba. 97.4% mejoró y 87.2% redujo el uso de medicina convencional vs. 12.5% mejoró y ninguno redujo los medicamentos en el grupo placebo.

Grindelia

Riveron-Garrotte M. Ensayo clínico aleatorizado controlado del trata-miento homeopático de asma bronquial. Boletín Mexicano 1998,31:54-61. La grindelia fue la primera medicina homeopática más prescrita en este estudio de control aleatorio en pacientes con asma bronquial en Cuba. 97.4% mejoró y 87.2% redujo el uso de medicina convencional vs. 12.5% mejoró y ninguno redujo los medicamentos en el grupo placebo.

Kali bichromicum [dicromato de potasio]

Frass M, Dielacher C et al. Influence of potassium dichromate on tracheal secretions in critically ill patients. Chest. 2005 Mar;127(3):936-41. PMID: 15764779. «La desentubación pudo hacerse más rápido en el grupo 1 [grupo de Kali bichromicum] (p < 0.0001, Tabla 2). Similarmente, el tiempo de estadía en la sala de cuidados intensivos fue significativamente más corta en el grupo 1 (p < 0.0001, Tabla 2). [Kali bichromicum 30] podría minimizar la cantidad de secreciones traqueales y por lo tanto permitir una desentubación más rápida cuando se compara con el placebo … debido a una reducción en las secreciones traqueales tenaces y dolorosas.

Adler M. Efficacy and safety of a fixed-combination homeopathic therapy for sinusitis. Adv Ther. 1999 Mar-Apr;16(2):103-11. «A la primera visita, después de una media de 4.1 días de tratamiento [con Sinusitis PMD, una combinación de Lobaria pulmonaria, Luffa operculata y potassium dichromate], secretoliticos incrementó significativamente y los síntomas típicos de sinusitis, como el dolor de cabeza, el dolor a la presión en los puntos de salida del nervio y la tos irritante se redujeron».

Note que estos estudios utilizaron dicromato de potasio homeopático diluido. Cuando utilizado en su poder total, es extremadamente tóxico.

Para más información sobre la homeopatía

Mi primer libro «Su Gabinete Natural de Medicinas: Una Guía Práctica a Remedios sin Drogas para las Enfermedades Comunes», fue escrito para ser fácil de utilizar, autoritario y accesible como introducción a la homeopatía. Una vez que usted ha dominado los conceptos simples en mi libro, le recomiendo el libro de Dana Ullman «Medicina Homeopática para Niños e Infantes» y el libro del Dr. Dennis Chernin «La Guía Completa de Recursos Homeopáticos». Después cuando se sienta cómodo con las guías de prescripción de estos libros, estará listo para el libro de Miranda Castro «El Manual Completo de Homeopatía», que le enseñará homeopatía en la forma que los profesionales la utilizan, pero la aprenderá de una forma que cualquiera puede dominar.

Si a usted prefiere aprender de una forma audiovisual, puede entonces mirar los vídeos de Miranda, lleno de historias y su sentido del humor británico en Vimeo. Visite mi página de internet, www.Green-HealingPress.com, para encontrar los vídeos más nuevos.

Para personal médico (y cualquiera que esté interesado en la investigación), el libro ideal es el de Dana Ullman «Medicina Homeopática para la Familia basada en Evidencia». En él se revisan los principales remedios de cada uno de más de 100 condiciones, y provee una evaluación de todas las investigaciones disponibles para cada uno.

❧ APÉNDICE F ❧

Evidencia investigativa de terapias naturales

Acupresión

Maa SH, Sun MF et al. Effect of acupuncture or acupressure on quality of life of patients with chronic obstructive asthma: a pilot study. J Altern Complement Med. 2003 Oct;9(5):659-70. PMID: 14629844. «Pacientes con asma crónica obstuctiva y clínicamente estables, experimentaron mejoras significativas en la calidad de vida cuando su cuidado estándar fue suplementado con acupuntura o acupresión».

McFadden KL, Healy KM et al. Acupressure as a non-pharmacological intervention for traumatic brain injury (TBI). J Neurotrauma . 2011 Jan;28(1):21-34. Dec 27. PMID: 20979460. «Estos resultados sugieren una mejora en la función de la memoria asociada con tratamientos de acupresión activos».

Wu HS, Lin LC et al. The psychologic consequences of chronic dyspnea in chronic pulmonary obstruction disease: the effects of acupressure on depression. J Altern Complement Med. 2007 Mar;13(2):253-61. PMID: 17388769. «Estos descubrimientos le proveen a los profesionales de la salud con una intervención basada en evidencia para usar en personas con COPD. Aplicando este programa de acupresión en prácticas clínicas, comunidades, y en unidades de cuidados a largo plazo porque puede minimizar la disnea crónica y la depresión en personas con COPD».

Ejercicios de Respiración

Slader CA, Reddel HK et al. Double blind randomised controlled trial of two different breathing techniques in the management of asthma.

Thorax. 2006 Aug;61(8):651-6. PMID: 16517572 «[El uso de agonistas beta(2) de acción corta] disminuyó en un 86% (p<0.0001) y ICS [corticosteroide inhalado] dosis fue reducido en 50% (p<0.0001; p>0.10 entre los grupos) [a un grupo se le enseñó respiración nasal superficial, y al otro grupo se le enseñó ejercicios corporales]».

Thomas M. Are breathing exercises an effective strategy for people with asthma? Nurs Times. 2009 Mar 17-23;105(10):22-7. PMID: 19400340. «Este estudio encontró que pacientes adultos con asma a quienes se les enseñó ejercicios de respiración mostraron mejorías en su calidad de vida, síntomas y bienestar psicológico después de 6 meses. Los ejercicios de respiración pueden tener un papel, en prácticas generales, de ayudar a muchas personas tratadas por asma que tienen síntomas aún cuando están con tratamientos de inhaladores».

Respiración Buteyko

Agency for Healthcare Research and Quality (US). http://www.effectivehealthcare. ahrq.gov Breathing Exercises and/or Retraining Techniques in the Treatment of Asthma: Comparative Effectiveness Review No. 71 (2012). Las técnicas de respiración Buteyko logran «mejoras de mediano a largo plazo con los síntomas del asma y reducción de medicaciones» y « evidencias disponibles sugieren algunos tratamientos intensos de conducta que incluye re-entrenamiento con ejercicios de respiración pueden ayudar a los síntomas del asma y reducción de medicaciones en adultos motivados con asma pobremente controlada».

Cowie RL, Conley DP, et al. A randomised controlled trial of the Buteyko technique as an adjunct to conventional management of asthma. Respir Med. 2008 May;102(5):726-32. «Seis meses después de haber terminado las intervenciones, una gran mayoría de los estudiados en cada grupo [uno enseñado con la técnica Buteyko, el otro con técnicas de respiración de un fisioterapeuta] mostraron control del asma con beneficios adicionales de reducción de inhaladores con corticosteroides en el grupo Buteyko».

Austin G, Brown C et al. Buteyko breathing technique [BBT] reduces hyperventilation-induced hypocapnoea and dyspnoea after exercise in asthma. Am J Respir Crit Care Med 179;2009:A3409 «Nuestro estudio demostró la filosofía planteada como hipótesis de BBT ... Al enseñarle a los pacientes a reducir la hipernoea de la respiración (el ritmo e intensidad), BBT puede reducir los síntomas del asma y mejorar la tolerancia a ejercicios y control».

Opat AJ, Cohen MM et al. A clinical trial of the Buteyko Breathing Technique in asthma as taught by a video. J Asthma 2000;37(7):557-64. PMID: 11059522. «Nuestros resultados demostraron una mejora significativa en la calidad de vida entre aquellos asignados al BBT comparado con el placebo (p= 0.043), también una reducción significativa de utilizar inhalador broncodilatador (p = 0.008)».

Ayuno

Fernandes G, Venkatraman JT, Turturro A, et al. Effect of food restriction on life span and immune functions in long-lived Fischer-344 x Brown Norway F1 rats. J Clin Immunol 1997 Jan; 17(1):17:85-95. PMID: 9049789. «Estos descubrimientos [con ratas cuya duración de vida es de 137 semanas con una dieta de ad libitum y 177 semanas con una dieta restringida de comida] indican que la restricción de comida puede selectivamente actuar para mantener un número bajo de células de memoria T inducidas por un antigen, para mantener la capacidad del organismo de producir niveles altos de IL-2 con el tiempo. En resumen, el incremento de la función inmune medida por células notadas ratas ancianas FR pareciera que es debido a la presencia de un número mayor de células T nativas, que se conocer por producir elevados niveles de citoquinas anti-inflamatorias, lo que puede en parte ser responsable de reducir el crecimiento de la enfermedad relacionada con la edad».

Heilbronn LK, de Jonge L, et al. Effect of 6-month calorie restriction on biomarkers of longevity, metabolic adaptation, and oxidative stress in overweight individuals: a randomized controlled trial. JAMA 2006 Apr 5;295(13):1539-48. PMID: 16595757. «Nuestros descubrimientos sugieren que 2 bio marcadores de longevidad (nivel de insulina en el ayuno y la temperatura del cuerpo) disminuyen por la restricción prolongada de calorías en humanos y apoyan la teoría de que la tasa metabólica es reducida más allá del nivel esperado por la reducción de masa metabólica del cuerpo». [de la pérdida de peso en 6 meses de restricción de calorías].

Jolly CA. Dietary restriction and immune function. J Nutr 2004 134(8):1853-6. PMID:15284365. «Restricciones en la dieta retrasan el comienzo de la enfermedad auto-inmune dependiente de T-lymphocyte; esto puede ser atribuído a la mejora de mecanismos de defensa anti-oxidantes ... Los efectos benéficos de la restricción de dieta fueron mostrados en subexpuso de CD4 y CD8 T-lymphocyte, como también en varios compartimentos inmunes como el bazo, los nódulos linfáticos mesentéricos, la sangre periférica, el timo, y las glándulas salivales».

Nakamura S, Hisamura R et al. Fasting mitigates immediate hypersensitivity: a pivotal role of endogeous D-beta-hydroxybutyrate. Nutrition & Metabolism 2014 Aug. 28;11:40. PMID: 25302070. «La reacción de hipersensibilidad inmediata fue significativamente suprimida por el ayuno. Una significativa reducción de desgranulación de mostocitos... fue observada en ratas un desarrollo de mastocitos peritoneales después de un ayuno de 24 horas».

Tovt-Korshyns'ka MI, Spivak MIa, Chopei IV. Short-term fasting therapy courses efficacy in preasthma and asthma patients. [article in Ukrainian] Likars'ka Sprava 2002;Apr-June;(3-4):79-81. PMID: 12145900. «En pacientes con pre-asma y asma bronquial, cursos de corto plazo de ayuno de terapia de comida con un ayuno de 7 días provo efectivo, como evidencia para investigaciones clínicas, funcionales y de laboratorio. El ritmo de incidencia de infecciones virales fuer mucho menor en los cursos de corto plazo que en los de largo plazo. cursos de terapia de comida con un tiempo de ayuno de 3 días han demostrado un resultado significativo en la disminución del nivel de ansiedad medida por el Spilberger Anxiety Inventory».

Underwood DC, Matthews JK et al. Food restriction-mediated adrenal influences on antigen-induced bronchoconstriction and airway eosinophil influx in the guinea pig. Int Arch Allergy Immunol 1998 Sep;117(1):52-9. PMID: 9751848. «[después de 18 horas de ayuno] además de más altos niveles del plasma de epinefrina (30% de incremento) y cortisol (33% de incremento), los conejillos de indias que ayunaron tuvieron un significativamente bajo (60% de disminución) de respuestas de broncocontrictor maximal que los que no ayunaron ... Especulamos que la reducción de sensibilidad al antigen de los conejillos de indias que ayunaron versus los que comieron puede resultar de una liberación de epinefrina y cortisol de las glándulas adrenales por la falta de comida y estrés, pues se produjo una desgranulación de mastocitos reduciendo la sensibilidad a mediadores espasmogenicos y quimotácticos.

Yamamoto H, Suzuki J, Yamauchi Y: Psychophysiological study on fasting therapy. Psychother Psychosom 1979;32(1-4):229-240. PMID: 550177. «el pico [EEG] de frecuencia disminuyó mientras el ayuno continuaba, aunque incrementó cuando la alimentación continuó. El porcentaje de energía de las ondas alfa después de la terapia de ayuno fue significativamente más alto que el del estado antes del ayuno ... parece que la nutrición cetona puede trabajar como un fuerte estresante para las células del cerebro, poniendo a todos los mecanismos biológicos en estado de estrés y después activando un poder sanador neutral inherente en el cuerpo humano, trayendo homeostasis».

Baños forestales

Li Q. Effect of forest bathing trips on human immune function Environ Health Prev Med.2010 Jan; 15(1): 9-17. PMID: 19568839 «Tomar baños forestales ... se han convertido en una relajación reconocida o como una actividad de manejo de estrés en Japón. Los resultados de un estudio utilizando el ensayo del Perfil de Estados de Ánimo (POMS por sus siglas en Inglés) demostró que un viaje de baño forestal incrementa significativamente la puntuación de vigor y disminuye las puntuaciones de ansiedad, depresión, y enojo. Baños forestales habituales pueden disminuir el riesgo de enfermedades psicosociales relacionadas al estrés».

Li Q, Morimoto K et al. A forest bathing trip increases human natural killer activity and expression of anti-cancer proteins in female subjects. J Biol Regul Homeost Agents. 2008 Jan-Mar;22(1):45-55. PMID: 18394317. «Viajes de baños forestales incrementan significativamente la actividad NK y el número de NK, perforin, granulysin, and células expresivas de granzymes A/B y significativamente disminuyen el porcentaje de células T, y la concentración de adrenalina y noradrenalina en la orina. La incrementada actividad NK duró por mas de 7 días después del viaje ...

Fytoncides de los árboles y disminución de los niveles del hormonas de estrés puede contribuir parcialmente al la disminución de actividad NK».

Gárgaras

Sakai M, Shimbo T et al. Cost-effectiveness of gargling for the prevention of upper respiratory tract infections. BMC Health Serv Res . 2008 Dec 16;8:258. PMID: 19087312. «Este estudio sugiere que las gárgaras son una estrategia preventiva y rentable para Enfermedades Respiratorias de las vias Altas (sinusitis, rhinitis, otitis, etc)».

Satomura K, Kitamura T et al. Prevention of upper respiratory tract infections by gargling: a randomized trial. Am J Prev Med . 2005 Nov;29(4):302-7. PMID: 16242593. «Una regresión de Cox (modelo proporcional de peligro) revela la eficacia de gárgaras con agua (proporción de peligro=0.60, 95% CI=0.39-0.95). Aún cuando ocurrió Enfermedades Respiratorias de las vias Altas (sinusitis, rhinitis, otitis, etc), gárgaras con agua tienden a disminuir los síntomas bronquiales (p=0.055)».

Imágenes guiadas

Menzies V, Taylor AG, Bourguignon C. Effects of guided imagery on outcomes of pain, functional status, and self-efficacy in persons diagnosed with fibromyalgia. J Altern Complement Med. 2006 Jan-Feb;12(1):23-30. PMID: 16494565. «Este estudio demostró la efectividad de las imágenes guiadas para mejorar el estado funcional y el sentido de auto-eficacio para manejar el dolor y otros síntomas de la fibromialgia».

Menzies V, Kim S. Relaxation and guided imagery in Hispanic persons diagnosed with fibromyalgia: a pilot study. Fam Community Health. 2008 Jul-Sep;31(3):204-12. PMID: 18552601. «Imágenes guiadas con relajación es una intervención mente-cuerpo que puede ser utilizado para el manejo de síntomas en la población».

Filtros HEPA

Pedroletti C, Millinger E et al. Clinical effects of purified air administered to the breathing zone in allergic asthma: A double-blind randomized cross-over trial. Respir Med. 2009 Sep;103(9):1313-9. PMID: 19443189 «Aire limpio, administrado dorectamente al área de respiración mientras se duerme, puede dar un efecto positivo en la inflamación bronquial y la calidad de vida en pacientes con asma alérgica perenial».

van der Heide S, van Aalderen WM et al. Clinical effects of air cleaners in homes of asthmatic children sensitized to pet allergens. J Allergy Clin Immunol. 1999 Aug; 104(2 Pt 1):447-51. PMID: 10452769. «En pacientes asmáticos jóvenes sensibilizados y expuestos a mascotas en casa, la aplicación de [HEPA] en limpiadores de aire en salas y cuartos fue acompañada por una mejora significativa en la hiperactividad de los conductos de aire y una disminución del flujo del pico de amplitud»

Meditación

Barrett B, Hayney MS et al. Meditation or exercise for preventing acute respiratory infection: a randomized controlled trial. Ann Fam Med. 2012 Jul-Aug;10(4):337-46. PMID: 22778122. «La media de la severidad fue de 144 por meditación, 248 por ejercicios, y 358 por control ... Hubo 67 días Enfermedades Respiratorias Agudas de trabajo perdidos en el grupo de control, 32 en el grupo de ejercicios (P = .041), y 16 en el grupo de meditación (P <.001)».

Bower JE, Crosswell AD et al. Mindfulness meditation for younger breast cancer survivors: a randomized controlled trial. Cancer. 2015 Apr 15;121(8):1231-40. PMID: 25537522 «Una corta, intervención conciente, demostró eficacia de corto plazo preliminar en la reducción del estrés, síntomas de conducta, y señalización pro-inflamatoria en sobrevivientes de cáncer de mamas».

Hoge EA, Chen MM et al. Loving-Kindness Meditation [LKM] practice associated with longer telomeres in women. Brain Behav Immun. 2013 Aug;32:159-63. PMID: 23602876. «Aunque limitado a un grupo de muestra pequeño, los resultados ofrecen la intrigante posibilidad de un LKM [derivada del Budismo] proactivo, especialmente en mujeres, puede alterar el RTL [el largo relativo de telómero], un biomarcador asociado a la longevidad».

Koike MK, Cardoso R. Meditation can produce beneficial effects to prevent cardiovascular disease. Horm Mol Biol Clin Investig. 2014 Jun;18(3):137-43. PMID: 25390009. «Todos los tipos de meditación están asociados al control de la presión sanguínea, mejora en la resistencia de insulina, reducción de peroxidación lipídica y senestud celular, independiente del tipo de meditación. Esta revisión presenta evidencia científica para explicar como la meditación puede producir efectos benéficos al sistema cardiovascular".

Neti pots

Rabago D, Guerard E, Bukstein D. Nasal irrigation for chronic sinus symptoms in patients with allergic rhinitis, asthma, and nasal polyposis: a hypothesis generating study. WMJ 2008 Apr;107(2):69-75. PMID: 18593081 «Doce de 21 personas con rinitis alérgica estpontáneamente reportaron [en entrevistas a fondo] que HSNI [La irrigación salina nasal hipertónica por sus siglas en Inglés] mejoró sus síntomas. Dos de 7 personas con asma y 1 de 2 personas con poliposis nasal reportaron asociación positiva entre el uso de HSNI y los síntomas de asma o poliposis nasal».

Oración

Byrd RC. Positive therapeutic effects of intercessory prayer in a coronary care unit population. South Med J. 1988 Jul;81(7):826-9. PMID: 3393937. «El grupo intercesor de oración (IO) subsecuentemente tuvo una calificación significativamente menor en severidad, basada en un curso de hospital después de la entrada (P < .01). Análisis multivariante separó los grupos en base a las variables de resultados (P < .0001). Los pacientes de control requirieron asistencia de ventilador, antibióticos, y diuréticos más frecuentemente que los pacientes en el grupo intercesor».

Cha KY, Wirth DP. Does prayer influence the success of in vitro fertilization-embryo transfer? Report of a masked, randomized trial. J Reprod Med. 2001 Sep;46(9):781- 7. PMID:11584476. «El grupo IO mostró una mayor [IVF] tasa de implantación (16.3% vs. 8%, P = .0005). Los efectos observados fueron independientes de proveedores clínicos y de laboratorio y de variables clínicas. … Una diferencia estadística significante fue observada en el efecto del IO en el resultado de la Transferencia de Embriones en la Fertilizacion Invitro, aunque los datos pueden ser interpretados como preliminares».

Lesniak KT. The effect of intercessory prayer [IP] on wound healing in nonhuman primates. Altern Ther Health Med . 2006 Nov-Dec;12(6):42-8. PMID: 17131981. «los [lemúridos, pequeños primates] fueron aleatoriamente asignados a IO y L-tryptofan, o L-tryptofan solamente, para el tratamiento de conductas auto destructivas y heridas relacionadas. … El grupo IO de animales tuvo una reducción en el tamaño de las heridas comparado con el grupo sin oración (P=.028),…un gran incremento en las células rojas (P=.006), hemoglobina (P=.01), y hematrocrito (P=.018); una mayor reducción en ambas medias de hemoglobina corpuscular (P=.023) y volumen corpuscular (P=.008); y la reducción de aseo de heridas (P=.01) y el total de conductas de aseo (P=.04) que el de animales sin oración…Los resultados son consistentes con ensayos previos en humanos de la efectividad de IO, pero mejoras en la salud inducidas por IO pueden ser independientes del la confusión asociada con la participación de personas».

Matthews DA, Marlowe SM, MacNutt FS. Effects of intercessory prayer on patients with rheumatoid arthritis. South Med J. 2000 Dec;93(12):1177-86. PMID: 11142453. «Pacientes recibiendo IO en persona mostraron una mejora significativa durante el primer año de seguimiento. Ningún efecto adicional por suplemental, oración intercesora a la distancia fueron encontrados … Oración intercesora en persona puede ser útil adjunto a cuidado médico estándar para algunos pacientes con artritis reumatoide».

Enjuagues salinos nasales

Pham V, Sykes K, Wei J. Long-term outcome of once daily nasal irrigation for the treatment of pediatric chronic rhinosinusitis. Laryngoscope. 2014 Apr;124(4):1000- 7. PMID: 23712296 «La irrigación nasal es efectiva como un tratamiento de primera línea para la rino sinusitis crónica y los síntomas nasales subsecuentes, y reduce la necesidad de cirugía funcional de los senos nasales endoscópica y imágenes CT».

Sowerby LJ, Wright ED. Tap water or «sterile» water for sinus irrigations: what are our patients using? Int Forum Allergy Rhinol. 2012 Jul-Aug;2(4):300-2. PMID: 22411733 «Los pacientes casi uniformemente reportaron mejorías en los síntomas con el uso de irrigaciones salinas. … Agua fue utilizada por un 48% … El extremadamente extraño, pero típicamente fatal, riesgo de meningoencefaltis … hace de esto un peligro potencial a la salud».

❧ NOTAS FINALES ❧

Prefacio

i **Francia tiene el mejor sistema de salud del mundo** «World Health Organization Assesses the World's Health Systems», http://www.who.int/whr/2000/media_centre/press_release/en/

i **95% de los doctores en Francia prescriben homeopatía** Piolot M, Fagot JP et al. Homeopathy in France in 2011-2012 de acuerdo a los re-embolsos en la base de datos del seguro médico national francés. Fam Pract. 2015 Aug;32(4):442- 8. PMID: 25921648.

ii **Los americanos usan curaciones natulares** Eisenberg DM, Kessler FC et al. Unconventional medicine in the United States. Revalencia, costos y patrones de uso. N Engl J Med 1993;328:246-252. Tindle HA, Davis RB, Phillips RS, Eisenberg DM. Tendencias de uso de medicinas complementarias y alternativas en adultos en los Estados Unidos: 1997-2002. Altern Ther Health Med. 2005 Jan-Feb;11(1):42-9. PMID: 15712765. En ambos estudios, un tercio de respuestas usaron CAM en años previos, representando unos 72 millones de adultos en Estados Unidos.

Capítulo uno

6 St. Sauver JL, Warner DO et al. Why patients visit their doctors: assessing the most prevalent conditions in a defined American population. Mayo Clin Proc. 2013;88(1):56-67, PMID: 23274019. Condiciones respiratorias superiores incluída el asma

281

son la tercera categoría mas común de enfermedades en americanos que viven cerca de la Clínica Mayo.

7   most common cause of liver failure «Envenenamiento de acetaminofen [es implicado con] casi 50% de todas las interrupciones de hígado en este país [incluyendo] unas 458 muertes» Lee, WM. Acetaminophen and the US Acute Liver Failure Study Group: lowering the risks of hepatic failure. Hepatology 2004;40:6-9.

9   Nelson Mandela quote From Mandela N, Hatang SK, Venter S. Notes to the Future: Words of Wisdom.

9   C.S. Lewis quote from Lewis, C.S. The Abolition of Man.

Capítulo dos

16   **El gobierno ha pedido a los médicos que dejen de prescribir antibióticos.** La campaña «Sea Inteligente» del CDC, FDA y Academia Americana de Pediátricos y otros han intentado educar al público sobre la inefectividad de los antibióticos para la mayoría de resfríos, tos, y otras infecciones virales. «La clave para combatir la resistencia a antibióticos es la correcta administración de antibióticos, asegurándose de utilizar las drogas apropiadamente y sólo cuando son necesarias». Sherman R, Cox E. Fighting antibiotic resistance. FDA Voice 11.14.12.

16   **El Plan Nacional de Acción del Presidente Obama** para Combatir Bacterias Resistentes a Antibióticos inlcuye en sus metas «identificar compuestos naturales con actividad antibiótica» (e.g., phytochemicals [and] essential oils». https://www.whitehouse.gov/sites/default/files/docs/national_action_plan_for_combating_antibotic-resistant_bacteria.pdf

18   **La revisión de la FDA de medicinas de venta libre.** Cualquier producto que conforma con el monógrafo de una medicina de venta libre (un tipo de «libro de recetas» puede ser manufacturada y vendido sin una licencia específica individual. Estos monógamos cubren ingredientes aceptables, dosis, formulaciones y etiquetas. Ellos definen el estándar regulatorio para la etiqueta e ingredientes para los productos en una categoría específica como

antiácidos, analgésicos, medicamentos para la tos, etc. Finalmente, los monógrafos son publicados con el Código Federal de Regulaciones del gobierno (CFR) y la «estampa de aprobación» del FDA es puesta en la etiqueta de las medicinas aprobadas. El FDA no revisa intensamente cada medicina en la misma forma que las prescripciones.

21 **Un sirope para la tos homeopático comparado con un antibiótico**. Zanasi A, Cazzato S et al. Does additional antimicrobial treatment have a better effect on URTI cough resolution than homeopathic symptomatic therapy alone? A real-life preliminary observational study in a pediatric population. Multidiscip Respir Med. 2015 Aug 7;10(1):25. PMID: 26251722, Un sirope para la tos homeopático y un antibiótico en niños con tos húmeda aguda, en términos de la severidad y duración de la tos, mientras que el grupo con los antibióticos tuvo mas efectos adversos (23% del segundo grupo vs 5% del grupo homeopático). En un estudio semi comparativo de pacientes con infecciones de las vías respiratorias superiores, solo la mitad recibió medicación homeopática, pero todos tenían acceso a medicaciones de venta libre para el alivio de los síntomas . El la enfermedad en el grupo homeopático recesó 1 o 2 días antes y necesitaron menos medicamentos para de venta libre y menos evento adversos (3 de los 265 pacientes en el grupo homeopático comparados con 8 de 258 en el grupo de solo medicamentos de venta libre). Thinesse-Mallwitz M, Maydannik V et al. A homeopathic combination preparation in the treatment of feverish upper respiratory tract infections: an international randomized controlled trial. Forsch Komplementmed. 2015;22(3):163-70. PMID 26335189.

Capítulo tres

29 **Rapidez de las pastillas para la tos** Tang JW, Path FRC, Settles GS. Coughing and aerosols. N Engl J Med 2008; 359:e19October 9, 2008DOI: 10.1056/NEJMicm072576 Xie X, Li Y, et al. How far droplets can move in indoor environments re-

visiting the Wells evaporation-falling curve. Indoor Air. 2007 Jun;17(3):211-25.

30   **Fracturas de costillas a causa de la tos** Hanak V, Hartman TE, Ryu JH. Coughinduced rib fractures. Mayo Clin Proc 2005 Jul;80(7):879-82. 54 pacientes en la Clínica Mayo tuvieron una o más fracturas en las costillas por toser en un período de nueve años; las mujeres tenían un mayor riesgo, como también los pacientes con osteopenia o osteoporosis.

Capítulo cuatro

39   **La aspirina de la corteza de sauce blanco** al principio de los 1800 un químico alemán aisló el ingrediente activo y lo llamó salicin (en honor al Salix, el nombre botánico del árbol de sauce) y en 1899 la compañía Bayer creo un producto químico similar con ácido acetilsalicilico o aspirina. Esta fue la primera vez que una medicina química fue creada de una planta medicinal tradicional, y las personas han estado utilizando aspirina desde entonces. La Comisión Alemana de Monógrafos (el estándar de oro internacional para medicinas de hierbas) aprobó la corteza de sauce blanco para dolor de las articulaciones y dolores de cabeza ocasionales. Hoffman, David. Medical Herbalism (2003) Healing Arts Press, p. 279.

39   **Andrew Weil «Nos olvidamos de las plantas».** Weil, Andrew. Why plants are (usually) better than drugs. Huffington Post, Nov. 19, 2010. http://www.huffingtonpost.com/andrew-weil-md/why-plants-are-usually-be_b_785139.html

40   WHO, Cough and Cold Remedies for the Treatment of Acute Respiratory Infections in Young Children. Geneva, World Health Organization, 2001.

48   **La leche de vaca puede afectar la mucosa** Bartley J, McGlashan SR. Does milk increase mucus production? Med Hypotheses. 2010 Apr;74(4):732-4. PMID: 19932941. «El consumo excesivo de lecho tiene una larga asociación con el incremento de mucosa en las vías respiratorias y el asma», posiblemente explicado por

una descomposición de exorfin de leche A1 conocido como estimulante de la producción de mucosa en el intestino, glándulas mucosas,; la misma sustancia en la sangra puede causar secreciones mucosas de las glándulas respiratorias.

41   **La miel mejor que el dextrometorfano** Paul IM, Beiler J et al. Effect of honey, dextromethorphan, and no treatment on nocturnal cough and sleep quality for coughing children and their parents. Arch Pediatr Ado- lesc Med. 2007 Dec ;161(12):1140-6. PMID: 18056558. «En una comparación de miel [de trigo], DM [dextrometorfano], y ningún tratamiento, los padres calificaron la miel como la mas favorable en aliviar los síntomas de sus hijos con tos nocturna y problemas para dormir debido a infecciones del trato respiratorio superior». Para más información sobre la miel, ver la página 207.

45   **Neti pots e irrigaciones salinas**. Ver Apéndice E, Evidencia Investigatica de Terapias Naturales, para estudios de investigación de los neti pots y las soluciones salinas.

47   **Investigaciones de frotaciones de vapor** Paul IM, Beiler JS et al. Vapor rub, petrolatum, y ningún treatment para niños con tos nocturna y síntomas de resfrío. Pediatrics. 2010 Dec;126(6):1092-9.

49   **La sopa de pollo tiene actividad inmune** Rennard BO, Ertl RF, et al. Chicken soup inhibits neutrophil chemotaxis in vitro. Chest. 2000 Oct;118(4):1150-7.

50   **Receta de Rosemary Gladstar de sidra de fuego** from www.sagemountain.com usada con permiso.

Capítulo cinco investigaciones de hierbas individuales y suplementos en el apéndice D.

53   **Neanderthal tumbas de flores** Solecki R. Shanidar: The First Flower People. New York: Alfred A. Knopf, 1971.

65   **Has tu propia formula** see for example http://wellnessmama.com/3527/natural-vapor-rub/

65   **Aceite de romero y lavanda no son antídotos para las medicinas homeopáticas** Miranda Castro, CCH, personal communication.

Capítulo seis investigaciones de homeopatía para la tos en el apéndice E.

82 **Kali bichromicum en secreciones traqueales** Frass M, Dielacher C et al. Influence of potassium dichromate on tracheal secretions in critically ill patients. Chest. 2005 Mar;127(3):936-41. PMID: 15764779. «La desentubación puede ser hecha significativamente antes en el grupo 1 [Kali bichromicum (p < 0.0001, Tabla 2). Similarmente, el tiempo en la unidad de cuidados intensivos se redujo significativamente en el grupo 1 (p < 0.0001, Tabla 2). [Kali bichromicum 30] puede minimizar la cantidad de secreciones traquales y por lo tanto permite una desentubación mas temprana comparado con el placebo... debido a la reducción de dolor, y secreciones traqueales».

88 **La homeopatía funciona en animales.** As one example of the use of homeopathy in veterinary medicine: Albrecht H, Schitte A. Homeopathy versus antibiotics in metaphylaxis of infectious diseases. Alternative Therapies 1999: 5(5), 64-68. Cerditos apiñados en una granja alemana, altamente sensibles a infeccioens respiratorias, se les dio una combinación homeopática, una dosis subterapéutica de antibióticos (la dosis preventiva típica) o placebo. La fórmula homeopática exitosamente previno las infecciones del trato respiratorio superior en los cerditos, mientras que no fue así para los subterapéuticos, ni los de placebo, dudando entonces de la práctica de proveer dosis bajas de antibióticos como forma preventiva.

88 **La homeopatía funciona en niños pequeños.** Uno de los mucho estudios de investigación validan el uso de homeopatía en niños pequeños, una serie de tres estudios documentaron su efectividad en diarrea infantil, la causa principal de mortandad infantil en el mundonez LM, Gloyd SS. Treatment of acute childhood diarrhea with homeopathic medicine: a randomized double-blind controlled study in Nicaragua. Pediatrics, May, 1994,93,5:719-25. LA mitad de los niños recibieron medicina homeopática, y la otra mitad placebo, y a todos se les dio terapia de rehidratación. Los resultados combinados de este y otros dos estudios usando el mis-

mo método mostraron una reducción significativa de la duración de los síntomas (P = 0.008). PMID: 8165068.

89 **Investigación de homeopatía** The following recent research reviews address homeopathy in general. Mathie RT et al. Randomised placebo-cotrolled trials of individualized homeopathic treatment: systematic review and meta-analysis. Systematic Reviews, 2014; 3:14.2. PMID: 25480654. Este es el primer estudio que mira únicamente a ensayos de placebo de tratamientos individualizados de homeopatía y debe ser caddice por un homeópata profesional. Este estudio muestra que las medicinas homeopáticas son 1.5 a 2 veces mas beneficiosas que el placebo. La metodología transparente y rigurosa, incluyendo análisis sensitivos, da credibilidad a los descubrimientos. Roberts R, Tournier A. The best studies show individualized homeopathic treatment has beneficial effects beyond placebo. HRI Research Article 29: Autumn 2015. Adicional a la revisión del estudio Mathie referenciado, este artículo lo encuentra más estridente en el criterio de confiabilidad, incluyendo estudio modernos, y más sanos que los datos previos analizados por Shang, Ernst y otros que no demuestran beneficio de homeopatía comparada con placebo.

90 **Nanofarmacología** Chikramane PS, Suresh AK et al. Extreme homeopathic dilutions retain starting materials: A nanoparticulate perspective. Homeopathy. 2010 Oct;99(4):231-42. PMID: 20970092. «Hemos demostrado pro la primera vez por el Microscopio de Transmisión de Electrón (TEM), el análisis de difracción de electrones y químicos por Coupled Plasma-Atomic Emission Spectroscopy (ICP-AES), tla presencia de entidades físicas de estas diluciones extremas [10^{60} and 10^{400}], en forma de nano partículas de los metales y sus agregados».

91 **Investigación de Montagnier's en diluciones ultra** Montagnier L, Aissa J et al. Electromagnetic signals are produced by aqueous nanostructures derived from bacterial DNA sequences. Interdiscip Sci Comput Life Sci (2009) 1:81-90. http://www.ncbi.nlm.nih.gov/pubmed/20640822.

91   **Dominios coherentes** Emilio del Giudice quoted in Ho, MW. Living Rainbow H2O. Singapore: World Scientific and Imperial College Press, 2015.

91   **Categorizaciones del FDA para homeopatía** como medicamentos de receta libre These regulations are based on the Homeopathic Pharmacopeia of the United States, www.hpus.com.

Capítulo siete

96   **Respiración Buteyko** ver página 234 para investigación del método Buteyko.

111   Jon Kabat-Zinn Dr. Kabat-Zinn's books include Mindfulness Meditation for Everyday Life, Mindfulness for Beginners, and Everyday Blessings: Mindfulness for Parents. Research on his Mindfulness-Based Stress Reduction program is available at the website of the Center for Mindfulness at University of Massachusetts Medical School, www.umassmed.edu/cfm.Press, 2012. Incluye un CD con meditaciones guiadas. Las referencias de las investigaciones están en la página de internet del libro www.healfaster.com.

115   **Afirmación de Coué** http://www.ukhypnosis.com/2009/06/17/emilecoues-method-of-%E2%80%9Cconscious-autosuggestion%E2%80%9D/

Capítulo ocho

119   **Ninguna escuela de medicina ofrece entrenamiento** vea por ejemplo   www.utsouthwestern.edu/education/medical-school/academics/curriculum/electives

125   **Dr. Richard Irwin**, presidente del Comite de las directrices para la Tos del Colegio Americano de Neumólogos y editor de la revista CHEST, en una entrevista con Noticias NBC, Jan. 9 2006

131   **El Afrin causa rebote de la congestión** Graf P, Hallén H. One-week use of oxymetazoline nasal spray in patients with rhinitis medicamentosa one year after treatment. ORL J Otorhinolaryngol Relat Spec. 1997 Jan-Feb;59(1):39-44. PMID: 9104748 «[Los pacientes] deben estar informados del rápido inicio del re-

bote de la congestión cuando se utiliza repetidamente para evitar los círculos viciosos del abuso de gotas nasales».

126 **El uso extenso de antihistamínicos puede contribuir al Alzheimer** Gray SL, Anderson ML. Cumulative use of strong anticholinergics and incident dementia: a prospective cohort study. JAMA Intern Med. 2015 Mar;175(3):401-7. PMID: 25621434. «Una respuesta a la dosis acumulativa de 10 años fue observada en personas con demencia y Alzheimer (test for trend, P < .001)».

Capítulo nueve

139 **Tratando la fiebre** Ray JJ, Schulman CI. Fever: suppress it or «let it ride»? J Thorac Dis. 2015 Dec;7(12):E633-6. PMID: 26793378. «La filosofía «déjela pasar» ha sido apoyada por varios ensayos aleatorios controlados».

149 **La aspirina de la corteza de sauce blanco** al principio de los 1800 un químico alemán aisló el ingrediente activo y lo llamó salicin (en honor al Salix, el nombre botánico del árbol de sauce) y en 1899 la compañía Bayer creo un producto químico similar con ácido acetilsalicilico o aspirina. Esta fue la primera vez que una medicina química fue creada de una planta medicinal tradicional, y las personas han estado utilizando aspirina desde entonces. La Comisión Alemana de Monógrafos (el estándar de oro internacional para medicinas de hierbas) aprobó la corteza de sauce blanco para dolor de las articulaciones y dolores de cabeza ocasionales. Hoffman, David. Medical Herbalism (2003) Healing Arts Press, p. 279.

149 **La curcumina es tan buena o mejor que el ibuprofeno** Kuptniratsaikul V, Dajpratham P et al. Efficacy and safety of Curcuma domestica extract compared with ibuprofen in patients with knee osteoarthritis: a multicenter study. Clin Interv Aging. 2014;9:451-8. PMID: 24672232

149 **El ibuprofeno es tan peligroso como el Vioxx** Kelland K. High doses of common painkillers increase heart attack risks. Reuters 5/29/13. «Dosis altas y de larga duración de analgésicos como

ibuprofeno o diclofenaco es «igualmente dañino» en terminos de ataques al corazón como la droga Vioxx, la cual fue extraída del mercado debido a sus peligros, los investigadores dijeron el jueves. Presentando los resultados de un extenso estudio internacional de una clase de analgésicos llamados drogas anti-inflamatorias no esteroidales (NSAID por sus siglas en Inglés), los investigadores dicen que las altas dosis de éstos, incrementan el riesgo de un mayor evento vascular –un ataque al corazón, o muerte por enfermedades cardiovasculares– por casi un tercio». Coxib and traditional NSAID Trialists' (CNT) Collaboration. Efectos vasculares y gastrointestinales superiores de drogas anti-inflamatorias no esteroidales : análisis de participantes individuales de ensayos aleatoreos. Lancet. 2013 Aug 31;382(9894):769-79. PMID: 23726390. «Ibuprofen increased major coronary events … but not major vascular events.… Heart failure risk was roughly doubled by all NSAIDs».

153   Gittleman, Ann Louise. Zapped: Why Your Cell Phone Shouldn't Be Your Alarm Clock and 1,268 Ways to Outsmart the Hazards of Electronic Pollution. HarperOne, 2012.

153   Dunckley, Victoria. Reset Your Child's Brain: A Four-Week Plan to End Meltdowns, Raise Grades, and Boost Social Skills by Reversing the Effects of Electronic Screen-Time. New World Library, 2015.

153   Adams, Case. Natural Sleep Solutions for Insomnia: The Science of Sleep, Dreaming, and Nature's Sleep Remedies. Logical Books, 2010.

Capítulo diez

159   **Cuando los médicos prescriben antibióticos en exceso, la resistencia sube** Srinivasan A, associate director, CDC. Interview on PBS Frontline, June 28, 2013. http://www.pbs.org/wgbh/frontline/article/dr-arjun-srinivasan-wevereached-the-end-of-antibiotics-period/

160   **Aire re-circulado** Zitter JN, Mazonson PD et al. Aircraft cabin air recirculation and symptoms of the common cold. 2002 Jul 24-31;288(4):483-6. En un estudio de más de 1000 pasajeros

volando de San Francisco a Denver, la mitad estaban en aviones con el 50% de aire re-circulado y la otra mitad estaban en aviones con 100% de aire fresco. Las subsecuentes cantidades de resfríos, narices tapadas, y otros síntomas del tracto respiratorio superior fueron básicamente las mismas en ambos grupos. Leder K, Newman D. Respiratory infections during air travel. Intern Med J. 2005 Jan;35(1):50-5. «Studies of ventilation systems and patient outcomes indicate the spread of pathogens during flight occurs rarely». PMID:15667469

162 **La AAP dice que las medicinas de venta libre no son efectivas en niños menos de seis años** https://www.aap.org/en-us/professional-resources/practice-support/pages/Withdrawal-of-Cold-Medicines-Addressing-Parent-Concerns.aspx. «Medicinas de venta libre para la tos y el resfrío no funcionan en niños menores de 6 años y pueden aún causar riesgos de salud».

162 **Investigación del sistema inmunológico en niños en una guardería** Coté SM, Petitclerc A et al. short and long-term risk of infections as a function of group child care attendance: an 8-year population-based study. Arch Pediatr Adolesc Med. 2010 Dec;164(12):1132-7. PMID: 21135342.

163 **Estudio de referencia** Gonzales R, Steiner JF, Sande MA. Antibiotic prescribing for adults with colds, upper respiratory tract infections, and bronchitis by ambulatory care physicians. JAMA. 1997 Sep 17;278(11):901-4. PMID: 9302241. «Aunque los antibióticos han sido de poco o ningún efecto para los resfríos, las infecciones del tracto respiratorio superior, bronquitis, estas condiciones cuentan como una proporción considerable de las prescripciones de antibióticos total para adultos de médicos en clínicas en Estados Unidos. ... Por lo tanto, estrategias efectivas para cambiar el comportamiento de prescripciones de estas condiciones necesitan ser de base amplia».

163 **Los antibióticos no previenen la neumonía** WHO, Cough and Cold Remedies for the Treatment of Acute Respiratory Infections in Young Children. Geneva, World Health Organization, 2001.

Capítulo once

166   **Entrevista del Dr. Gus en clínicas de Z-Pak** clinics Painter K. Coughing for two weeks? You still don't need antibiotic. USA Today 1/14/13

168   **Artículo de la Clínica Cleveland** Tofts RP, Ferrer G, Oliveira E. Q: How should one investigate a chronic cough? Cleve Clin J Med. 2011 Feb;78(2): 84-5, 89. PMID: 21285339

170   **Historia incompleta cuesta millones** Evidence Summary: Why focus on safety for patients with limited English proficiency? [US] Agency for Healthcare Research and Quality, professional education curriculum tool.

170   **Errores médico causan mas de 400,000 muertes al año** James JT. A new, evidence-based estimate of patient harms associated with hospital care. J Patient Safety. Sept 2013;(9)3:122-128. PMID: 23860193 Este documento de revisión estima entre 210,000 a 400,000 muertes por año asociadas con errores médicos que pueden ser prevenidos en cuidados en el hospital, con daños serios de 10 ta 20 veces mas en pacientes. Deaths due to medical errors in outpatient settings may equal those in hospitals, according to a 2011 study, putting the combined total of deaths well into the hundreds of thousands. Bishop TF, Ryan AM, Casalino LP. Paid malpractice claims for adverse events in inpatient and outpatient settings. JAMA. 2011;305(23):2427-2431. PMID: 21673294.

170   **Errores médicos son la tercera causa de muerte** http://www.hospitalsafetyscore.org/newsroom/display/hospitalerrors-thirdleading-causeofdeathinus-improvementstooslow

171   **Preocupado con el sobre uso de rayos X** Braverman ER, Baker RJ, Loeffke B, Ferrer G. Combating radiation exposure before disaster strikes. Townsend Letter for Doctors. November 2012.

171   **Sobre uso de rayos X bien documentada** Krishnan S. Radiation dose exceeds 50 mSv in 2% of ICU patients. Research presented at CHEST 2015, described in Zoler ML. Radiation dose exceeds 50 mSV [the US standard for safe annual workplace exposure] in 2% of ICU patients, in CHEST Physician online. Un paciente estuvo expuesto a la radiación más de cuatro veces el

límite normal anual en el lugar de trabajo. Dr. Krishnan suggests avoiding unnecessary radiation exposure to patients. http://www. chestphysician.org/specialtyfocus/critical-care-medicine/article/ radiation-exposure-exceeds-50-msv-in-2-of-icu-patients/f8f5bb-0d1c3fb40a570cf3d6c56c9ac1.html

171   **Inhibidores ACE pueden causar tos crónica** Research cited in Tofts RP, Ferrer G, Oliveira E. Q: How should one investigate a chronic cough? Cleve Clin J Med. 2011 Feb;78(2):84-5, 89. PMID: 21285339

177   **Drogas que contribuyen al reflujo ácido por aflojar el esfínter** from Harvard Health Publications, accessed via www.drugs.com

177   **El estrés incrementa la percepción de reflujo ácido** Wright CE, Ebrecht M et al. The effect of psychological stress on symptom severity and perception in patients with gastro-oesophageal reflux. J Psychosom Res. 2005 Dec;59(6):415-24. PMID: 16310024. «El estresante indujo un incremento significante en cortisol y el estado de anciedad, pero, no fue asociado con un incremento en el reflujo … La percepción de síntomas en la ausencia de reflujo incrementado cuando alguien esta estresado puede contar para las bajas respuestas a tratamientos tradicionales».

178   **La acupuntura puede ayudar** GERD Dickman R, Schiff E et al. Clinical trial: acupuncture vs. doubling the proton pump inhibitor dose in refractory heartburn. Aliment Pharmacol Ther. 2007;26(10):1333. 17875198. «Agregar acupuntura es mas efectivo que duplicar la bomba inhibidora de protón en un controlado [GERD]».

178   **PPIs interfiere con la absorción de vitaminas y minerales** Heidelbaugh JJ. Proton pump inhibitors and risk of vitamin and mineral deficiency: evidence and clinical implications. Ther Adv Drug Saf. 2013 Jun; 4(3): 125-133 PMC4110863.

178   **El riesgo de fracturas de hueso** En Mayo del 2010, la Administración de Comida y Drogra (FDA por sus siglas en Inglés) previno sobre el posible incremento de riesgo de fracturas con el uso de PPI. La información de los estudios sugiere que PPI puede ser

asociado con un incremento en el riesgo de fracturas de cadera, muñeca, y espirna. Las personas que estaban en alto riesgo fueron los de dosis altas o utilizaban PPI por un año o más. Fuente: PDRHealth.com. http://www.pdrhealth.com/protonpump-inhibitors/side-effects-and-safety-of-proton-pump-inhibitors.

178 **Falta peligrosa de magnesio** En Marzo del 2011, la FDA previno de que el uso de PPIs por más de un año puede causar niveles de magnesio bajos. Los síntomas de magnesio bajo incluyen espasmos musculares, temblores, latido del corazón irregulares, y convulsiones. Fuente: PDRHealth.com. http://www.pdrhealth.com/proton-pump-inhibitors/side-effects-and-safety-of-proton-pump-inhibitors. Wang AK, Sharma S, Kim P, Mrejen-Shakin K. Hypomagnesemia in the intensive care unit: Choosing your gastrointestinal prophylaxis, a case report and review of the literature. Indian J Crit Care Med. 2014 Jul;18(7):456-60. doi: 10.4103/0972-5229.136075. Cundy T, Dissanayake A. Severe hypomagnesaemia in long-term users of proton-pump inhibitors. Clin Endocrinol (Oxf). 2008 Aug;69(2):338-41. Epub 2008 Jan 23. PMID: 18221401

178 **Prevención de enfermedades transmitidas por alimentos** Bourne C, Charpiat B, et al. Emergent adverse effects of proton pump inhibitors. Presse Med. 2012 Dec 10. PMID:23237784

178 **Prevenga el Clostridium** Linsky A, Gupta K et al. Proton pump inhibitors and risk for recurrent Clostridium difficile infection. Arch Intern Med. 2010 May 10;170(9):772-8. PMID: 20458084 Freedberg DE, Lebwohl B, Abrams JA. El impacto de la bomba de protón inhibidora en el microbiomo gastrointestinal en humanos. Clin Lab Med. 2014 Dec;34(4):771-785. Epub 2014 Sep 24. PMID: 25439276

179 **Prevenga infección de prión** Martinsen TC, Benestad SL, et al. Inhibitors of gastric acid secretion increase the risk of prion infection in mice. Scand J Gastroenterol. 2011 Sep 22. PMID: 21936725

179 **Deficiencia de B12** El ácido estomacal se necesita para la liberación de vitamina B12 de las comidas que consumimos. Porque el

PPI reduce el ácido estomacal, se ha pensado que los PPIs pueden causar deficiencia de vitamina B12. Los síntomas de deficiencia de B12 pueden incluir debilidad, anemia, manos o pies entumecidas, problemas de memoria, balance pobre, dolor de lengua o boca, de acuerdo con Physician's Desk Reference.

179 **Efectividad inhibida de vitamina C** Henry EB, Carswell Ca, et al. Proton pump inhibitors reduce the bioavailability of dietary vitamin C. Aliment Pharmacol Ther. 2005 Sep 15;22(6):539-45. PMID: 16167970

179 **El rebote de ácido puede ser peor** Reimer C, Søndergaard B, et al. Protonpump inhibitor therapy induces acid-related symptoms in healthy volunteers after withdrawal of therapy. Gastroenterology. 2009 Jul;137(1):80-7, 87.e1. PMID: 19362552

179 **Tome una cápsula de clorhidrato de betaína**, esto puede funcionar being como una bomba inhibitor de proteína para resolver los síntomas de GERD, basado en experiencia clínica. En un estudio de investigación, funcionó tan bien cuando se combinó con otros suplementos: Pereira, R de S. Regression of gastroesophageal reflux disease symptoms using dietary supplementation with melatonin, vitamins and amino acids: comparison with omeprazole. J Pineal Res. 2006 Oct;41(3):195-200. PMID: 16948779. Un suplemento que contiene melatonina, vitaminas B6 y B12, ltryptofan, l-methionina y clorhidrato de beaten proveyeron regresión completa de los síntomas de GERD (sin efectos secundarios) comparado con tan sólo 65% del grupo de control de omeprazole.

179 **Un vaso de agua puede tener el mismo efecto** Karamanolis G, Theofanidou I, et al. A glass of water immediately increases gastric pH in healthy subjects. Dig Dis Sci. 2008 Dec;53(12):3128-32. PMID: 18473176

179 **Extracto de cáscara de naranja para el reflujo ácido** Sun, J. D-limonene [active ingredient in orange peel]: safety and clinical applications. Alt Med Rev 12(3);2007:259-264. Para el día 14, 86% de los participantes en un pequeño estudio y 89% the aque-

llos en otro obtuvieron completo alivio de los síntomas comparado con 29% del grupo de control.

181 **Gutsy Chewy** Brown R, Sam CH et al. Effect of [Gutsy Chewy's proprietary blend] on subjective ratings of gastro esophageal reflux following a refluxogenic meal. J Diet Suppl. 2015 Jun;12(2):138-45. PMID: 25144853. «Con una mezcla propietaria de extracto de regaliz, papaína y cidra de vinagre de manzana … media ajustada ± SEM puntuación de acidez (15-min después de la comida 240 min) fue significativamente más baja … la media de reflujo ácido fue significativamente más baja … que la tratada con placebo (0.72 ± 0.19 vs. 1.46 ± 0.19 cm; p =0.013)».

180 **Investigación de una balsa de derivado de algas** en Gaviscon, la versión comercial ha demostrado que la basa de algo mantiene el ácido estomacal en el estómago; pero Gaviscon no es recomendada porque también contiene hidróxido de aluminio, y sales de aluminio que son implicadas con Alzheimer. Rohof WO, Bennink RJ et al. An alginate-antacid formulation localizes to the acid pocket to reduce acid reflux in patients with gastroesophageal reflux disease. Clin Gastroenterol Hepatol. 2013 Dec;11(12):1585-91. «La balsa de antiacido de algas localiza el ácido postprandial y lo desplaza debajo del diafragma para reducir el reflujo ácido postprandial». Walton JR. Chronic aluminum intake causes Alzheimer's disease: applying Sir Austin Bradford Hill's causality criteria. J Alzheimers Dis. 2014;40(4):765-838. «AD [enfermedad de Alzheimer] es una forma humana de neutrotoxidad de aluminio crónica.. The causality analysis demonstrates that chronic aluminum intake causes AD». PMID: 24577474.

180 **Entrenando el diafragma para contraer el esfínter** Eherer AJ, Netolitzky F et al. Positive effect of abdominal breathing exercise on gastroesophageal reflux disease: a randomized, controlled study. Am J Gastroenterol. 2012 Mar;107(3):372-8. PMID: 22146488. «Demostramos que entrenar activamente el diafrag-

ma por los ejercicios de respiración puede mejorar el GERD por puntuaciones de pHmetry, QoL y utilizar PPI».

Capítulo doce

186 **Deje de fumar con terapias naturales** ver también el Apéndice F para investigaciones adicionales en el efectividad de la acupuntura, hipnosis, masajes, meditación consciente, y actividad física.

186 **Deje de fumar con acupuntura** He D, Medbø JI, Høstmark AT. Effect of acupuncture on smoking cessation or reduction: an 8-month and 5-year follow-up study. Prev Med. 2001 Nov;33(5):364-72. «Este estudio confirma que el tratamiento de acupuntura adecuada puede ayudar a motivar a los fumadores a reducir su fumado, o aún dejarlo completamente, y los efectos duran al menos 5 años. La acupuntura puede afectar a los estudiados al reducir su sabor a tabaco y el deseo de fumar».

186 **Deje de fumar con hipnosis** Carmody TP, Duncan C et al. Hypnosis for smoking cessation: a randomized trial. Nicotine Tob Res. 2008 May;10(5):811-8. PMID: 18569754 Green JP, Lynn SJ. La hipnosis y los enfoques basados en sugestiones para dejar de fumar: una examinación de la evidencia. Int J Clin Exp Hypn. 2000 Apr;48(2):195-224. PMID: 10769984

186 **Deje de fumar con masajes de manos y oídos** Hernandez-Reif M, Field T, Hart S. Smoking cravings are reduced by self-massage [on hands or ears]. Prev Med. 1999 Jan;28(1):28-32. PMID: 9973585

186 **Deje de fumar con meditación consciente** Bowen S, Marlatt A. Surfing the urge: brief mindfulness-based intervention for college student smokers. Psychol Addict Behav. 2009 Dec;23(4):666-71. PMID: 20025372

186 **Deje de fumar con actividad física** Daniel J, Cropley M et al.. Acute effects of a short bout of moderate versus light intensity exercise versus inactivity on tobacco withdrawal symptoms in sedentary smokers. Psychopharmacology (Berl). 2004 Jul;174(3):320-6. PMID: 14997270. Prochaska JJ, Sharon M

Hall SM et al. Ensayo de la actividad física como una estrategia para mantenerse en abstinencia de fumar.. Prev Med. 2008 Aug;47(2):215-20. PMID: 18572233

186   **Deje de fumar con hierbas** Mattioli L, Perfumi M. Evaluation of Rhodiola rosea L. extract on affective and physical signs of nicotine withdrawal in mice. Swed Dent J. 2006;30(2):55-60. PMID:19939867 Catania MA, Firenzuoli F et al. Hypericum perforatum attenuates nicotine withdrawal signs in mice. Psychopharmacology (Berl). 2003 Sep;169(2):186-9. PMID: 12719964 Ruedeberg C, Wiesmann UN et al. (St John's wort) extract Ze 117 inhibits dopamine re-uptake in rat striatal brain slices. An implication for use in smoking cessation treatment? Phytother Res. 2009 Jul 7. PMID: 19585471

187   **Pimienta negra** Rose JE, Behm FM. Inhlación de vapores de extracto de pimienta negra reduce los síntomas al dejar de fumar.. Drug Alcohol Depend. 1994 Feb;34(3):225-9. PMID: 8033760. «Los anhelos reportados por cigarrillos se redujeron significativamente en la condición relativa a la pimienta de cada uno de los dos grupos de condición. Adicionalmente, el afecto negativo y los síntomas somáticos de ansiedad fueron aliviados en la condición de pimienta vs el de placebo sin sabor». El extracto de pimienta negra también protege contra el cancer de pulmones. Ver apéndice D.

189   **Rutina de yoga para COPD** Presentation at CHEST 2015 by Dr. Randeep Guleria, described at CHEST Physician online (includes a video of Dr. Guleria discussing the study): http:/www.chestphysician.org/?id=33765&tx_ttnews[tt_news]=447241&cHash=5335ee73a3c3a5468aa67565f27f325.

189   **Xilitol** Muchos estudios de investigación han demostrado que el xilitol (un endulzante natural) rescue la bacteria en el trato respiratorio superior y en la boca, cuando previene caries. Por ejemplo: Trahan L. Xylitol: a review of its action on mutans streptococci and dental plaque its clinical significance. Subst Abuse Treat Prev

Policy. 2008 Jan 25;3:1. PMID: 7607748 «Cuando está presente en un ambiente oral el xilitol no solo previene la variación de la comunidad bacterial hacia una mayor microflora cariogénica, pero también selecciona para una población mutante [Estreptococos] que mostró debilitar los factores vitales en experimentos preliminares in vitro con ratas.

189 **EarthSweet** también contiene extracto de achicoria (Cicohorium intiba) como una fuente de sustancias fructooligosaccharides, que nutren el «jardín» de los microbios sanos en los intestinos, también mejoran la digestión, incrementa la regularidad y agilizan el metabolismo; básicamente el efecto opuesto al azúcar blanca.

Capítulo trece

193 **Muchos tratamientos sin probar controversiales en la medicina occidental** Dossey L, Chopra D, Roy R. The mythology of science-based medicine. Huffington Post, 11/7/2011. «El Diario de Medicina Británica recientemente emprendió un análisis general de los tratamientos médicos comunes para determinar cuales son apoyados por suficiente evidencia de confianza. Evaluaron unos 22,500 tratamientos, y los resultados fueron los siguientes: 46% de los tratamientos médicos no dan conocimiento de efectividad.

13% fueron encontrados como beneficiosos

23% era posiblemente beneficiosos

8% eran tan probable de ser dañinos como beneficiosos

6% eran poco probables de ser beneficiosos

4% eran probablemente dañinos o ineficientes ….

Esto es remarcadamente similar a los resultados que el Dr. Brian Berman encontró en su análisis de revisiones Cochrane completas de prácticas médicas convencionales. Ahi,38% de los tratamientos fueron positivos y 62% fueron negativos o «no mostraron ninguna evidencia o efecto».

Apéndice C

200 **Los americanos gastan $40 billones en medicinas de venta libre** Consumer Healthcare Products Association website. www.chpa.org/OTCvalue.aspx. Accessed February 15, 2015.

200 **$7.7 billion en drogas para situaciones respiratorias** IRI. www.iriworldwide.com. 2015.

202 **Mayor motivación para los empleados para participar en cambios de vida** Williams-Piehota PA, Sirois FM et al. Agents of change: how do complementary and alternative medicine [CAM} providers play a role in health behavior change? Altern Ther Health Med. 2011 Jan-Feb;17(1):22-30. PMID: 21614941. «El proveedor de [CAM], incrementa la responsabilidad de la salud, los tratamientos CAM contribuyen a los cambios de comportamiento». Las principales razones por las que los pacientes reportan hacer estos cambios incluyen el tratamiento [de CAM] porque los hace sentir mejor y su comportamiento de salud mejora (53%), sintiéndose mejor porque el tratamiento funciona como un motivador a cambiar los comportamientos (53%), ... y los tratamientos mismos ayudan (48%).

202 **Reducción de costos por cambios de personal** Thornton, L. (2013). Whole Person Caring: An interprofessional model for healing and wellness. Indianapolis, IN: Sigma Theta Tau International Honor Society of Nursing. Cited in Oberg E, Guarneri M, Herman P, Walsh T. Integrative Health and Medicine: Today's Answer to Affordable Healthcare. Integrative Healthcare Policy Consortium, published online, available at http://www.ihpc.org/wp-content/uploads/IHPC-CE-Booklet-March2015.pdf «La implementación de programas como Cuidado Integral de la Persona enfatizan el cuidado personal, prácticas de auto sanidad, y cambios de estilo de vida entre los empleados de un hospital y significativamente redujo los costos por cambios de personal en $1.5 millones por año. Adicionalmente, la satisfacción de los pacientes mejoró (aunque el programa no afectaba a pacientes directamente)».

203   **Orden Terapéutico** http://www.ndhealthfacts.org/wiki/Thera-peutic_Order

203   **Objetivo Triple La Iniciativa de Mejoras para el Sistema de Salud** http://www.ihi.org/engage/initiatives/tripleaim/Pages/default.aspx

203   **Estrategia Nacional para la Mejora de la Calidad del Cuidado de Salud**, 2011 http://www.ahrq.gov/workingforquality/reports/annual-reports/nqs2011annlrpt.htm

203   **El Dr. Berwick provee un Objetivo Triple a CMS** http://healthaffairs.org/blog/2010/09/14/berwick-brings-the-triple-aim-to-cms/

203   **CAM ahorró $367 al año** Lind BK, Lafferty WE, et al. Comparison of health care expenditures among insured users and nonusers of complementaryand alternative medicine in Washington State: a cost minimization analysis. J Altern Complement Med. 2010 Apr;16(4):411-7. PMID: 20423210. 203 Saputo, Len and Ben Belitsos. A Return to Healing: Radical Health Care Reform and the Future of Medicine. San Rafael, CA: Origin Press, 2009. Duggan, Robert. Breaking the Iron Triangle: Reducing Health-care Costs in Corporate America. Columbia, MD: Wisdom Well Press, 2012.

Apéndice E

228   **El gobierno suizo** www.swissinfo.ch.eng/complementary-therapies_swiss-to-recognise-homeopathy-as-legitimate-medicine/42053830

❧ AGRADECIMIENTOS ❦

Este viaje de escribir un libro le ha dado un nuevo significado término «trabajo en equipo». Los libros comienzan con una idea y se completan con el esfuerzo organizado de un equipo. He sido bendecido con la ayuda de muchas personas a quienes aprecio y respeto mucho. Quiero parar, tomar una respiración profunda, llenar mis pulmones de aire y sin toser decirles: ¡Gracias!

En primer lugar, quiero darle las gracias al Dr. Michael Roizen de la Cleveland Clinic, que me inspiró a escribir libros y comunicar conocimiento de la salud a la población general. Su aliento encendió la llama de la creatividad en mí, y estaré siempre agradecido.

Miranda Castro, CCH, por presentarme a Burke, y por sus contribuciones al capítulo sobre la homeopatía y la sección sobre las fiebres.

General de División del Ejército de los Estados Unidos (Ret) Bernard Loeffke, que se convirtió en un misionero médico después de su retiro. Lo admiro como una fuente de conocimiento y pasión, quien lucha por un mundo mejor. Su contribución, consejos y comentarios son de gran valor.

El Dr. William Jana y su esposa Wendy, ustedes son los verdaderos arquitectos de este libro. Puedo escribir un libro de su amor y generosidad. Ustedes me inspiraron a seguir adelante, organizaron la traducción, edición, lanzamiento y gira de prensa. Es una gran bendición tenerlos en nuestras vidas

Al equipo de trabajo de editorial Argos en República Dominicana. Gracias por el gran profesionalismo, conocimiento y guía.

El Dr. Antonio Briceño, por su amistad y su contribución en la traducción de este libro al Español. Antonio, aprecio mucho tus consejos y guía. Le doy gracias a Dios por cruzar nuestros caminos en Cleveland Clinic. Latino América te necesita. Gracias.

La felicidad de traducir este libro a mi lengua natal no pudo ser completado sin la valiosa obra emprendida por Catalina Corella de Frías, Natalia Corella y Rodrigo Corella. Ellos son el equipo de expertos que tradujeron, leyeron y editaron el contenido de este libro. Estoy eternamente agradecido. Sra. Catalina tus consejos y gran intuición fue la guía que necesitaba.

Lisa Tener, el mejor coche de libro que uno puede soñar tener. Sus acertadas ediciones, que me ayudó a organizar las ideas, y me puso en contacto con personas que comparten el amor por las letras.

Howard VanEs su equipo por diseñar la portada y los gráficos.

Nuestro equipo médico: Dr. Nieves, Fanny Tse, Tara Rowland, Jamellah Abraham, Alice Raff, Aliza Aronin, y John Way. Gracias por ser parte de la familia ICE.

La doctora Elena Ríos, presidente y CEO de la Asociación Nacional de Médicos Hispanos, por su liderazgo y apoyo.

El equipo de la Cleveland Clinic Florida, en especial a mi enfermera Darlene Iglesias, co-fundador de la Clínica de la tos.

El Dr. G. Kaiser Lim, de la Clínica Mayo Rochester, por permitirme el privilegio de aprender de su centro de la tos.

El Dr. Smolley y el Dr. Oliveira por apoyar la idea de la tos Clínica. Profesor Dr. José Muñiz, por ser un gran maestro; junto con su esposa Ana María, Sobre todo por ser un modelo de integridad.

Las maravillosas enfermeras de la unidad de cuidados intensivos del Hospital Cleveland Clinic. Aprendí mucho de su amor por los pacientes y el tipo especial de medicina que practican; la que combina el conocimiento y la compasión.

El Dr. Bill Kernan, Director de los Servicios de Farmacia y Director del Programa de Residencia de Farmacia Cleveland Clinic Florida, por su ayuda y orientación cuando el libro fue sólo una idea.

Jared West, Lic. Ac, del Centro de Bienestar de la Clínica Cleveland Ohio. Por sus contribuciones a los protocolos de acupresión.

Las enfermeras y terapeutas respiratorios de Kindred Hollywood Florida por abrir sus corazones a nuestro equipo y abrazar diariamente el verdadero signficado de la palabra compasión.

Craig Hoover, Dr. Carlos Corrales, Iván Vallejo, por su amistad, apoyo y orientación.

Mis amigos neumólogos de la residencia en Washington DC: Dr. Héctor Vázquez Yuseff Saad, el Dr. Salvador Villason, el Dr. Hazam Ubasissi, Jeff Williams y el Dr. Jalil Ahari, gracias por hacer que mi estancia en Washington sea memorable.

Mis queridos pacientes de los que colecto sabiduría y conocimiento verdadero, especialmente Ana María García, por su actitud radiante a pesar de cualquier circunstancia. Jack (Zaydeh) e Iris (Bubbeh) para la adopción de mi familia y su baño de amor. Wanda Nutt por su generoso corazón. Beba y Rin quienes me lleve de vuelta a mis raíces cubanas.

JD Rivera por su contagiosa fe. Sus oraciones y perlas de sabiduría espiritual. Su capacidad de resumir un mensaje a una oración no tiene comparación. Doris y Helio Muñoz por estar siempre ahí para mí. Gracias por abrir la puerta más importante de mi vida. La puerta de mi corazón que me llevo al trono de Jesús. José Barlart por su valioso apoyo.

A todos los que me han ayudado a moldear mi carrera: mis mentores en Cuba, el doctor Edilberto González Ochoa, el Dr. Salvador Vidal Reve, el Dr. Fidel Creach, Dr. Elejaldel, Lic. Enrique Riguiferos, el Dr. Jacobus De Waard y el equipo de la Universidad de las Naciones Unidas en Venezuela, Dr. Armando Mesa y el Dr. Manny Rivera. distinguido profesor Dr. Guillermo Gutiérrez y el personal del departamento de pulmonar y cuidados críticos de la Universidad George Washington, sólo para nombrar unos pocos.

El mejor equipo oficina con el que alguna vez puede soñar tener: Samantha Feola, mi directora ejecutiva, por dar un salto de fe, su apoyo y su actitud «fabulosa». Jayson Escalona, mi director de multimedia por usar el talento dado por Dios para desarrollar este concepto, transformándolo en una obra maestra. Loren Pizarro por su apoyo y actitud de ganadores. Se que tu talento te llevara a influenciar las masas. Luis El Cairo, por su voluntad y determinación ha siempre hacer la diferencia.

Mis padres Miguelina (abuela Lina) y Domingo (abuelo Guito) por darme la vida, inculcar valores y enseñarme optimismo. Mil gracias por sembrar en mi corazón la mejor medicina «Amor» y por darme la mejor familia en el planeta.

Mi hermano Yoel y mi cuñada Bertha. A pesar de que llegaron al final de de la escritura del libro, han sido de gran ayuda. Su amor me inspira a no rendirme. Bertha nunca olvidaré el buen cafecito cubano de las mañanas con el que emprendo la jornada. Ellos son la representación de un corazón amoroso. Alida, eres una fuente de aliento y alegría. Gracias por tu apoyo y amor durante mi entrenamiento de pulmonar en la Habana. Un tiempo difícil, donde no tenia donde vivir. Aun lejos, me ayudaste incondicionalmente. ¡Anticipaba con alegría mi visita a tu casa y las pizzas caceras!

Mi hermana Maribel, con quien compartí mi infancia, tienes un corazón bondadoso. Mi hermano Michael aun tenemos mucho que compartir. El primo Yonger, tienes un corazón bondadoso. Gracias.

No podía olvidar jamás a quienes me dieron hogar durante el ultimo año de medicina y principio de la residencia en Guantánamo Cuba. María Ferrer y Gumersindo quien paso de esta vida. María, tengo firme en mi memoria al amor que me diste. ¡Virtudes y Pancho, que corazón más bello! Alejo y Paula. Sin ustedes no podría haber terminado la carrera de Medicina. Gracias por compartir sus hogares, familia y alimentos. De ustedes aprendí a servir a todos con amor.

Mi cuñada maravillosa Yami Schneider por sus continuas oraciones, fe y amor indestructible. Mi suegra Alicia «Abby» por su gran corazón y por siempre estar dispuesta a ayudar.

El amor de mi vida Nicole, por las incontables horas que dedico en este viaje conmigo. Tu eres el verdadero motor de este libro. No podría haberlo hecho sin ti. Estoy convencido de que Dios abrió las compuertas del cielo y me bendijo el día en que te conocí. Tu eres mi inspiración de todos los días.

Mis queridos hijos de quien aprendo algo nuevo todos los días. Son bendecidos con una inteligencia infinita. Diego, tu determinación y corazón dispuesto ha aprender marcan tus resultados. Sobre todo, tu deseo cambiar el mundo me anima y me da esperanza. Amanda tu contagiosa compasión y tierno corazón le dan esplendor a tu belleza-tienes un espíritu sanador. Lauren, mi bella niña con genes «alemanes», tu puntualidad, optimismo y determinación son un ejemplo de una vida intencional. Tengo el honor y la bendición de ser llamado Papá.

Por encima de todo quiero dar las gracias a mi Señor Jesucristo quien me rescato del valle de la destrucción.

Gustavo Ferrer, MD

Me gustaría dar las gracias a mi madre, Marjory Reynolds Lennihan, que me inspiró con un amor por las plantas nativas, que ella utiliza en sus jardines de flores silvestres y su uso como medicamentos naturales. También me gustaría dar las gracias a mi padre, cirujano vascular Richard Lennihan, MD. Todavía siento su entusiasmo y estímulo para mi trabajo de vida en la curación natural, a pesar de que ya no está con nosotros aquí en la tierra. Mis dos padres infundieron en mí un amor por la lectura de la naturaleza, de ayudar a la gente, de hacer del mundo un lugar mejor, solo espero que esa idea brille a través de este libro.

Mis asesores y ayudantes, sin los cuales este libro no sería posible: Michelle Dossett, MD, PhD, MPH, del Hospital General de Massachusetts. Gracias por la información sobre el estrés y el reflujo ácido.

June Riedlinger Shirley, ND, PharmD, fundador del antiguo Centro de Terapia Integral de la Atención Farmacéutica en la escuela de Farmacia de la Universidad de Massachusetts, quien ahora supervisa una rotación de la residencia en medicina integral; y sus estudiantes de doctorado en farmacia, así como el Dr. John D. Coleman, por ayudar a la investigación de nuestras recomendaciones.

Dana Ullman por compartir su compendio de la investigación sobre la homeopatía. Jerry Kantor, LicAc, CCH, MMHS de Cuidado de la Salud fuerza vital en

Needham, Mass. y asociados de enseñanza en la Escuela de Medicina de Harvard por su ayuda con los puntos de acupresión para la tos.

Hadas Golan, MS CCC SLP por la información sobre la respiración Buteyko.

Ann Z. Bauer, ScD, por compartir su tesis doctoral «Efectos de los analgésicos en el desarrollo embrionario. Estado de la evidencia epidemiológica». Información muy valiosa sobre los efectos nocivos del acetaminofeno. Adam Stark de Debra's Natural Gourmet, Concord, Mass. Y Elizabeth Stagl, CNS, de Cambridge Naturals, Cambridge, Mass. Por asesorarme sobre los mejores suplementos actuales. Alycia Metz, por pulir el libro con su corrección.

Mis clientes que compartieron sus historias y nuestros lectores anticipados que nos dio valiosa información. Gracias a todos.

Sé que hablo por el Dr. Gus cuando digo que no podemos tomar ningún crédito para este libro. Nos sentimos bendecidos de ser los instrumentos de un poder superior al que llamamos Dios. Procedemos de dos diferentes enfoques en la medicina, así como diferentes tradiciones de fe, solo esperamos ayudar a eliminar la polarización, « llegar al otro lado del pasillo « y encontrar puntos en común entre todos los que buscan mejores formas de curación. Respetamos otros con diferentes puntos de vista y diferentes fuentes de inspiración. Como uno de los grandes maestros de la Iglesia puso,

Omne veru, a quocumque dicatur, un Spiritu Sancto est.[14]

« Toda verdad, por quien se habla, es del Espíritu Santo».

Terminamos este viaje donde empezamos: con el espíritu, con el alma y agradecimiento por la inspiración que ha creado este libro.

Burke Lennihan, RN, CCH

---

14 St . Tomás de Aquino , citando a uno de los maestros de la Iglesia. La traducción del Prof. Ralph Lazzaro , exdirector de Estudios del Lenguaje en la Escuela de Teología de Harvard.

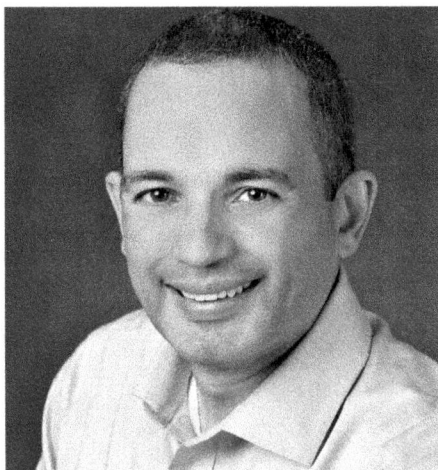

La vida del Dr. Gustavo Ferrer abarca tanto las formas tradicionales y modernas de la medicina. Se crió en una zona rural remota de Cuba donde el cuidado básico de la salud consistía en té de las hierbas de la abuela; y como Director de Investigación Respiratoria para la U.N. en Venezuela, fue testigo de los métodos de curación de una de las tribus más antiguas de América del Sur. Se formó como médico y neumólogo en Cuba. En 2000 llegó a los EE.UU. Después de revalidar el título de médico emprendió una «vez más» su formación con la residencia en Medicina Interna en Texas y la especialización en pneumologia (Pulmonar) y cuidados intensivos en la Universidad George Washington en Washington DC. Luego se unió a la prestigiosa Cleveland Clinic Florida donde fundó el centro de la tos. Ha impartido más de 200 presentaciones en congresos médicas locales, nacionales e internacionales y actualmente está involucrado en múltiples estudios de investigación. En 2011, el Dr. Ferrer fue nombrado miembro del Comité Directivo de la Alianza Nacional de la Enfermedad Pulmonar Obstructiva Crónica (EPOC) en representación de la Asociación Médica Nacional Hispana. Como parte de este distinguido grupo, visito la Casa Blanca para discutir la ley de salud. Desde entonces, ha recibido varios premios prestigiosos, entre ellos: Los mejores médicos en los EE.UU. por News & World Report, el doctor más compasivo, Premio Elección de los pacientes, y múltiples premios de enseñanza. El Dr. Ferrer ha sido presentado en EE. UU en NBC News, CNN en español, el Miami Herald, Radio Caracol Miami entre otros. También apareció en muchos periódicos nacionales de América Latina. Él se esfuerza continuamente por mejorar la asistencia sanitaria en los Estados Unidos, y en 2013 Gustavo Ferrer fundó la Red de Expertos en pneumologia y Cuidados Intensivos. Lo puedes contactar en: www.GustavoFerrerMD.com.

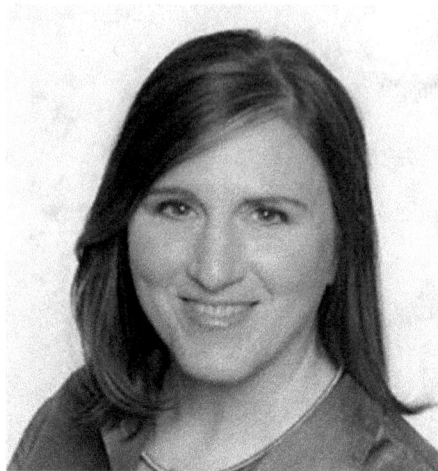

Burke Lennihan RN, CCH (Certificado Homeópata clásica) ha gastado más de 30 años en diferentes aspectos del cuidado de la salud integral. Actualmente practica homeopatía en el Centro de Salud Lydian de Innovación en la Atención Integral en Cambridge, Massachusetts, y es el autor del libro su Medicina Natural de su Gabinete de Cocina: Una guía Práctica de los Remedios libres de drogas para las dolencias comunes. Después de graduarse de la Universidad de Harvard entre los primeros en su clase, fue dueña de una tienda de alimentos saludables en Boston y Cambridge durante 16 años, donde desarrolló su experiencia en remedios naturales. En 1996 co-fundó y administró el Instituto para el Renacimiento de la homeopatía clásica con su mentor, distinguido internacionalmente homeópata doctor Luc De Schepper. Posteriormente dirigió la Escuela de Homeopatía Teleosis 2002-2009.

Es profesor visitante en la Facultad de Farmacia y Ciencias de la Salud de la Universidad de Massachusetts, Burke coautor del capítulo de homeopatía en el libro «Manual de Medicamentos sin Receta» producido por la Asociación Americana de farmacéuticos. Con más de 35 años de experiencia en la meditación, enseña clases en el Centro Bienestar de la Universidad de Harvard y ha dado conferencias sobre salud holística en Harvard y en la Universidad de Lesley.

Burke ha enseñado a los médicos acerca de la homeopatía en la residencia de Medicina Integral de la Escuela de Medicina de la Universidad de Tufts y en la conferencia de medicina integral para las poblaciones subatendidas.

www.YourNaturalMedicineCabinet.com.

www.ingramcontent.com/pod-product-compliance
Lightning Source LLC
Chambersburg PA
CBHW072112270326
41931CB00010B/1536